Widmung

In dankbarer Erinnerung
an meinen Vater,
der Landarzt und Geburtshelfer
in meiner deutschen Heimat war.

Ich danke Dir
für Deine Liebe zu den Menschen,
Deine Bescheidenheit
und Deinen unerschütterlichen Willen,
allen Kranken jederzeit zu helfen.

Du schenktest uns den
Glauben an das Recht,
dass Menschen krank sein
und wieder gesund werden dürfen.

Mein Vater, Dr. med. Hermann Kampsmeyer, lebte und wirkte bis 1954 in Hiddenhausen, Kreis Herford, Westfalen.

Vorwort des Verlegers

Gut zwei Jahre ist es nun her, dass das vorliegende Buch, in dem Ursula Jonsson ihr Lebenswerk zusammenfasst, erstmals in deutscher Sprache erschienen ist. Die Erfahrungen während dieser zwei Jahre haben uns darin bestärkt, mit diesem Buch den richtigen Weg eingeschlagen zu haben. Die vorliegende zweite Auflage ist deshalb inhaltlich kaum verändert und im Wesentlichen nur um Druck- und Übersetzungsfehler bereinigt. Verbessert wurden einige Passagen, die in der ersten Auflage noch nicht deutlich genug waren, sowie der Textsatz. Dadurch hat das Buch nun bei leicht erweitertem Umfang weniger Seiten als vorher und kann so zu einem günstigeren Preis auf den Markt gebracht werden.

Dieses Buch spricht für sich selbst. Deshalb will ich mich auf ganz wenige zusätzliche Hinweise und Bemerkungen beschränken.

Die Diskussion um Reformen des Gesundheitswesens ist in Deutschland in vollem Gange. Dieses Buch mit seiner positiven Grundaussage kann auch in dieser Debatte einen Beitrag leisten, indem es chronisch Kranken zeigt, wie man sich mit relativ einfachen Mitteln selbst helfen kann.

Für manche wird der Inhalt dieses Buches komplett neu sein. Andere hingegen haben schon von Nahrungsmittel-Allergien, -Unverträglichkeiten und -Intoleranzen (*food intolerance*) im Zusammenhang mit verschiedenen Krankheits-Symptomen wie beispielsweise Neurodermitis oder Rheuma gehört. Die Theorie der Basisallergie baut auf dem Wissen um *food intolerance* auf, geht jedoch wesentlich weiter. Sie erklärt unter anderem, wie es zu Nahrungsmittelunverträglichkeiten kommt. An Stelle der Ausschlussdiät wird eine Basisallergiediät empfohlen, die weniger Aufwand und Einschränkungen erfordert. Und anders als in der gängigen Behandlungs-Praxis bei *food intolerance* kann nach der Basisallergie-Theorie diese Diät durch eine Desensibilisierungskur sogar dauerhaft überwunden werden.

Ursula Jonsson lebt seit knapp 50 Jahren in Schweden und hat ihr Buch selbst vom Schwedischen ins Deutsche übersetzt. Dabei ist kein weiteres populärwissenschaftliches Buch über die richtige Ernährung entstanden oder eines darüber, wie man am besten mit Allergien zurechtkommt. Ihr Buch ist viel tiefgehender, viel authentischer, viel leidenschaftlicher. Darum liest es sich auch anders: Man spürt förmlich den heiligen Zorn der Autorin über so viel unnötiges Leiden, wo es doch die Möglichkeit zur Heilung gibt. Sie will den Menschen helfen, sich selbst gesund zu machen. Diesen Weg zeigt sie auf ihre Art sehr klar auf. Dennoch ist es kein leichter Weg, der völlig ohne Mühsal beschritten werden könnte. Ich wünsche all denen, die sich aufmachen, ihn zu gehen, die nötige Konsequenz und viel Erfolg.

Möge dieses Buch ein Höchstmaß an Nutzen stiften!

Traunstein, im August 2004 — Dr. Gregor Dorfleitner

Aufruf zur Rückmeldung

Seit der Erstveröffentlichung dieses Buches ist unter der WWW-Adresse **www.basisallergie.de** eine umfassende Homepage zum Thema inklusive einer Therapeutenliste und eines Diskussionsforums entstanden. Diese Homepage betreiben wir für Sie, liebe Leser. Schauen Sie doch dort einmal vorbei.

Zwar bekommen wir über diese Homepage bereits jetzt relativ viele Emails. Meist handelt es sich dabei jedoch um Fragen, die entweder schon im Buch selbst oder auf der Homepage unter dem Menupunkt „Fragen“ beantwortet werden. Mehr Interesse haben wir indes an Ihren eigenen Erfahrungen mit der Basisallergie als Patienten oder als Therapeuten. Wir sind dabei, eine Daten-Bank mit solchen Erfahrungen anzulegen. Schreiben Sie uns deshalb gerne per Email oder herkömmlicher Post:

Email: feedback@basisallergie.de

Post: fachbuchverlag gregor dorfleitner
Stichwort: Feedback
Rupprechtstr. 16
D-83278 Traunstein

Speziell für Patienten haben wir einen Online-Feedbackfragebogen entwickelt, den Sie im Internet unter der oben genannten Adresse finden und der in weniger als 5 Minuten auszufüllen ist. Wir freuen uns auf Ihre Rückmeldung.

Vorwort der Autorin

Das vorliegende Buch richtet sich an alle Mitmenschen – vom Patienten über junge Eltern bis zum Arzt oder medizinisch Forschenden. Es gibt konkrete Hilfe zur Selbsthilfe bei chronischer Krankheit. Unter anderem beschreibe ich die Theorie der Basisallergie, nach der es möglich werden kann, einer neuen, gesunden Generation den Weg zu bahnen.

Die medizinische Forschung ist kein Selbstzweck. Sie soll den Menschen dienen. Darum führe ich wichtige wissenschaftliche Betrachtungen mit einzelnen Schicksalen, Gefühlen und Naturgesetzen zusammen. Alle Fallbeschreibungen sind authentisch.

Um das Buch auch für Laien zugänglich zu machen, wählte ich einen plaudernden, persönlichen und manchmal spielerischen Ton und verbinde ihn mit der nötigen Objektivität in Sachfragen. Einige Abschnitte, vor allem die Darstellung und die Zitate wissenschaftlicher Arbeiten, sind vor allem für Experten vorgesehen. Der Laie wird die Gedankengänge auch verstehen, wenn er sich bei diesen Einzelheiten nicht aufhält.

Ich hoffe, dass das Buch dazu beitragen kann, unsere chronischen Krankheiten und Beschwerden zu besiegen.

Ursula Jonsson

Inhaltsverzeichnis

Erster Teil

DIE BASISALLERGIE UND IHRE URSACHE

Die Einwanderer

Sie hätten dabei sein sollen, als wir uns an unsere Einwanderer wandten. Sechs Jahre hatten wir vergebens mit 19000 Schriften und Briefen versucht, die medizinische Forschung für die Theorie der Basisallergie zu interessieren. „Wir" bedeutet hier „Föreningen mot Kroniska Besvär" (Verein gegen chronische Beschwerden), den wir gegründet hatten, um Forschung auf diesem versäumten Gebiet in Gang zu bekommen.

Der Koreaner

Sagen Sie „Gesundheit" und „Korea" im gleichen Satz, so denken die meisten spontan an Arterienverkalkung. Im Koreakrieg wurde nämlich der Grund zu der heutigen verheerenden Antifettpropaganda gelegt, eine Propaganda, die die schwedische Kostkultur und die Existenz der Landwirtschaft bedroht. Damals entdeckte man, dass ungefähr achtzig Prozent der gefallenen jungen amerikanischen Soldaten in den Kranzgefäßen Verkalkung aufwiesen.[1] Da man in Amerika im Gegensatz zu Korea viel gesättigte Fette konsumiert, zog man den Schluss, dass diese die Arterienverkalkung bei uns verursachen, und so viel weiter sind wir seitdem nicht gekommen. Aber es gibt ja so viele andere Unterschiede zwischen Amerika und Korea, zum Beispiel die Existenz der Säuglingsflasche.

Ich rief bei dem Koreanischen Verein an. Es wurde ein langes Gespräch: Auch in Korea haben sich die Kostgewohnheiten und die Säuglingspflege verschlechtert; aber bis 1960 bekamen die Kinder jedenfalls nichts anderes als Muttermilch, solange sie reichte, mindestens sechs Monate. Im Notfall gab man Reisschleim, keine Kuhmilch. Man stillte 2 bis 3 Jahre.

Der Georgier

Sagen Sie „Gesundheit" und „Georgien", und alle denken sofort an alte Frauen und Männer, die dort mit bester Gesundheit ein gutes Stück über 100 Jahre alt werden können. Unsere chronischen Krankheiten kommen dort nur selten vor, und darum habe ich mir lange gewünscht, mal mit einem „Eingeborenen" über die Verhältnisse in diesem so abgelegenen Land zu sprechen. Aber man trifft ja nicht jeden Tag einen Georgier auf unserer Dorfstraße.

Plötzlich tauchte ein schwedisch sprechender georgischer Journalist in einer Fernsehsendung auf. Die Redaktion gab mir seine Adresse, und ich bekam wieder meine Theorie der Säuglingskost bestätigt. Auf dem Lande existieren noch heute keine Säuglingsflaschen. Die Kinder werden ohne Zugabe so lange gestillt, bis sie kauen können und mit der Erwachsenenkost selber fertig werden.

Nobuko

Wussten Sie, dass in Schweden tausend japanische Einwanderer wohnen? Und dass sie oft an Allergien erkranken, die in ihrer Heimat kaum vorkommen? Ich rief Nobuko, die Vorsitzende eines japanischen Frauenkomitees an. Sie besorgte die Antworten auf unsere Fragen direkt von der Universität in Tokio. Außerdem schickte sie Enquètefragen an einige ihrer Landsleute in Schweden. Auch in Japan gibt man seit dem Krieg Muttermilchersatz; aber bis dahin bekamen die Kleinen frühestens im Alter von 8 bis 9 Monaten Beikost.[2] Außerdem wurden Kinder, deren Mütter nicht stillen konnten, von Ammen versorgt.

Saide

An einem Tage im April fuhren wir, unsere Kassiererin Inger und ich, zu einem Flüchtlingslager. Zuerst trafen wir Saide. Sie war aus dem Libanon geflohen. Wir hatten Glück. Denn Saaib, unser Dolmetscher, zeigte großes Interesse, und Saide antwortete gern und erzählte alles, was sie wusste. Zwar nicht vom Libanon, sondern von ihrer ersten Heimat in der südlichen Türkei, an der Grenze nach Syrien. Da hatte sie von ihrer Geburt 1928 bis zur Mitte der sechziger Jahre gewohnt; aber als sie heiratete, verließ sie ihr Land und landete so allmählich im Libanon.

Jetzt saßen wir in dem gemütlichen Wohnzimmer und unterhielten uns eifrig mit Hilfe des Dolmetschers. Inger, die für die Aufzeichnungen verantwortlich war, hatte viel zu tun. Saides Großmutter war 110 Jahre alt geworden. Sie hatte nie in ihrem Leben einen Arzt aufgesucht und natürlich hatte sie auch niemals Vitaminpräparate oder irgendwelche Medizin eingenommen. Saide erzählte auch von ihrer 90-jährigen Mutter, die – immer noch rüstig – bei einer ihrer Töchter in Deutschland lebte. Mit 85 Jahren war sie in der Lage gewesen, in eine völlig andere Kultur umzusiedeln.

Wir interessierten uns natürlich auch für die Kost. Die meisten Familien haben Landwirtschaft und mindestens eine Kuh. Man hat also viel fette Milch zur Verfügung, die man ungesäuert trinkt. Schafe sind offenbar die wichtigste Einnahmequelle. So gut wie täglich isst man Schaf- und Lammfleisch, das Fett lässt man auf dem Herd aus, seiht es und verwahrt es in Krügen. Ich bekam plötzlich den Geruch der „Schlachtfeste“ meiner Jugend in die Nase. Da verarbeiteten wir so das Nierenfett. Die Schreben (Kinkel) strichen unsere Mütter mit ein wenig Senf auf unsere Schulbrote. „Vielleicht isst man viel Fisch,“ fragte ich, denn Fischtran soll ja wegen seines hohen Gehaltes an ungesättigten Fettsäuren die gesättigten Fette kompensieren und Herz- und Gefäßkrankheiten entgegenwirken. Aber nein, Fisch isst man nur bei festlichen Gelegenheiten; man hat es ja weit zum Meer. Speiseöl kennt man gar nicht. Weizen ist sehr wichtig. Als Schrot bereitet man ihn wie Reis zu. Obst hat man nur in Städten zur Verfügung. Die Männer rauchen und man trinkt täglich Wein.

Natürlich wollten wir auch etwas über den Gesundheitszustand der Bevölkerung wissen. Die Nahrung, die Saide beschrieb, soll ja bei uns sehr ungesund sein, und nach den Theorien der Experten dürfte es in Saides Heimat keine Männer über 45 Jahren geben, die nicht wenigstens einmal einen Herzinfarkt erlebt hätten. Saide erzählte aber, dass dort unsere Krankheiten kaum existieren. Dagegen sind Infektionskrankheiten und Parasiten sehr verbreitet.

Und die Säuglingskost? Man bereitet nie etwas extra für die Kinder zu. Sie bekommen zwei oder drei Jahre die Brust und erst, wenn die Zähne gekommen sind und sie einigermaßen kauen können, nehmen sie selber vom Essen der Erwachsenen. Dann sind sie also älter als sechs Monate. Säuglingsflaschen kennt man nicht. Auch Saide bestätigte unsere Theorie.

Die jungen Männer von Ecuador

In Ecuador liegt Vilcabamba, eine der drei bekanntesten Gesundheitsregionen der Welt. Ich hatte eine Reportage darüber gelesen und war auf die dortige Stilltradition neugierig geworden. Da soll die Bevölkerung außergewöhnlich gesund sein. Viele werden weit über hundert Jahre alt. Von dem Verfasser erhielt ich eine Adresse in Vilcabamba. Aber eine Antwort auf meinen Brief bekam ich nicht. Auch das Gesundheitsministerium in Ecuador antwortete nicht. Die Frage nach dem Zeitpunkt für die erste Ergänzungskost zur Muttermilch scheint noch nie gestellt worden zu sein. In einem der Häuser des Flüchtlingslagers wohnten sechs junge Männer aus Ecuador. Ob sie wohl etwas davon wussten? Dicht aneinander gedrängt saßen wir mit neun Personen um den kleinen Tisch herum. Auch hier fehlte es nicht an Engagement. Leider kannten sie Vilcabamba auch nur vom Hörensagen. Darum konzentrierten wir uns auf das übrige Ecuador. Auch dort treten unsere Zivilisationskrankheiten selten auf. Man vertritt dort im Allgemeinen die Ansicht, dass Kinder später im Leben krank werden, wenn sie in den ersten sechs Monaten etwas anderes als Muttermilch bekommen. Da kam sie also wieder, die Bestätigung! Man stillt mindestens neun Monate und höchstens ein Jahr.

Goms

In der südlichen Schweiz, in dem Quellengebiet der Rhône, streckt sich längs des Flusstales in west-östlicher Richtung, eingebettet zwischen Gletschern, die Landschaft Goms. Sie ist nur 27 km lang. Da wohnt in einigen Ortschaften ein Bauernvolk, das wegen seiner Tüchtigkeit berühmt war und in gewissem Maße immer noch ist. Es war fleißig, stark, zäh, sauber und zuverlässig, verfügte über Humor und war intelligent. Aus der Gegend kamen die besten Soldaten, große Wissenschaftler, Politiker, Bischöfe, Künstler und andere. Aber am meisten waren die Leute dort wegen ihrer phantastischen Gesundheit bekannt. Die Bauern hatten oft mit neunzig Jahren noch alle ihre 32 Zähne in einem starken und gesunden Zustand. Die einzige nennenswerte Krankheit war Lungenentzündung. Man lebte einfach und knapp, kannte aber keine eigentliche Armut. Was aß man? Vor allem Vollkornbrot und fette frische Milch, Käse und Butter, die Milch war natürlich unbehandelt. Außerdem baute man Erbsen, Bohnen und Hackfrucht an. Beeren gehörten zur Kost, aber kein Obst und Blattgemüse, Kohl oder Zwiebeln. Man trank selten Alkohol, rauchte aber. Die Kinder wurden in Goms sehr lange gestillt.[3]

Was die Fachleute sagen

In anderen Volksgruppen ohne unsere chronischen Krankheiten folgt man überall dem gleichen Prinzip: Die Kinder werden mindestens sechs Monate voll gestillt.

In Hunza im Himalaja liegt noch ein bekanntes Alterszentrum mit den gesündesten Menschen der Welt, sagt man. Dort ernährt man seine Kinder ungefähr wie in Georgien.[4] Die Pygmäen und Buschmänner in Afrika leben beinahe wie in der Steinzeit. Sie geben Beikost erst vom zehnten Monat an und dann in Form von vorgekauter Nahrung.[5] In Süditalien bekommen die Säuglinge in den ersten acht Monaten traditionsgemäß nichts anderes als die Brust. Immer noch leben ca. 400000 Menschen auf unserem Planeten nach den alten Jägersammlerprinzipien ohne Milch und Getreide; sie stillen ihre Kinder mehrere Jahre und kennen keine chronischen Krankheiten. Dazu gehören unter anderem Buschmänner und Hazda in Tansania, und spezielle Gruppen der Eskimos. Einige Stämme in Afrika, u.a. die Massai, leben überwiegend von Milch und Blut ihrer Nomadenkühe. Auch diese Menschen sind außerordentlich gesund.[6]

Noch kurz vor dem zweiten Weltkrieg stillten chinesische und japanische Mütter ihre Kinder von fünf bis sechs Jahre, die Einwohner der Carolinen bis zu zehn und Eskimos bis zu fünfzehn Jahre. In Guatemala, Peru, Nigeria, Westafrika, Sierra Leone, Kenia, Philippinen, Papua auf Neuguinea, Tansania und auf Kuba gibt man reichlich Mutterschaftsurlaub und hat Kindergärten an den Arbeitsplätzen, wo die Kinder gestillt werden können.[7] In Schweden ist dieser Urlaub noch viel länger, und zwar bis zu 15 Monate. Trotzdem stillten bis vor einigen Jahren die meisten Mütter nur zwei bis vier Monate.

Von den afrikanischen ländlichen Gebieten sagt Birgit Negussies: „Seinen Kindern Brustmilch zu geben, wird in diesen Ländern als die wichtigste Komponente der Kinderpflege bezeichnet. Seinen Kindern dieses Recht zu berauben wird fast mit einem Verbrechen gleichgestellt... Die Muttermilch ist die einzige und wichtigste Nahrung während fast des ganzen ersten Lebensjahres... In der Regel stillt man bis zu zwei Jahren. Man ist der Ansicht, dass das für das Kind notwendig, nahrungsreich, durststillend und tröstend ist. Es kommt vor, dass man bis zum Alter von drei oder sogar vier Jahren stillt. Das Kind kommt und bekommt ab und zu etwas zu trinken, auch wenn es bereits zu fester Kost übergegangen ist.“[8]

Es war einmal

Es gab einmal eine Zeit, in der man essen durfte, was die Natur zur Verfügung stellte. Als der liebe Gott Mutter Natur schuf, gab Er ihr nämlich so viel Verstand, wie sie brauchte. Den Rest bekamen die Menschen. Mutter Natur, die viel von Kindern und Müttern verstand, sagte zum lieben Gott: „Du solltest die jungen Mütter mit Milch für ihre Kinder versehen. Sie sollte auch für Zwillinge reichen.“ So geschah es.[9] Als Er die Menschen so vollkommen geschaffen hatte, wie Er vermochte, sagte Mutter Natur zu Ihm: „Du solltest sie wohnen lassen, wo sie soviel Nahrung wie möglich finden können.“ Darum wählte Er das Land ein Stück ober- und unterhalb des Äquators. Da brauchten sie nur von dem zu nehmen, was Mutter Natur wachsen ließ.

Als sich der liebe Gott einige Millionen Jahre später die Zeit nahm, die Erde zu inspizieren, entdeckte Er Menschen hoch oben im Norden, nicht weit vom Nordpol. „Seid ihr nicht richtig klug?“ sagte Er: „Hier könnt ihr doch nicht leben!“ „Wir sind so klug, wie Du uns geschaffen hast“, antworteten die Menschen. „Du schufst uns so vollkommen, dass wir von dem, was uns das Meer gibt, leben können und es bekommt uns gut. Du siehst, dass wir gesund und fröhlich sind und auch recht stark. Für unsere Kleinen gabst Du uns so viel Milch, dass sie viele Jahre reicht. Die Kinder brauchen keine andere Kost, bevor sie genug entwickelt sind, diese auch entgegenzunehmen. Darum können wir hier leben und uns fortpflanzen.“

Der liebe Gott reiste weiter und kam zu den Lappen hoch oben in Skandinavien. Er fragte sich, wie diese Menschen so weit von der Küste an den Reichtum des Meeres kommen konnten. Aber als Er sich richtig anstrengte, erinnerte er sich daran, dass er ja Rentiere geschaffen hatte, die von dem wenigen, das die Tundra zur Verfügung stellte, leben konnten. Sollte Er wirklich die Menschen so vielseitig geschaffen haben, dass sie sowohl von Meerestieren als auch von Landtieren leben konnten?

Dann kam Er zu den Vorfahren der Schweden. „Wie schlau seid ihr doch“, sagte Er, „dass ihr eure Nahrung wachsen lasst, wo ich Wald gepflanzt hatte, und was für seltsame Tiere ihr habt!“ „Das sind unsere Kühe“, sagten die Vorfahren, „Wir trinken ihre Milch, sie ist fett und reich an Nahrung und wir vertragen sie gut. Komm mit in den Stall, da kannst du unsere fetten Schweine sehen. Auf dem Acker bauen wir Weizen, Roggen und Gerste an und natürlich auch Kartoffeln. Wir leiden keine Not.“

Überall auf der Erde traf der liebe Gott zufriedene Menschen an, und alle vertrugen sie die Nahrung, die Mutter Natur für sie schuf. Im Kaukasus hielt man die gesäuerte Milch für die beste Kost der Welt, am Mittelmeer Oliven und Wein, am Himalaja meinte man, dass kein Mensch ohne Aprikosen leben könnte, in Japan und China aß man Soja und Reis, in Afrika Hirse und in Amerika Mais.

Bevor Er die Erde verließ, dankte der liebe Gott Mutter Natur. Er war davon überzeugt, dass Er keinen besseren Verwalter für unseren Planeten hätte wählen können. Aber kaum hatte Er sich auf den Weg gemacht, als einige Besserwisser das Ruder übernahmen. Sie hatten an der Universität studiert, berechneten Vitamine, Mineralien und Proteine und fanden, dass die Milch für die Kinder zu unwissenschaftlich zusammengesetzt war. Darum schufen sie eine neue Muttermilch.

Die Theorie der Basisallergie

Das Kätzchen Sotis und die Tränen

Sotis, das Kätzchen der Familie, bekam ein Bett in der Küche, an der nur angelehnten Tür zum Elternschlafzimmer. Jeden Morgen schlich Sotis sich herein, sprang auf Frauchens Bett, schnurrte und machte es sich gemütlich. Aber manchmal musste Lilian, ihr Frauchen, dann niesen und sich die Nase putzen; die Tränen kamen, und Sotis verstand nicht, warum sie so traurig war. Das verstanden auch Lilian und die übrige Familie nicht. Wenn die Mama gegen Katzen allergisch war, würde sie doch jeden Morgen niesen, wenn Sotis sie besuchte, und nicht nur ab und zu. In der Diskussion am Frühstückstisch ging es oft laut zu und Sotis wurde immer wieder eingehend untersucht. Was hatte das Kätzchen an gewissen Tagen auf dem Fell?

Die Ärzte hatten auch keine Erklärung. Bei Lilian kam aber allmählich ein Verdacht auf, den sie für sich behielt, bis sie ganz sicher war: Die Tränen kamen nur, wenn sie am Abend vorher Milch getrunken hatte. Milch am Morgen vorher, mit einem ganzen Tag dazwischen, machte nichts aus.

Anneli

Eines Tages im Juli 1987 rief Anneli mich an. „Mein Leben hängt an einem Seidenfaden", sagte sie. „Ich kann nämlich keine Nahrung verwerten und habe immer Durchfall. Alles, was ich esse, kommt in Stücken unverdaut wieder, mein Gewicht sinkt unaufhörlich. Ich muss noch verhungern. Jetzt liegt Ihr Aufsatz über die Theorie von der Basisallergie vor mir und ich finde mich völlig in ihm wieder." Anneli war 33 Jahre alt, Mutter von zwei Kindern und wog 39 kg. Sie litt an Morbus Crohn; darum hatte man ihr schon im Alter von 16 Jahren ein Stück vom Darm wegoperiert. Außerdem war sie extrem allergisch gegen so gut wie alles: Hausstaub, Pollen, Birken, Druckerschwärze, Nickel, Pelztiere, Äpfel, Fisch, Milch, auch gegen Mehlstaub. Sie konnte also keinen Kuchen backen. „Da können Sie wohl auch kein Brot essen?" fragte ich spontan. „Doch, warum nicht?" „Brot besteht ja aus Mehl, und beim Essen wird der Kontakt mit dem Allergen besonders intensiv." „Die Ärzte sagen jedenfalls, dass ich Brot essen kann. Vielleicht werden die Allergene durch das Erhitzen beim Backen verändert?" „Das ist jedenfalls nicht bei Eiern der Fall. Ei-Allergiker reagieren sowohl auf rohe als auch auf gekochte Eier."

Seit langer Zeit schon hatte Anneli weder Milch noch Milchprodukte zu sich genommen. Nach unserem Telefongespräch vermied sie auch Getreide. Drei Wochen später rief sie mich wieder an: „Jetzt bin ich gesund. Sie hatten recht, es war das Brot." Sie hatte schon ein Kilo zugenommen, die Verdauung war normal und sie reagierte nicht mehr auf Hausstaub, Äpfel und alles andere. Einige Tage später konnte sie zu arbeiten anfangen. Nach und nach nahm sie elf Kilo zu. Ihr ganzes Leben war Anneli Pollenallergikerin gewesen; aber als der Frühling im Jahr darauf kam, konnte sie ihn voll genießen, ohne Asthmaanfall, Schnupfen, Sprays und Tabletten.

Anneli hatte die Milchallergie selbst entdeckt. Noch heute weisen viele Ärzte den Verdacht auf eine solche Allergie zurück. Sie war erst vor kurzem aus dem Krankenhaus zurückgekommen. Dort hatte man sie auf Laktasemangel getestet. Dabei trank sie eine große Menge Milchzucker, wonach ihr unbeschreiblich schlecht wurde. Der Blutdruck fiel, sie wurde ohnmächtig, bekam Durchfall und konnte hinterher lange kaum auf den Beinen stehen. Die Untersuchung zeigte aber, dass das Ferment Laktase in ihrem Darm gebildet wird. „Aber das hat doch wohl nichts mit Milchallergie zu tun?" fragte sie. „Nein, Milchallergie ist nicht dasselbe wie die so genannte Laktoseintoleranz, bei der das Enzym Laktase im Darm fehlt." Bei Laktasemangel kann einem mit gewissen Präparaten (z.B. „Lactosan") geholfen werden, die in Apotheken und Reformhäusern erhältlich sind. Annelis Beschreibung erinnerte mich an mehrere andere Milchallergiker. Ihre Symptome werden oft als psychisch bedingt klassifiziert. Die Überzeugung der Patienten, dass die Beschwerden von der Milch kommen, wird als unwissenschaftlich abgewiesen. Ich habe solche Berichte von vier Krankenhäusern bekommen, darunter zwei Universitätskliniken. In der alternativen Literatur schreibt man dagegen viel darüber.

Trotz Annelis Protest gab man ihr im Krankenhaus milchhaltige Kost, Acidofilus, mit Käse überbackene Gerichte und ähnliches sowie ein Nahrungspräparat aus Milchpulver. Es half nicht, dass sie nach den Mahlzeiten ihren geschwollenen Leib zeigte. Man zwang sie auch, Hafergrütze zu essen, obwohl sie aus Erfahrung wusste, dass sie diese nicht vertrug. Dann schickte man sie nach Hause, schwer krank, ohne Ernährungsberatung oder andere Hilfe.

Was war geschehen?

Wir wollen uns jetzt Annelis Krankheit und vor allem ihre Genesung etwas näher ansehen. Was war geschehen? Zweifellos litt Anneli an einer Nahrungsmittelallergie gegen Getreide, die fast ihren Tod herbeigeführt hatte. Aber diese Überempfindlichkeit verursachte nicht nur Durchfall; sie legte auch den Grund zu anderen allergischen Reaktionen auf ganz andere Stoffe, nämlich Hausstaub, Druckerschwärze, Pollen, Birken, Äpfel, Tiere usw. Milch spielte bei Anneli dieselbe Rolle wie Getreide. Bei Sotis' Frauchen Lilian, konnten wir eine ähnliche Erscheinung beobachten. Bei ihr bildet aber nur die Milch die verborgene Basis für die allergische Reaktion gegen Katzen.

Aber nicht nur Anneli und Lilian machten diese Entdeckung. Tausende anderer Allergiker, Rheumatiker und Personen mit anderen chronischen Leiden haben erkannt, dass sie ihre Krankheiten durch das Weglassen von Milch und Getreide beeinflussen können.

Der Name

Ich nenne das Phänomen „Basisallergie", weil die „Basisallergene" Milch und Getreide zu unserer „Basisnahrung" gehören und nach der Theorie außerdem die „Basis" für chronische Krankheiten bilden, sowohl für große als auch für kleinere Wehwehchen, wie bei Sotis Frauchen. Das Wort „Allergie" gebrauche ich in diesem Buch in seiner ursprünglichen Bedeutung „veränderte Reaktionsart". Es war nicht leicht, eine Bezeichnung aus den Möglichkeiten, die vor mir aufgereiht waren, zu wählen. „Basisüberempfindlichkeit" wäre am deutlichsten gewesen (und die Gefahr von Missverständnissen und Verwechslungen mit anderen Erscheinungen wäre gering gewesen), aber, ach, so schwerfällig zu handhaben. „Basisintoleranz" musste ich verwerfen, um Verwechslungen mit Gluten- und Milchintoleranz zu vermeiden. Wenn ich andere Reaktionen als die Basisallergie meine, werde ich die Begriffe, einschließlich des Wortes „Allergie", beliebig gebrauchen. Die Terminologie ist nämlich für den Inhalt dieses Buches unwichtig.

Bitte beachten Sie, dass Basisallergie nicht dasselbe ist wie Allergie!

Wieso gerade Milch und Getreide?

Aber was ist denn an unserer Basisnahrung falsch? Was hat sie mit Pollen und Äpfeln zu tun, mit rheumatischen Beschwerden und allem anderen? Wir haben sie ja Zehntausende von Jahren gegessen! Wie entsteht diese Überempfindlichkeit gerade gegen Milch und Getreide? Für die Antwort muss man folgende Tatsachen beachten:

- **Unsere chronischen Krankheiten existieren schon seit mehreren hundert Jahren.**
- **Diese Krankheiten sind in den Jahrzehnten nach dem zweiten Weltkrieg gewaltig angestiegen.**
- **Nicht alle Menschen werden von diesen Nahrungsstoffen krank. Der Fehler muss also bei dem kranken Individuum selbst gesucht werden.**

Ich suchte lange und intensiv nach einem von der Forschung übersehenen Faktor und fand ihn schließlich.

Der übersehene Faktor

Alle Erwachsenennahrung ist *artfremd*. Bei gesunden Personen verwandelt das Immunsystem ihre Bestandteile in *arteigene* Stoffe, bevor sie das Innere erreichen. Aber bei Säuglingen ist das Immunsystem noch nicht vollständig entwickelt. Man sagt, dass es noch tolerant ist. Darum stellt die Natur *arteigene* Nahrung zur Verfügung, die Muttermilch. Sie reicht bei gesunden Müttern mindestens sechs Monate. Keine *artfremde* Kost wird bis dahin gebraucht.

Aber leider glauben wir Menschen, dass wir alles besser können als die Natur und ersetzen gern die Muttermilch durch Kuhmilch, der wir nach einigen Wochen Mehl zusetzen. Der Körper gewöhnt sich daran, und wenn das Immunsystem nach einigen Monaten anfängt, sich der Nahrung anzunehmen, beschäftigt es sich nur mit neuen Stoffen. Aber die Nahrungsbestandteile im Muttermilchersatz sind für den Organismus nicht neu und werden darum der „inneren Identität“ nicht angepasst. Sie dürfen ungestört alle Schutzbarrieren passieren und in das Innere des Organismus eindringen. Ihr falscher Pass gilt für das ganze Leben. Und Tag für Tag, immer wenn wir sie zu uns nehmen, vor allem also Milch und Getreide, führen wir unseren Zellen Nahrung zu, die die Körperfunktionen herabsetzt und uns krank macht. Wenn wir sie dagegen ausschließen, werden wir gesund wie Anneli und Sotis Frauchen.

Basisallergie, die lebenslange Unverträglichkeit dieser Nahrungsmittel, entsteht also im Säuglingsalter durch Kost, die nur für Erwachsene vorgesehen ist. Die Kinder bekommen sie nicht nur viel zu früh, sondern außerdem in größeren Konzentrationen als Erwachsene.

Neugeborenen darf man in den ersten sechs Monaten keine andere Nahrung als Muttermilch geben.

Das ist der übersehene Faktor und die Antwort auf die Frage „Wieso gerade Milch und Getreide?“

Was Mütter für ihre Babys tun können

Das Immunsystem der Mutter hat die Aufgabe, das Kind nur mit erstklassigem, arteigenem Baumaterial zu versehen. Aber die meisten der heutigen Mütter (und auch die jüngeren der heutigen Großmütter) wuchsen mit der Säuglingsflasche und wissenschaftlich zusammengesetztem Muttermilchersatz auf. Sie sind Basisallergikerinnen und führen dem ungeborenen Kind und Säugling unbewusst durch ihr Blut und ihre Milch ihre artfremden Basisallergene zu. Die Kinder können also mit Basisallergie geboren werden. Ein Teufelskreis ist entstanden. Ich glaube, dass man ihn unterbrechen und der Degeneration Einhalt gebieten kann:

Wenn alle werdenden Mütter einer Generation während der Schwangerschaft und Stillzeit Milch und Getreide vermeiden würden, könnten ihre Kinder wahrscheinlich gesund geboren werden.

Aus unserer Briefernte

„Ich habe jetzt verstanden, dass ich seit der Geburt allergisch gegen Kuhmilch bin. Mir ging es nie gut. Ich habe drei Kinder, alle hatten als Kind Kuhmilchallergie, als Neugeborene u.a. mit Pseudokrupp. Ich konnte sie neun Monate stillen. Nachdem ich Ihren Aufsatz gelesen habe, sehe ich nun ein, dass meine Milch nicht gut war, da ich selbst so allergisch gegen Milch bin. Da hatte ich einen unerhörten Durst und Hunger auf alles, was Milch enthielt, und trank große Mengen davon. Ich bin privat-praktizierende Psychiaterin und würde gerne von meinen eigenen Erfahrungen aus meinem Leben als unbewusste Allergikerin berichten, ein Leben, das ein sehr schmerzhafter und schwerer Weg war. Ich sehe mich selbst in Ihrer Beschreibung."

Was die Fachleute sagen

„Die Ferkel und die Sojabohne – eine warnende Erzählung." Überempfindlichkeit gegen Nahrungsstoffe gibt es nicht nur bei Menschen. Das geht aus Studien hervor, die am Department of Veterinary Medicine an der Universität in Bristol von einer Gruppe von Immunologen ausgeführt wurde. Sie arbeiteten viele Jahre, um die Ursache des Durchfalls der Ferkel nach dem Abstillen zu ermitteln. Dies ist ein Problem in der modernen, intensiven Schweinezucht. Die Bauern nehmen die Ferkel nach ca. drei Wochen von der Sau, um diese dazu zu bringen, bald wieder zu ferkeln. Wenn sie in Ruhe gelassen wurden, sogen die Ferkel mehrere Monate weiter. Die Forscher fragten sich, ob das frühe Abstillen den Durchfall verursachen könnte, weil man sie dadurch neuen Nahrungsantigenen (gewöhnlich Sojaprotein) aussetzte, bevor sie dafür reif waren. – Sie konnten beweisen, dass ihre Idee richtig war. Das Problem war, dass die Ferkel zu viele neue Antigene zu früh bekamen. Normal geschieht ein stufenweiser Übergang zu festem Futter.

Von diesen Entdeckungen können wir viel über die Entwicklung von Überempfindlichkeit gegen Nahrungsstoffe lernen. Studien an Kindern mit Überempfindlichkeit gegen Milch zeigen, dass sich dieses Problem öfter bei Flaschenkindern entwickelt.[10]

Kramer schreibt: „Wenn das Stillen vorbeugt, kann der Schutz mehr auf dem Ausschluss fremder Proteinantigene, wie Ei- und Kuhmilchproteine, beruhen, als auf beschützenden Substanzen in der Humanmilch."[11]

Auch Buist und andere Verfasser meinen, dass viele Kinder ihre Überempfindlichkeit gegen Weizen und Milch vor der Geburt und während der Stillperiode erwerben.[12] Nach Leon Chaitow genügt es für die meisten Erwachsenen, Molkereiwaren auszuschließen, um die Gesundheit wiederzubekommen. Unter allen Lebensmitteln ruft Milch am häufigsten und stärksten Allergien hervor. Er nennt Asthma, Neurodermitis, chronische Nasen- und Nebenhöhlenprobleme, Mandelentzündung, Verdauungsbeschwerden, Hyperaktivität, Depressionen, Arthritis, Migräne, Müdigkeit, Gewichtsprobleme, Anschwellungen, heftiges Herzklopfen, Schwitzen usw.[13]

Tests?

Im Gegensatz zu echten Allergien kann man die Basisallergie nicht testen. Am besten hält man die entsprechende Diät ein und wartet ab, ob eine Verbesserung eintritt. Eine Provokation ist oft erfolglos. Manche Schäden, zum Beispiel Rückenschmerzen und schwache Gelenkbänder brauchen nämlich Monate zum Heilen. Einen Schnelltest kenne ich nicht.

Parallele Ätiologie

Die allermeisten Patienten mit chronischen Beschwerden leiden an mehreren, oft vielen Krankheiten, was auf eine parallele Ätiologie deutet, d.h. eine gemeinsame Ursache. Wir finden sie in der Theorie der Basisallergie.

Schon Annelis Großmutter litt an Asthma und einer Darmkrankheit. Sie stillte ihre Tochter, Annelis Mutter, sehr lange. Natürlich konsumierte sie während der Schwangerschaft und Stillzeit sowohl Milch als auch Brot und gab ihre Basisallergene an ihre Tochter weiter. Das führte zu chronischen Leiden bei Annelis Mutter. Sie litt an Rheuma, Neigung zu Infektionen, schweren Depressionen und Angstgefühlen. Annelis Bruder bekam schweren Durchfall, als er abgestillt wurde. Bei ihm stellten die Ärzte früh eine Milchallergie fest. Annelis Schwester wurde nur zwei Monate voll gestillt. Sie leidet an psychischen Beschwerden mit Depressionen, Angstgefühlen, Aggressivität, Selbstmordgedanken und Misstrauen gegen ihre Nächsten. Als sie 13 Jahre alt war, litt sie an Magersucht (Anorexie).

Luise

Nie werde ich die Nacht vergessen, in der die Zwillinge geboren wurden und außerdem noch eine Entbindung in einer anderen Familie der großen Praxis meines Vaters vor sich ging. Wie sollte Luise, unsere einzige und wunderbare Hebamme, das schaffen? Sie hatte nicht einmal ein Auto zur Verfügung. Ich hatte in der Nacht Telefonwache und bekam auch nicht viel Schlaf, denn ich musste immer wieder sowohl meinen Vater als auch Luise hin und her schicken. Es ging jedenfalls gut, die Zwillinge sind jetzt erwachsen und selber Eltern.

Anders war es, als ich zur Welt kam. Wir hatten zu dritt in unserer Klasse am selben Tage Geburtstag, und als wir geboren wurden, sozusagen gleichzeitig, war Luise auch die einzige Hebamme. Da musste mein Vater ihr helfen und fuhr meine Mutter zum Krankenhaus. Ich habe also nicht die Ehre, mit Luises Hilfe zur Welt gekommen zu sein; aber ich nenne sie trotzdem „meine" Hebamme. Als ich sie im Herbst 1988 besuchte, war sie 97 Jahre alt, erstaunlich rüstig und konnte viel von ihrer Arbeit mit meinem Vater erzählen. Oft hatte er sie holen müssen, die ersten Jahre noch auf seinem Motorrad. Manchmal waren sie auf den schlechten, spurigen Wegen umgefallen, und einmal waren sie sogar in einen Graben gefahren. „Was sollen die Leute dazu sagen, dass der Doktor mit der Hebamme im Graben liegt? Und das in der Nacht!", hatte mein Vater gescherzt.

Ich nahm die Gelegenheit wahr und fragte Luise, wie lange wir gestillt wurden.

Nach zwei Monaten gab man meistens die erste Beikost in Form von Kuhmilch und Haferschleim, bevor der Muttermilchersatz industriell hergestellt wurde. Nach ungefähr vier Monaten wurden wir abgestillt. Jetzt verstehe ich, woher ich meine Basisallergie habe und nicht nur ich.

Was die Fachleute sagen

Bei Kindern mit Depressionen kommen oft auch zystische Fibrose, angeborene Herzkrankheiten, Missbildungen, Epilepsie, Asthma, Diabetes, Entzündungen im Dickdarm, Leukämie und andere Krebsformen, psychische Entwicklungsstörungen, Phobien, zu kleiner oder großer Appetit vor.[14] Autistische Kinder leiden oft an Allergien, vor allem gegen Milch und Weizen, Hypoglykämie (Senkung des Blutzuckers), Schwitzen, Problemen mit der Leber oder Bauchspeicheldrüse, Raynaud-Syndrom (Gefühllosigkeit in Händen und Füßen), schwacher und später körperlicher Entwicklung, Epilepsie. In ihren Familien kommen viele chronische Krankheiten vor.[15] In über tausend Familien mit hyperaktiven Kindern geht es sämtlichen Familienmitgliedern mit Allergien verschiedener Art, Migräne und Depressionen mit einer phosphatreduzierten Kost (ohne Milch) besser.[16]

Die Säuglingsflasche

Ein wenig aus ihrer Geschichte

Die Muttermilch mit anderer Nahrung zu ersetzen, hat uralte Tradition.[17] Im 17., 18. und 19. Jahrhundert stillte man in vielen Gegenden in Schweden überhaupt nicht oder unzureichend. In den vierziger Jahren wurde nur jedes zweite Kind gestillt.[2] Die Länge der Stillzeit geht aus der Literatur nicht hervor. Diese Verhältnisse und die Theorie der Basisallergie erklären zusammen, warum es unsere Zivilisationskrankheiten schon vor dem industriellen Muttermilchersatz gab, wenn auch in geringerem Umfang als jetzt. Von meiner Hebamme erfuhr ich, dass man in Deutschland im Allgemeinen die erste Beikost nach zwei Monaten gab. Nach ungefähr vier Monaten wurde abgestillt. Früher bestand der Flascheninhalt, also die Basisallergene, aus Milch und Hafer oder Weizen. Aber auch Roggen, Gerste, Hefe und Glutamat gehören zu den Basisallergenen, weil sie wie Weizen reich an Glutaminsäure sind.

Was alles in der Flasche drin ist

Um den Flaschenkindern nahrungsreiche Kost zu garantieren, führte man Ende der 1940er Jahre den industriell hergestellten Muttermilchersatz ein, was einen kräftigen Rückgang der Stillfrequenz nach sich zog.[18] Zu Anfang der 1970er Jahre wurde in Schweden nur jedes 14. Kind gestillt. Man war der Ansicht, dass der Muttermilchersatz vollwertig sei. Die Kinder entwickelten sich, äußerlich gesehen, normal, und keiner diskutierte über den Unterschied zwischen arteigener und artfremder Nahrung. Diese Diskussion führt man übrigens immer noch nicht. Man berücksichtigt nur ernährungschemische Aspekte. Zur Sicherheit gab man früher dem Muttermilchersatz gern einen höheren Gehalt der nach wissenschaftlicher Auffassung wichtigsten Bestandteile, als in der Muttermilch enthalten ist. In den 1950er und 1960er Jahren war man sogar der Ansicht, dass Kuhmilch besser als Muttermilch sei mit der Begründung, dass Kuhmilch dreimal soviel Protein enthält.

Was die Fachleute über Proteine sagen

Man weiß jetzt, dass ein Überschuss an Aminosäuren (die Bausteine der Proteine) Schäden verursachen kann. Dass Kuhmilch dreimal soviel Aminosäuren wie Muttermilch enthält, ist auch bekannt. Jede hat ihre spezielle Wirkung. Unsere Enzyme spalten sie auf. Aber der Enzymhaushalt des Säuglings ist zu unreif für Abweichungen in der Nahrungszufuhr.

Das überschüssige Protein verursacht mehr und andere Stoffwechselprodukte, auf die der Organismus des Säuglings nicht vorbereitet ist. Schwere Krankheiten können auftreten, wenn sie nicht schnell genug entfernt werden. Gleichzeitig kann ein Mangel an Aminosäuren in arteigener Form vorliegen. Der allzu hohe Proteingehalt im Muttermilchersatz belastet die Bauchspeicheldrüse. Das Risiko, dass sie im Säuglingsstadium für den Rest des Lebens geschädigt wird, ist groß. Vielleicht trägt dieses zu der Entstehung von Diabetes bei Kindern (Diabetes mellitus) bei. Die innere Sekretion des Flaschenkindes unterscheidet sich auch etwas von der des gestillten Kindes. Es gibt Forscher, die meinen, dass Stillen vor Diabetes schützt.[19] Faktum ist, dass diese Krankheit sehr häufig in Industrieländern, in denen in großem Ausmaß Flaschenkost gegeben wird, und am meisten in Ländern mit hohem Milchverbrauch vorkommt, und dass sie in den letzten Jahren besonders stark in Schweden angestiegen ist. Kann das auf dem übermäßig großen Milchverbrauch in diesem Lande in Kombination mit der Basisallergie und den geschwächten Bauchspeicheldrüsen der Kinder beruhen? Diabetes mellitus ist nämlich am meisten in Ländern mit hohem Milchverbrauch verbreitet, am meisten in Finnland, danach Schweden, Norwegen, Dänemark, am wenigsten in Japan, Korea.[20] Auch Leif Hambraeus macht sich über die Folgen des Proteinüberschusses Sorgen: „Der toxische Effekt von Ansammlungen gewisser Aminosäuren, z.B. Tyrosin und Metionin, im Blut durch eine Proteineinnahme in Vereinigung mit einer begrenzten metabolischen Kapazität in der Leber durch ihre Unreife ist diskutiert worden. Die Bedeutung der iatrogenen metabolischen Aminoazidopathie (eine durch falsche Behandlung verursachte Stoffwechselkrankheit), die dabei entstehen kann, für die weitere Entwicklung des Kindes ist noch nicht klar."[21]

Das bedeutet:

Hambraeus begreift,
dass die Leber der Kleinen,
bevor sie gereift,
am liebsten will weinen,
wenn man Milch von Rindern
gibt ganz kleinen Kindern.

Tryptophan hat Einfluss auf Schlaflosigkeit, Depression, Schizophrenie und Übergewicht.[22] Tyrosin, ein Derivat des Phenylalanins und Vorläufer der Signalsubstanz Dopamin, und Phenylalanalin können ebenfalls genannt werden.[23] Beide wirken auf die Pigmentbildung, den Appetit und die Schmerzempfindung ein. Eine Anhäufung und eine Störung im Stoffwechsel können diese Funktionen beeinflussen. Sie können zu Verhaltensstörungen, Blutdrucksproblemen, unruhigen Beinen (restless legs)[24] und mentaler Unterentwicklung (Föllings Krankheit), Augen mit roten Flecken und grauem Star[25] führen. Die Genforschung hat gezeigt, dass *arteigenes* (meine Ergänzung) Phenylalanin in einem Gen bei 68% aller Patienten mit zystischer Fibrose fehlt.[26] Kuhmilch enthält 3,25-mal und Weizen doppelt soviel Phenylalanin wie Muttermilch. Neumann stellte fest, dass 80% aller zu früh geborenen Flaschenkinder einen Thyrosingehalt im Blut aufweisen, der so hoch ist, dass er unter anderem Gehirnschäden mit späteren Lernschwierigkeiten verursachen kann.[27]

Glutaminsäure

Die Glutaminsäure hat wichtige Aufgaben im Gehirn, obwohl sie nicht zu den essentiellen Aminosäuren gehört. Wir können sie selber aus Bestandteilen der Kost aufbauen. Glutamat, das Salz der Glutaminsäure, ist weder lebenswichtig noch ein in sich schädlicher Stoff.

Kuhmilch enthält viermal soviel Glutaminsäure wie Brustmilch. Die Glutaminsäure ist auch ein wichtiger Bestandteil im Weizen. Sowohl Weizen als auch Glutamat wurden früher dem Muttermilchersatz zugesetzt. Glutaminsäure war also zu der Zeit als die heutigen Mütter aufwuchsen in sehr großen Mengen in der industriellen Kost der Säuglinge enthalten. Viele dieser Mütter übertragen jetzt ihre Unfähigkeit, Glutaminsäure dem Körper anzupassen, schon vor der Geburt auf ihre Kinder, was vielleicht die augenblickliche Zunahme der Glutenintoleranzfälle und andere chronischen Krankheiten bei Kindern erklären kann. Das Mehl im Muttermilchersatz kann natürlich auch Spuren von Schimmelpilzen und -giften enthalten. Moderne Anbauformen mit großen Stickstoffgaben erhöhen das Risiko für Schimmelpilzbefall, und da Schimmelpilze viel Glutaminsäure in leicht zugänglicher Form enthalten, können sie bei Basisallergikern dazu beitragen, Überempfindlichkeit gegen Glutaminsäure, ihren Derivaten und alles was sie in dieser Form enthält, z.B. Hefe, zu verursachen.

In der Zeitschrift „HÄLSA" Nr. 4/1970 berichtete Dozent Henning Karström von 56 Personen, die jeweils ca. 3 Gramm Glutamat verabreicht bekamen. Sämtliche, außer einem, zeigten die typischen Symptome der „China-Restaurant-Krankheit", mit Schmerzen in der Brustgegend, in Schultern, Hals, Oberarmen, Unterleib und Schenkeln, Hautrötung und bei einigen auch Kopfschmerzen. Auch gesteigerte Herztätigkeit tritt bei dieser Krankheit auf. Dabei wird eine größere Sauerstoffzufuhr zum Herzen benötigt. (Mehr darüber im Kapitel „Herzinfarkte") Andere allergische Reaktionen kommen auch oft vor, z.B. Asthmaanfall. In der Literatur werden senile Demenz, Alzheimer Krankheit, Wärmewellen, Sehbeschwerden, Arthritis genannt.

Aber am meisten erschreckt doch, dass dieser frühere Bestandteil des Muttermilchersatzes zu den Faktoren gehört, die bei gewissen Personen psychische Krankheiten verursachen oder verstärken können, wie Hyperaktivität bei Kindern, Schizophrenie, Depressionen und Alpträume.[28]

Das Zusammenspiel

Zwischen Stoffen verschiedenen Charakters, wie z.B. Mineralien, Vitaminen, Enzymen, Aminosäuren, Signalsubstanzen existiert ein sehr fein abgestimmtes und kompliziertes Zusammenspiel. Abweichungen in diesem System leiten oft zu ernsten Störungen, die zu psychischen Krankheiten führen können, aber auch zu Problemen mit Gewicht und Stoffwechsel; auch Herpesinfektionen, Epilepsie und Schlafschwierigkeiten werden genannt.[29] Kuhmilch enthält 7,5-mal soviel Phosphor, viermal soviel Calcium wie Muttermilch, und Zitronensäure wird dem Muttermilchersatz zugesetzt. Sie können darüber mehr im Kapitel „Empathie" lesen. Auch Fehler im Verdauungssystem können Störungen im Zusammenspiel zugrunde liegen. Diese Abweichungen können durch falsche Ernährung in der Kindheit entstehen und sind unheilbar.[30]

Das Dilemma

Humanmilch enthält also viel weniger Protein als Kuhmilch, aber da das Kind fremdes Protein nicht ganz verwerten kann, sollte der Proteingehalt im Muttermilchersatz auch etwas höher sein. Doch weiß niemand, um wie viel es sich handelt. Darum ist es unmöglich, einen gleichzeitig vollwertigen und unschädlichen Ersatz herzustellen. Der Eisengehalt ist in Kuh- und Brustmilch gleich. Aber da er in beiden sehr niedrig ist, wollten sich die Experten nicht auf die Natur verlassen und setzten extra Eisen zu, so dass der Anteil mindestens verzehnfacht wurde. Lieber zuviel als zuwenig, meinte man. Aber das überschüssige Eisen beeinflusst die Bakterienflora im Darm der Kinder und verursacht Darmkrankheiten. Auf der anderen Seite weiß man nicht, in welchem Ausmaß Säuglinge das Eisen in der industriellen Kost verwerten können und wie viel also benötigt wird.[31]

Allgemein strebt man jetzt nicht mehr nach Nährstoffen im Übermaß im Muttermilchersatz. Aber mehrere Generationen haben als Säuglinge ihre Voraussetzungen für eine 100%ige Gesundheit untergraben bekommen. Man weiß immer noch nicht, wie ein vollwertiger Ersatz zusammengesetzt sein muss, weil man allgemein zu wenig über die Humanmilch weiß. Ihre Zusammensetzung ist nämlich nicht einheitlich und nicht nur von dem Alter der Kinder abhängig, sondern auch von Individuum zu Individuum und von einer Mahlzeit zur anderen veränderlich. Milch von Müttern, die ihre Kinder zu früh geboren haben, unterscheidet sich von der Milch jener Mütter, die ihre Kinder voll ausgetragen haben, und so weiter.[32]

Seitdem der Muttermilchersatz eingeführt wurde, hat man also von Zeit zu Zeit die Zusammensetzung geändert und neuen Einsichten angepasst.[33] So wird es auch weiterhin geschehen. Der Muttermilchersatz kann nie vollwertig und vor allem kann er niemals *arteigen* werden. Diese Eigenschaften hat nur die Muttermilch, in welcher außerdem der Nahrungsgehalt dem Bedarf des Kindes in jedem Alter angepasst ist.

Was die Fachleute sagen

Die Zusammensetzung der Aminosäuren im Blut und die Komposition des Fettes bei Flaschenkindern, die Bakterienflora und noch sehr viel mehr ist anders als bei gestillten Kindern. Nach Maureen Minchin kann es sich in solchen Fällen um immunbedingte Krankheiten handeln oder um Nahrungsmittelintoleranz.[34] Da sehen wir auch eine indirekte Stütze für die Theorie der Basisallergie. In der Literatur wird immer öfter der Zusammenhang zwischen industrieller Nahrung und schweren Krankheiten genannt, wie z.B. Diabetes mellitus,[35] Zöliakie bei Kindern,[36] ulzeröse Kolitis (Entzündungen des Dickdarms),[37] Leberleiden,[38] Crohnsche Krankheit,[39] und ganz allgemein Nahrungsmittelallergien.[40]

Die Abwehr

Sie glauben doch wohl nicht, dass die Pflanzen ihre Samen bilden, um den Tieren oder uns Menschen Nahrung zu verschaffen? Natürlich nicht. Die meisten geben sich auch nicht damit zufrieden, auf Gnade zu hoffen, sondern sie greifen zu Maßnahmen verschiedener Art, um sich zu wehren. Als Samen kann man sich vielleicht einen Panzer zulegen oder schlechte Geschmackstoffe oder auch ein Gift, das dem Feind schadet, wenn er es in größeren Mengen verzehrt. Wildlebende Tiere meiden alles, was ihnen nach einem ersten Versuch nicht bekommt. Eine Proteingruppe, die Lektine, gehört zu diesen Giften. Sie bilden die Abwehr, z.B. in Erdnüssen, Erbsen, Bohnen und in unseren vier Getreidearten, vor allem in Weizen. Und da sind wir wieder bei der Säuglingsflasche.[41] Das Immunsystem gesunder Erwachsener ist auf Lektine eingestellt, aber Säuglinge brauchen Muttermilch.

Hormone

Da Kälber bei der Geburt besser entwickelt sind als Kinder, enthält die Kuhmilch andere und weniger Vital- und Immunstoffe, u.a. Enzyme und Hormone, als Muttermilch. Wenn sie pasteurisiert und zu Pulver getrocknet wird, werden diese zum Teil auch noch zerstört. Man hat in der Muttermilch auch Zuwachsfaktoren entdeckt, die offenbar den Darm gegen die Entstehung von Wunden schützt. Der Flaschenmilch fehlen natürlich außerdem auch Abwehrstoffe, die in der Muttermilch gebildet werden, wenn die Mutter (und das Kind) krank werden. Die Immunstoffe, die eventuell vorhanden sind, werden beim Aufwärmen zerstört.[42]

Was sonst noch alles drin ist

Bevor der Muttermilchersatz das Kind erreicht, ist er vielen Gefahren ausgesetzt, verunreinigt zu werden: Durch die Zusammensetzung des Kuhfutters (manchmal Medikamente), durch Kunstdünger auf der Weide, Milchbehälter, Desinfektionsmittel, Unglücksfälle bei der Herstellung oder beim Transport, durch Leitungswasser zu Hause, Kochtöpfe, Spülmittel.[43] In der Lebensmittelindustrie benutzt man Gefäße aus Nirosta, was dazu führen kann, dass die Lebensmittel bei der Zubereitung mit Nickel verunreinigt werden. Es wird auch vor Kupfer im Leitungswasser bei der Zubereitung von Flaschenmilch gewarnt.[44] Der Jodgehalt im Futter und die Anwendung von jodhaltigen Desinfektionsmitteln beim Melken und der Hantierung in der Molkerei kann den Jodgehalt der Milch wesentlich beeinflussen.[45]

Eventuelle Schadstoffe in der Muttermilch haben jedenfalls den Stoffwechsel der Mutter passiert und sind von ihrem Immunsystem bearbeitet worden. Außerdem wählt man immer das am wenigsten Schädliche von dem, was zur Verfügung steht, und das ist definitiv die Muttermilch.

Mit der Einführung des Muttermilchersatzes wurde die Zusammensetzung des Flascheninhaltes komplexer als früher, als er nur aus Kuhmilch und Hafer oder Weizen bestand. Außerdem wurde er auch von Zeit zu Zeit geändert und neuen wissenschaftlichen Erfahrungen angepasst.[46] Das bedeutet, dass jüngere Generationen mit einer größeren Anzahl an Basisallergenen rechnen müssen als unsere Vorfahren, weil Kinder die Basisallergie ihrer Mütter „übernehmen" können.

Aber alle diese Stoffe können außerdem die Rolle echter Allergene spielen, so wie es bei Anneli der Fall war. Das bedeutet natürlich nicht, dass alle, die Muttermilchersatz zu schmecken bekommen haben, unbedingt von echter Allergie befallen werden müssen. Auch die Basisallergie selbst zeigt sich nicht immer in aller Deutlichkeit.

Die Zusammensetzung des Muttermilchersatzes in früherer Zeit interessierte mich, und darum wandte ich mich an die schwedischen Hersteller Findus (Nestlé) und Semper, bekam aber nur von Semper eine Antwort. Man schickte folgende Information. Wer weiß, vielleicht können einige der Leser in diesen Daten eine Erklärung für ihre Wehwehchen oder die ihrer Kinder finden.

Entwicklung des Muttermilchersatzes „Baby Semp“	
1948	Milch, Wasser, Zucker, Weizenmehl, Butterfett, Vitamin D
1955	Vitamine und Eisen werden zugesetzt, Vitamin D wird herausgenommen
1958	Butterfett wird gegen eine Mischung aus Kokos- und Erdnussöl ausgetauscht.
1962	Sacherose (Rohrzucker) wird gegen Laktose (Milchzucker) ausgetauscht
1967	Vitamin D wird zugesetzt
1969/70	Proteinumarbeitung und Salzreduzierung
1971	Weizenmehl wird durch Reismehl ersetzt
1972-75	Kokos- und Erdnussöl wird zuerst durch Schmalz- und Erdnussöl und später durch Schmalz und Palm-, Sonnenblumen- und Baumwollsamenöl ersetzt.
1980	Proteingehalt wird gesenkt, Salzgehalt korrigiert
1984	Fettmischung wird geändert in Schmalz, Palm- und Sonnenblumenöl.
1987	Proteingehalt wird gesenkt.

Eine wichtige Auskunft fehlt in der Liste: Auch Glutamat wurde bis Anfang der 1970er Jahre zugesetzt.[47]

Aus der Warendeklaration auf den Verpackungen geht hervor, dass dem Muttermilchersatz in Schweden inzwischen auch folgende Bestandteile zugesetzt werden: Lezithin (meistens von Sojabohnen), Kalziumchlorid, Eisen, Natrium, Zink, A D E, Thiamin, B 6, Niazin, Pantothensäure, Folsäure, C, Taurin, Askorbylpalmiat, Zitronensäure. Vielleicht finden wir hier eine Erklärung für einen Teil der Allergien, beispielsweise gegen Erdnüsse, Soja und Zitrusfrüchte.

In Amerika enthält der Muttermilchersatz auch Mais, der also dort zu den Basisallergenen gehört.

Was die Fachleute sagen

Max Kjellman meint, dass einzeln vorkommende, kleine Mahlzeiten besonders allergieentwickelnd sein können.[48]

Prof. Leif Hambraeus: „Kuhmilch ist nicht für Kinder vorgesehen [...] Was wissen wir heute schon von dem Langzeiteffekt auf Lebensalter, Kränklichkeit usw. bei dem künstlich Ernährten, verglichen mit dem Gestillten?“[49] Hambraeus weist auch auf einen Zusammenhang zwischen dem für das Kind artfremde Kuhmilchprotein und der Kuhmilchallergie hin.[50]

Faktum ist, dass andere Kost oder chemische Kombinationen, die dem neugeborenen Kinde gegeben werden, die gleichen Probleme verursachen können wie Kuhmilch.[51]

In Finnland haben Experimente gezeigt, dass langes Stillen ohne Beikost die Allergiefrequenz in Allergiefamilien mindert.[52] Je eher man Kuhmilch gibt, desto größer ist das Risiko für das Kind, allergisch zu werden.[53] Auch Buist empfiehlt volles Stillen in den ersten 6 bis 7 Monaten.[54]

Die Darmwände

Die Darmwände des Säuglings sind noch nicht voll entwickelt. Auf der Innenseite liegt eine Zellschicht, eine Art Filter. Sie sorgt dafür, dass keine großen Nahrungspartikel zu den kleinen Blutgefäßen durchgelassen werden. Beim Säugling ist dieser Filter noch nicht dicht genug, und große Moleküle, vor allem Proteine, können in das Blut geraten und Allergien verursachen.[55] Die Proteine richten keinen Schaden an, wenn sie von der Muttermilch herstammen und arteigen sind.

Was die Fachleute sagen

Nach Jann Hau und Otto M. Poulsen beruht die große Häufigkeit der Kuhmilchallergie auf zwei Dingen:

1. Die Kuhmilch ist das erste Nahrungsallergen, mit dem der Säugling in Form von Muttermilchersatz in Kontakt kommt.
2. Die Darmwände der Kinder sind auch für große Proteine permeabel (durchlässig). Die Milchallergie hat eine Tendenz, mit der Zeit in Allergien gegen andere Nahrungsstoffe überzugehen. Beim Verzehren des Milchproteins reagieren Milchallergiker nämlich mit einer Entzündungsreaktion in der Darmwand, die dadurch eine stark vergrößerte Permeabilität bekommt. Wenn Milchallergiker weiterhin Milch verzehren, werden auch andere Nahrungsproteine (z.B. Ei, Fisch, Gluten) durch die Darmwand und ins Blut drängen und so allmählich Allergie entwickeln.[56]

Andere Beikost

Es gibt auch andere Zugaben als Flaschenmilch. Ich denke an Lebertran, Apfelsinensaft, Mohrrüben, Kartoffelbrei, Bananen usw., die oft vor dem Alter von sechs Monaten gegeben werden, was auch zu Allergien führen kann. In diesen Fällen reicht eine milch- und getreidefreie Diät nicht aus. In der Kindermedizin hat man jetzt den Verdacht, dass Fischallergie durch Fischtran entstehen kann.[57] Es gibt chronisch kranke Einwanderer vom früheren Jugoslawien und aus Griechenland, die auf unsere Basisallergiediät nicht reagieren. Sie sollten untersuchen, ob es in ihrer Heimat üblich ist, Säuglingen früh Beikost zu geben, vielleicht Breie aus Mais.

Auf der anderen Seite entwickelt sich das Immunsystem natürlich nach und nach und kann sicher einige Nahrungsstoffe schon vor sechs Monaten nach der Geburt bearbeiten. Vielleicht zuerst Kohlenhydrate und dann Fett oder umgekehrt, wer weiß?

Vom Stillen

Nach den Gesetzen der Natur sollten Kinder keine andere Nahrung als Muttermilch bekommen, bis ihr Organismus gewöhnliche Kost für Erwachsene verarbeiten kann. Darum kann jede gesunde Mutter so lange so viel Milch produzieren, wie für das Wachstum des Kindes benötigt wird. Sie reicht sogar für Zwillinge. Mangel an Milch ist ein Schwächezeichen und kann auf einer Basisallergie der Mutter beruhen.

Moderne wissenschaftliche Argumente

Seit 1973 empfiehlt man wieder das Stillen und führt eine Reihe Argumente dafür an: Die Muttermilch enthält Antikörper gegen Infektionen. Offenbar schützt das Kolostrum (Erstmilch) das Kind vor allem gegen Infektionen im Darm und gegen Nahrungsmittelallergien. „Dieses kann vielleicht eine Erklärung dafür sein, dass Allergien bei Flaschenkindern so viel häufiger vorkommen", sagt Dr. Alan Berg.

Die Physiologen sind sich einig darin, dass die ersten Lebensmonate auch für die normale Entwicklung des Gehirns entscheidend sind.[58]

Das Protein-, Mineral- und Fettniveau in der Muttermilch ist der Nierenkapazität des Kindes angepasst.

Man ist der Ansicht, dass der höhere Fettanteil in der letzten Portion einer Brustmahlzeit beim Kind ein Sättigungsgefühl auslöst. Dieses Signal bleibt bei Flaschennahrung aus, und das Kind kann überernährt werden.[59]

Aber wenn die Mama nicht stillen kann?

Eine gesunde Mutter kann ihrem Kind mindestens sechs Monate ausreichend Milch geben. In den Entwicklungsländern können sogar Mütter, die selbst unterernährt sind, stillen.[60] Eine Studie aus Gambia zeigt, wie die Mütter während der Regenperiode, wenn das Essen wirklich knapp ist, genauso gut stillen wie sonst. Sie verbrauchen ihr Fettlager.[61] In Afrika hat man außerdem in vielen Ortschaften Ammen.[62] Die Milch einer Mutter reicht nämlich für zwei Kinder. Es gibt also eine unausgenutzte reiche Milchquelle, die alle Kinder in der Welt versorgen könnte.

TIPP

Der Saugreflex ist in der ersten halben Stunde nach der Geburt am stärksten. Das Kind müsste also am besten sofort nach der Geburt, aber spätestens während der ersten Stunde angelegt werden, damit die Milchbildung unmittelbar angeregt wird und in Gang kommt.[63]

Dicht aufeinander folgende Brustmahlzeiten sind für eine ausreichende Produktion notwendig.[64] Es gibt viele Kniffe, die Milchbildung zu stimulieren: Die junge Mutter soll viel trinken, täglich einen Liter extra für jedes Kind. Sie soll sich bei den Mahlzeiten ordentlich satt essen und beim Stillen etwas zu essen und zu trinken auf dem Tisch vor sich liegen haben. Luzernen-, Kümmel- und Fencheltee werden empfohlen. Luzernenkeime (Alfalfa) kann man außerdem in der Küche selbst herstellen und essen.

Wie würden wohl die Mütter und alle anderen Verantwortlichen das Problem lösen, wenn es gesetzlich verboten würde, Kindern unter sechs Monaten etwas anderes als Brustmilch zu geben? Ich bin davon überzeugt, dass kein einziges Kind zu Schaden käme. Hier sind einige Vorschläge: Wenn die junge Mutter des Kindes wegen während der Schwangerschaft und Stillzeit Basisallergiediät hält, wird auch sie gesunden und fähig zu stillen. Die Mütter sollten auch eine Entbindung nach den Gesetzen der Natur begehren. Man kann Akupunktur zur Schmerzlinderung einsetzen. Man kann Stadtviertel- oder Dorfammen einführen. Keine Mühe darf für unsere Kinder zu groß sein.

Entbindungsdrogen und Muttermilch

Sehr lange glaubte man, dass die Milch erst am vierten Tag nach der Entbindung zufließt. Das kann unmöglich die Absicht der Natur sein. Vermutlich müssen wir die Ursache dafür in der Entbindungstechnik mit Beruhigungsmitteln suchen. Irgendeine Nahrung muss das neugeborene Kind ja bekommen haben, und vermutlich bestand diese aus Muttermilchersatz. Darum kann man nicht ausschließen, dass auch das Immunsystem gestillter Kinder in ihren ersten Lebenstagen geschädigt wurde. Neuerdings gibt man in Schweden sämtlichen Kindern in den ersten zehn Tagen Muttermilch. Aber vor 1988 bekamen alle Neugeborenen mindestens einmal Muttermilchersatz, da man die Mütter in der Nacht nicht stören wollte.

Der kleine Schluck

Leider unterscheidet man nicht immer volles Stillen von unvollständigem und meint also, dass auch teilweises Stillen „Wunder" für die Gesundheit des Kindes bewirken müsse. Man übersieht dabei den schädlichen Effekt der Flaschenmilch. Darum bekommen die allermeisten Kinder noch heute schon nach einigen Wochen einige Schlucke aus der Flasche für den Fall, dass die Mutter nicht genug haben sollte. Aber nach den Gesetzen der Natur reicht die Milch, bis das Kind mit acht Monaten Zähne bekommt. Noch heute stillen die meisten Mütter in Schweden nicht länger als 4 Monate voll.[65]

Kranke Milch deutet auf kranke Mütter hin

Bei 40% der schwedischen Mütter findet man heute Kuhmilchprotein in der Milch, obwohl dieses auf dem Wege zur Milchdrüse eigentlich in menschliches Protein umgewandelt sein müsste. Das beruht wahrscheinlich auf einem Schaden in der Darmwand, der so gering sein kann, dass die Mutter ihn nicht empfindet. Am charakteristischsten für die Basisallergie sind nämlich oft bagatellartige Verdauungsstörungen. 20% aller Neugeborenen reagieren in Schweden jetzt mit einer so genannten Drei-Monatskolik auf das Kuhmilchprotein in der Brustmilch, andere bekommen Ekzeme. Ein logischer Verdacht ist, dass ähnliche Verhältnisse für das Getreideprotein Gluten vorliegen können. Die Zahl der Kinder mit Glutenintoleranz hat sich in Schweden in fünf Jahren verdreifacht.

Dass Mütter Nahrungsmittelintoleranz durch ihr Blut und ihre Milch auf ihre Kinder übertragen können, ist übrigens nichts Neues. Auch Brostoff empfiehlt wie ich, eine allergenfreie Kost während der Schwangerschaft und Stillzeit.[66]

Herzlich willkommen!

Eigentlich sollten alle werdenden Eltern, Hebammen und Gynäkologen Malin Larsons Buch „Föda eller Förlösas“ (Geboren oder entbunden werden)[67] lesen. Es besteht aus Übersetzungen von Vorträgen aus Veröffentlichungen der NAPSAC (USA) von 1980. NAPSAC steht für „National Association of Parents & Professionals for Safe Alternatives in Childbirth“.

Die Geburtshilfe in Schweden, die eigentlich Entbindungstechnik heißen müsste, wird in dem Buch als abschreckendes Exempel genannt. Holland dient dagegen als Vorbild. Nach einem Bericht der Weltgesundheitsorganisation WHO von 1975 hatten Schweden und Holland die niedrigste Kindersterblichkeit der Welt. In Schweden wurden nahezu 100% der Kinder im Krankenhaus geboren, während in Holland sehr viele Mütter zu Hause entbunden wurden.[68]

Der Geburtshelfer Frederic M. Ettner berichtet über 56 Hausgeburten in Chicago zwischen dem 1. Januar und dem 1. Juni 1975.

Ich zitiere: (Die Ziffern bezeichnen die Zahl der Mütter)

- Ingangsetzen/ Wehenstimulierung: 0
- Medizinierung pre partum (Öffnungs- und Austreibungsstadium): 0
- Medizinierung im Schluss-Stadium: 0
- Episiotomie (schräger Schnitt in der Scham): 0
- Risse, die Sutur erfordern (chirurgische Naht, beide klein, jede 2 Stiche): 2
- Extraktion mit Zange oder anderen Methoden: 0
- Wiederaufleben von Neugeborenen (Anwendung von De Lees Saug, um Schleim zu entfernen): 1
- Extraktion von Placenta (Mutterkuchen), Risse im Gebärmutterhals, Bluttransfusion, tödlicher Ausgang für Mutter/Kind: 0
- Durchschnittliches Geburtsgewicht 3.630 g
- Stillen: sämtliche 56

- Weder Mütter noch Kinder brauchten Krankenhauspflege
- Wenn die Blase (Haut) nicht gesprengt wird, sondern wenn sie intakt bleiben darf, wird der Kopf des Kindes keiner Modellierung ausgesetzt.
- Wenn kein intravenöser Tropf eingesetzt wird, isst und trinkt die Mutter und entwickelt keine Acidose.
- Wenn kein synthetisches Oxytoxin zur Ingangsetzung oder Stärkung der Wehenarbeit eingesetzt wird, entsteht kein Bedarf an Analgesie (Schmerzlinderung) oder Anästhesie (Betäubung) und die Wehenarbeit schreitet auf natürliche Art fort.
- Wenn keine Analgesie/Anästhesie gegeben wird, setzt der Geburtsprozess natürlich und normal fort, und das Kind wird keinen Drogen ausgesetzt.
- Wenn Rückenlage nicht vorgeschrieben wird, sondern wenn die Frau frei wählen darf, in welcher Lage sie gebären will, so schreitet der Prozess normal und ohne Bedarf an Drogen fort.
- Wenn Episiotomie (schräger Schnitt an der Seitenpartie der Scham) nicht gemacht wird, ist das Risiko für Blutungen nach dem Partus (Geburt) und für

Nerven- und Muskelschäden minimal.

Wenn man diese Regeln berücksichtigt hat, entsteht kein Bedarf an Zangenentbindungen oder anderen Eingriffen. Man braucht sich nicht darüber zu wundern, dass das Resultat gesunde Kinder und Familien sind.

Seit dem Erscheinen des Buches „Föda eller Förlösas"[1] in seiner Originalsprache haben in Schweden eine Reihe positiver Veränderungen stattgefunden,[69] aber nicht genug; die Entwicklung „natürlicher Geburtshilfe" geht zu langsam. Wir begnügen uns nicht damit, dass unsere Kinder überleben, wir wollen, dass so viele wie überhaupt möglich gesund sind, und zwar JETZT – nicht irgendwann später.

Auf der einen Seite wünschen wir allen unseren Neugeborenen viel Glück auf der Erdenwanderung und stellen große Anforderungen an unsere Jugend – wir brauchen ja tüchtige Staatsbürger. Auf der anderen Seite schwächen oder schädigen wir die empfindlichen Gehirne der Kinder durch unnötige Eingriffe bei der Geburt, was oft zu Lernschwierigkeiten, Verhaltensstörungen usw. führt, die den Weg durch das komplizierte Leben erschweren. Als die Hebamme Signe Jansson in den 1970er Jahren eine natürlichere Geburtshilfe propagierte, wurde das „alternativer Quatsch" genannt.[70]

Was sagen die Fachleute?

„Der Gebrauch synthetischer Hormone zum Einleiten der Wehen könnte die Brust für die kleineren physiologischen Dosen Oxytoxin unansprechbar für eine erfolgreiche Milchproduktion machen. Das ist bei Milchvieh der Fall."[71]

Die Zahl der Kaiserschnitte ist seit den 1950er Jahren dramatisch angestiegen. Im Jahr 1973 war der Anteil 5,5%, im Jahr 1979 betrug er 11,6% und im Jahr 1981 schließlich 12,4%. Dann sank die Zahl 1988 auf 11,2%; aber in einigen Kliniken notierte man über 20%.[72]

In der biologischen Schule der Psychiatrie ist man der Ansicht, dass Gehirnschäden durch Sauerstoffmangel bei der Geburt das Risiko für Schizophrenie später im Leben erhöhen.[73]

Prof. Bertil Jacobson kämpft zusammen mit seinen Mitarbeitern für natürlichere Routinen bei Geburtshilfe. Er hat einen Zusammenhang zwischen der Dosis Lachgas für die Mutter während der Entbindung und dem Amphetaminmissbrauch des Kindes als Erwachsener gefunden, indem er die Karteien der Missbraucher studierte. Für Kinder, deren Mütter 4,5 Stunden oder länger Lachgas bekommen haben, ist das Risiko, amphetaminabhängig zu werden, fünfmal so groß wie für solche, die höchstens 15 Minuten dem Lachgas ausgesetzt waren.[74] 1985 bekamen 52% aller Mütter in Schweden Lachgas, 1957 waren es 57%.[75]

Petidin

Nach Jacobson bringen Barbiturate und Opiate (u.a. Morphium) das Kind in die Gefahr, später im Leben zum Drogenmissbrauch zu neigen.[76] Das morphiumähnliche Präparat Petidin gab man 1985 49% und 1989 33% der Mütter. „Nach der Verabreichung so genannter normaler Dosen Petidin an die Mutter während der Entbindung können dadurch bedingte physiologische Effekte beim Kind nach der Geburt nachgewiesen werden in Form von z.B. schwächerer Atmungsreaktion auf Kohlendioxidstimulierung. Bis zu einem Tage nach der Geburt hat man auch leichtere funktionelle Störungen nachweisen können, z. B. beim Stillen."[77]

Im schwedischen Arzneienverzeichnis für Ärzte FASS kann man folgendes über Petidin lesen:

„MITTEL, DAS ABHÄNGIGKEIT HERVORRUFT. GRÖßTE VORSICHT BEIM VERSCHREIBEN DIESES MEDIKAMENTES

...Schwangerschaft und Stillen: ... Analgetika mit Morphiumcharakter können neonatale Atmungsdepressionen hervorrufen. In den letzten 2 bis 3 Stunden vor der erwarteten Geburt dürfen darum diese Präparate erst gegeben werden, wenn der Bedarf der Mutter gegen die Gefahren für das Kind abgewogen ist.... Petidin geht in die Muttermilch über.“[78]

Zweiter Teil

DIE BEFREIUNG VON DER BASISALLERGIE

Kost für Kranke

Eines Tages sagte Annelis Tochter: „An unserem Elternabend nächste Woche sollen alle irgendein ungewöhnliches Brot mitbringen und davon anbieten. Wir sind nämlich so neugierig auf das Brot unserer Einwanderer." Am Mittagstisch diskutierte man eingehend die Frage, und alle waren einig: Man würde es wagen, Annelis selbstgebackenes Basisallergiebrot mitzunehmen. (Rezept *29 im Anhang). Es wurde ein Erfolg. Sie boten es mit milchfreier Margarine und Stachelbeermarmelade an und ernteten großes Lob.

Anneli ist auf eine sehr strenge Basisallergiediät angewiesen, wenn sie ein erträgliches Dasein führen will. Wir werden die Diät jetzt ein wenig näher studieren; denn sie kann auch anderen Personen mit chronischen Beschwerden, gleich welcher Art, das Leben erleichtern: Am leichtesten war es natürlich, alle Nahrungsergänzungsmittel wegzulassen, von denen sie glaubte, sie seien für ihre Gesundheit wichtig. Die meisten dieser Präparate enthalten nämlich wenigstens eines der Basisallergene Laktose (Milchzucker) oder Hefe. Manchmal werden im Herstellungsprozess Stoffe verwertet, die ihren Ursprung in Basisallergenen haben, was aus der Inhaltserklärung auf der Verpackung nicht hervorgeht.

Nahrungsergänzungen

„Meine Migräne ist verschwunden, seitdem ich die Basisallergiediät einhalte", sagte Gun, als sie von Südschweden anrief. „Aber meine Depressionen plagen mich immer noch." Ich stellte eine Reihe Fragen und kontrollierte, ob sie nicht doch in eine der vielen Fallen geraten war, die hinter einem solchen Leiden stehen können. Nein, wir fanden keine Lösung des Problems. Aber einige Wochen später meldete sie sich wieder: „Ich bin drauf gekommen, es war das Mineralpräparat. Ich habe es eingenommen, um genug Calcium zu bekommen, jetzt, wo ich ja keine Milch mehr trinke. Hätte ich nur die Warendeklaration etwas eher gelesen."

Das Präparat enthielt damals Laktose, ein gewöhnliches Bindemittel in Heilmitteln, Vitamintabletten und Mineralmischungen. Die Laktosefrage verursacht oft Verwirrung beim Erklären der Theorie der Basisallergie. Wenn man „Laktose" und „Milchzucker" nennt, denken die meisten Leute spontan an Laktose- oder Milchintoleranz, wie sie auch genannt wird. Den Patienten, die daran leiden, fehlt das Enzym Laktase, das für den Abbau der Laktose im Darm vorhanden sein muss, sonst nehmen sich an ihrer Stelle Bakterien der Laktose an, was Gasbildung und andere Verdauungsbeschwerden hervorruft. Überempfindlichkeit gegen Laktose, die auch Depressionen hervorrufen kann, hat jedoch nichts mit Laktasemangel zu tun. Die Reaktion kann sehr schnell kommen, was an eine echte Allergie erinnert. Um Missverständnissen vorzubeugen, will ich hier wiederholen, dass Laktase-Präparate keinen Effekt bei Basisallergie oder echter Milchallergie haben.

Abgesehen vom Laktaseproblem sollte man auch daran denken, dass Calcium und andere Mineralpräparate vorübergehend den Säuregehalt im Magen herabsetzen können. Davor sollte man sich hüten, wenn man sowieso schon zu wenig Magensäure hat wie die meisten älteren Basisallergiker. Die Angst vor Calciummangel scheint auch übertrieben zu sein. In großen Teilen der Welt, zum Beispiel in Indien, bekommen die Kinder nicht einmal die Hälfte der Calciummenge, die bei uns empfohlen wird, und es reicht trotzdem.[1]

Lissy und ihr Ekzem

Lissy litt an Übergewicht und einem scheußlichen Ekzem; darum machte sie eine Saftfastenkur in einem Kurheim. Aber sie kam enttäuscht zurück. Zwar hatte sie abgenommen; doch ihr Ekzem war schlimmer geworden und am schlimmsten hatte es sie während des Fastens geplagt. Wir diskutierten die Frage eingehend, und als sie erklärte, dass sie während des Fastens regelmäßig einen Teelöffel Molkosan eingenommen hatte, bekam das Rätsel seine Lösung: Molkosan ist gesäuerte Molke, ein Milchprodukt.

Hefe

Hefe kommt auch mehr oder weniger natürlich in Vitamin B- und Selenpräparaten vor. Viele werden davon sehr krank, können aber nur schwer die Quelle ihrer Pein entdecken; denn Vitamin B und Selen gehören zu den am meisten empfohlenen Nahrungsergänzungen. Depressionen treten in diesem Zusammenhang sehr oft auf, und trotzdem wird gerade Personen mit psychischen Beschwerden Vitamin B empfohlen. Das wäre sicher berechtigt, wenn es nicht an Hefe gebunden wäre. Hefe ist übrigens in den meisten populären Naturpräparaten und „Wundermitteln" enthalten. Als Basisallergiker muss man darauf aufpassen und natürlich auch auf Nährhefe, Bierhefe usw.

Vitamin E

Vitamin E ist in synthetischer Form ungefährlich. Natürliches Vitamin E wird eigentlich immer aus Weizenkeimöl gewonnen. Weizenallergiker können darum kräftig darauf reagieren. Es verhindert die Oxidation, d.h. das Ranzigwerden, von Fetten und wird darum gern als Konservierungsmittel bzw. Antioxidans verwendet. Efamol, Nachtkerzensamenöl, enthält auch natürliches Vitamin E und bekommt darum manchen Patienten nicht gut. Außerdem enthält das Zinkpräparat, das parallel mit Efamol genommen werden soll, Laktose. Weizenkeimöl kann sich auch hinter dem Begriff „Pflanzliches Öl" verstecken.

Weizenkeimöl enthält zwar kein Gluten; trotzdem können z.B. Patienten mit

Zöliakie oft kein Weizenkeimöl vertragen. Die meisten sind nämlich gegen sämtliche Bestandteile im Weizen überempfindlich.

Alkohol

Alkohol wird mit Hilfe von Hefe hergestellt und kann kräftige Reaktionen hervorrufen – auch in so kleinen Mengen, dass man ihn nicht schmecken kann. Sogar in Kosmetika, Gesichts-, Rasierwasser, Deodorantspray kann er sich auswirken.

Heilmittel

Wenn es leicht ist, Nahrungsergänzungsmittel auszuschließen, so ist es mit Heilmitteln umso schwerer, falls man auf sie angewiesen ist. Die meisten Psychopharmaka enthalten Laktose, obwohl kein psychisch Kranker sie verträgt. (Eine einzige Vitamintablette kann Depressionen auslösen.) Es ist tragisch, dass man das Problem immer noch nicht beachtet.

Gertrud

„Meine Angstgefühle kamen wieder; ich bin seit mehreren Monaten `down´ und weiß bald nicht mehr, was ich machen soll." Das machte mich traurig, denn ich hatte mehrere Jahre lang Gertruds Kampf um ihre Gesundheit miterlebt. Es war ihr gelungen, sich ein paar Jahre gesund zu halten. Aber nun konnte ich ihr nicht mehr helfen; sie hatte ja ihre Situation und Diät im Griff. Weder sie noch ich konnten ihren Rückfall erklären. Ein paar Monate später ging es ihr besser. Sie hatte mit „der Pille" aufgehört, und gleichzeitig waren ihre Angstgefühle verschwunden. „Klar, dass ich mich freue; aber ich verstehe das nicht. Die Pille enthält doch keine Laktose." Aber da irrte sich Gertrud. Ich hatte im Medikamentenverzeichnis festgestellt, dass es keine einzige Sorte ohne Laktose gibt. „Aber nicht meine Marke. Ich habe die Inhaltsdeklaration genau studiert." Gertrud wusste nicht, dass in Schweden die Heilmittelindustrie keine Deklarationspflicht für Laktose hat. Am besten ist es, einen Apotheker zu fragen. Gertrud hatte schon vor dem Missgeschick mit der Pille eine Enttäuschung durch die Heilmittelbranche erlebt. Sie nahm Hypochyllin gegen ihren Salzsäuremangel und vertrug es nicht. Es ging ihr erbärmlich. Aus Hypochyllin wird nämlich im Magen Glutamat gebildet, was leider nicht aus dem Medikamentenverzeichnis hervorgeht.

Eine weggeworfene Forschungsepoche

Man hätte in unseren Arzneien schon lange die Laktose durch etwas anderes ersetzen müssen, vor allem in den so genannten Zuckerpillen der Doppelblindteste. Eines Tages wird man gezwungen sein, die medizinischen Forschungsresultate, die mit solchen Tests erreicht worden sind, für ungültig zu erklären und das sind sehr viele, um nicht zu sagen die meisten in moderner Zeit.

Der Verein gegen chronische Beschwerden schickte 1988 einen Brief an das schwedische Gesundheitsamt, an die Apothekengesellschaft und sämtliche Arzneiunternehmen mit der Bitte, die Laktose gegen ein anderes Bindemittel auszutauschen oder sie wenigstens auf der Verpackung zu nennen.

Süßigkeiten

Auf Süßigkeiten zu verzichten ist eigentlich relativ leicht. Jegliche Schokolade und viele Bonbonsorten enthalten Milch und Sahne. Diese und auch Weizen werden auf den Verpackungen genannt. Claes Hallert nennt in seinem Buch „Att inte tåla Gluten“[2] („Kein Gluten vertragen können“) Bonbons vom Typ Haribo-Bärchen und Lakritz als Exempel für glutenhaltige Süßigkeiten. Aber in Bonbons verstecken sich noch andere Fallen: Die Verdickungsmittel E1400 bis E1442 bestehen aus so genannter chemisch modifizierter Stärke, d.h. Stärke, die durch einen chemischen Prozess eine gewünschte Eigenschaft bekommen hat. Das Rohmaterial für Stärke ist oft Weizen, was aber aus der Aufschrift nicht hervorgeht. Auch Glukose oder Stärkesirup werden aus Stärke „unbekannter“ Herkunft hergestellt.[3] Als Basis- oder Weizenallergiker muss man also damit rechnen, dass man gar keine Süßigkeiten verträgt, selbst wenn keine Basisallergene deklariert sind. Wenn jemand ganz allgemein keine Süßigkeiten verträgt, braucht das also nicht zu bedeuten, dass er allergisch gegen alle synthetischen Zusätze ist. Es ist bedauerlich, dass die Deklarationspflicht für Weizen nicht konsequent durchgeführt wird.

Milch

An welcher Allergie und an welcher chronischen Krankheit man auch leidet, man kann Milch immer als eine der Grundursachen verdächtigen. Das hatte Anneli schon lange verstanden, als sie mich im August 1988 anrief. Der beste Schutz gegen versehentliche Einnahme ist, alle Deklarationen zu lesen. Die Basisallergie und die typische Milchallergie werden von der Qualität der Milch nicht beeinflusst. Die Reaktionen stellen sich ein, egal von welcher Qualität die Milch ist: Direkt von der Kuh oder pasteurisiert, homogenisiert, fettarm wie Magermilch oder reich an Bakterien wie die verschiedenen Sauermilchsorten. Für Anneli sind sämtliche Milchprodukte „tabu“, auch Pudding, Eis, gewisse Soßen und Suppen, sowie das meiste Gebäck.

Die milchfreie Diät ist nicht besonders schwierig. Man gewöhnt sich schnell daran und entdeckt viele milchfreie Lebensmittel. Aber natürlich gibt es zu Anfang eine Reihe von Fallen: Biottas Gemüsesäfte werden mit Molke gesäuert, „Weizendiät“ enthält Milchpulver.

Weizen

Bei Anneli führte die milchfreie Diät allein noch nicht zur Wiederherstellung der Gesundheit; aber vielleicht genügt diese für Sie. Versuchen Sie es ein paar Wochen und wenn sich Ihr Gesundheitszustand dann noch nicht normalisiert hat, müssen Sie damit rechnen, dass Sie außerdem Getreide aus ihrer Kost ausschließen müssen. Die Einschränkungen, zu denen Sie eine getreidefreie Ernährung zwingt, sind natürlich größer. Deshalb können Sie ausprobieren, ob sich Ihre Überempfindlichkeit gegen alle Getreidesorten richtet oder ob es genügt, Weizen auszuschließen. Graham hieß der Mann, der das Weizenvollkornmehl einführte und bekannt machte. Grahammehl ist also Weizenmehl. Außer Graham- und Weizenmehl und -brot muss man bei einer weizenfreien Diät auch Dinkel, Grünkern, Weizenkleie, Weizenkeime, Weizenkeimöl, Ann Wigmors Weizengras,

Weizenwasser, natürlich auch das Schlankheitspräparat „Weizendiät“, Grieß und alle Pastagerichte (Nudeln, Lasagne) vermeiden.

Gluten ist die Proteinmasse, auch Kleber genannt, die zurückbleibt, wenn man aus einem Weizenteig die Stärke herauswäscht. Der Kleber hält den Teig beim Aufgehen zusammen und gibt dem Mehl seine Backeigenschaften. Es verleiht dem Brot die Konsistenz, die unserem verwöhnten Gaumen behagt. Weizen enthält am meisten Gluten. Es fehlt in Reis, Mais, Hirse und Buchweizen. Darum isst man in den Ländern, in denen diese Getreidesorten dominieren, entweder gar kein Brot, so wie in Japan, oder man backt flaches Brot ohne Treibmittel, wie z.B. in Indien das so genannte Chapati. Wir wollen noch ein wenig beim Weizen bleiben und uns überlegen, wo wir ihn noch finden. Natürlich im Tierfutter. Vielleicht beruht darauf die Allergie einiger Personen gegen Hühnerfleisch und Eier? In solchen Fällen handelt es sich aber um hochgradige, echte Allergien gegen Weizen; Basisallergie äußert sich nicht so dramatisch. Ab und zu hört man von sehr allergischen Personen, die nur Fleisch von wildlebenden Tieren essen können. Diese Tiere fressen keinen Weizen. Vitaquell, eine milchfreie Reformmargarine, und Vitaquell Speiseöl enthalten Weizenkeimöl.

Auch hinter der Bezeichnung „vegetabiles Öl“ kann sich Weizenkeimöl verstecken. Alkohol und Malz werden aus Getreide mit Hilfe von Hefe hergestellt und werden von den meisten Basisallergikern nicht vertragen

Glutamat

Glutamat können sich weder Anneli noch andere Basisallergiker gönnen. Es kommt außer in Gewürzmischungen wie Grillgewürz, Aromat und Zitronenpfeffer oft in Bouillonextrakt, in Soßen- und Suppenpulver und in Fertiggerichten vor, gelegentlich auch in Tomatenketchup. Auch in Wurst und Schinken ist leider oft Glutamat enthalten. Bei offen verkaufter Ware sollten Sie im Zweifelsfall an der Wursttheke nachfragen. Glutamat wird aus Rüben hergestellt und auf den Verpackungen z.B. als „Geschmacksverstärker“, „Glutamat“, „E621“ oder „E622“ deklariert.

Zutaten-Deklarationen, hinter denen sich Glutamat verbirgt:	
Geschmacksverstärker	
(Mono-)Natrium- Monokalium- Calciumdi- Monoammonium- Magnesiumdi-	Glutamat (E621 bis E625)
Würze, Würzmittel, Würzmischung (nicht aber **Ge**würze oder **Ge**würzmischung!)	

Wenn aber Glutamat erst bei der Herstellung eines Produktes entsteht, also nicht zugesetzt wird, wird es auf der Verpackung nicht genannt.

In dieser verborgenen Form ist Glutamat häufig in **Reformwaren** enthalten, z.B. in:

- Soja- und Pflanzenprotein
- Bouillonextrakt
- Sojasoße, Tamari
- „Fleischersatz" aus Soja

Bei der Herstellung von Sojamilch (u.a. in manchen milchfreien Eissorten) wird Glutamin freigestellt, welches manche Basisallergiker nicht vertragen. Sojabohnen und Sojamehl enthalten dagegen kein Glutamat.

Von Natur aus enthalten auch Pilze und Hefe Glutamat; Hefe enthält es in besonders zugänglicher Form. Glutamat ist ein Lebensmittelzusatz, der Hunger hervorruft, dasselbe Hungergefühl, das wir oft mit „Mangel an Energie" verwechseln und das viele von uns tagein, tagaus plagt; denn alles schmeckt besonders gut mit Glutamat. Man müsste die Konsumenten über das Risiko informieren. Anneli reagiert, wie viele Weizenallergiker, außerdem auf die anderen drei Getreidearten Roggen, Hafer und Gerste und muss sie meiden. Dieser weitere Schritt ist meistens nicht besonders schwierig, wenn man sich schon an eine Diät ohne Weizen gewöhnt hat.

Carry-over-Effekt

Deklarationspflichtige Bestandteile können in Lebensmitteln vorkommen, ohne genannt zu werden. Das ist der Fall, wenn z.B. Margarine (mit Milch) oder Bouillonextrakt (mit Glutamat) in einer Ware mit weniger als 25% enthalten sind. Milch und Glutamat werden nicht extra genannt. Wenn eine Suppe Nudeln enthält, steht „Nudeln" auf der Verpackung. Man setzt voraus, dass der Kunde weiß, dass Weizen und Eier Bestandteile in Nudeln sind.

Warendeklarationen mit Defekt
nennt man ganz einfach Carry-over-Effekt

Allgemein kann man sagen, dass sich die meisten Menschen mit der obengenannten Diät gesund fühlen. Aber es gibt doch einige Ausnahmen. Anneli reagiert immer noch heftig auf Fisch. Sie ist natürlich, wie die meisten Kinder, früh mit Fisch in Kontakt gekommen, als sie als Baby Lebertran bekam. Bananen, Möhren gehörten wenigstens früher zu der beinahe obligatorischen Säuglingskost. Anneli hat Glück, ihr bekommen Kartoffeln gut. Einige Personen, aber glücklicherweise nicht viele, sind auch dagegen überempfindlich. Sie haben sie in Form von Kartoffelbrei zu früh verabreicht bekommen. Vielleicht beruhen Allergien gegen Zitrusfrüchte darauf, dass man Kindern sehr früh teelöffelweise Apfelsinensaft gab oder dass Zitronensäure dem Muttermilchersatz zugesetzt wird. Wie ich im Kapitel „Die Säuglingsflasche" schrieb, hat man dem Muttermilchersatz in verschiedenen Perioden verschiedene Zusatzstoffe zugesetzt. Darum reicht manchmal eine milch- und getreidefreie Diät nicht aus. Eventuell muss man experimentieren.

Zusammenfassung der Basisallergiediät

Schließen Sie folgende Nahrungsstoffe stufenweise in der angegebenen Reihenfolge aus:

Stufe A:
1. Milch und alle Produkte mit und aus Milch, gesäuerte Milch, Molke, Buttermilch, Käse, Quark, gewöhnliche Margarine, Pudding, Eis.
2. Süßigkeiten, die Milch oder Laktose enthalten
3. Nahrungsergänzungen und Medikamente mit Laktose (Milchzucker)
Stufe B: Sollte es Ihnen nicht besser gehen, machen Sie weiter mit:
4. Alles, was Weizen enthält: Weizenmehl, Grahammehl, gemischtes Mehl, Brot, Weizenkleie, Weizenkeime, Weizenkeimöl, Weizendiät, Weizengras, Weizenwasser (Revulac), Nudeln, Pasta, Grieß, Weizenstärke usw.; aber auch: Dinkel, Grünkern
5. Alles, was aus Hafer hergestellt wird, sowie Süßigkeiten und andere Produkte, die folgendes enthalten: Verdickungsmittel E1400 bis E1442 (chemisch modifizierte Stärke), Glukose und Stärkesirup.
6. Glutamat, vegetarisches Protein als Zusatzmittel, Sojaprotein, Nahrungsergänzungsmittel und Medikamente mit Hefe, Hefeextrakt, natürlichem Vitamin E, (E306 Tokopherolkonzentrat), Weizenkeimöl, Alkohol als Zusatz
7. Alkohol und Malzgetränke. In Amerika geborene Personen sollten auch Mais ausschließen, weil amerikanischer Muttermilchersatz Maismehl enthält.
Stufe C:
8. Roggen und Gerste, alles, was Gluten enthält
9. Vermeiden Sie Kosmetika mit Alkohol und natürlichem Vitamin E
10. Versuchen Sie, das Rauchen aufzugeben
Stufe D: Sollten Sie immer noch allergisch auf Ihre Nahrung reagieren, können Sie ausprobieren, ob Sie folgendes nicht vertragen (In den allermeisten Fällen handelt es sich aber dabei um sekundäre allergische Erscheinungen, die bei der „normalen" Basisallergie verschwinden.):
11. Nahrungsmittel, die Sie erhielten, bevor Sie 6 Monate alt waren, z.B.: Fisch (Lebertran), Möhren, Bananen, Apfelsinen und Zusätze, die im Muttermilchersatz zu finden waren. Zu allerletzt eventuell Kartoffeln

Bei einigen Krankheiten, z.B. bei Rückenbeschwerden, setzt die Verbesserung oft erst nach mehreren Monaten ein.

Die Basisallergiediät ist ausschließlich für Personen mit chronischen Beschwerden vorgesehen.

TIPP Da es individuell verschieden ist, wie stark Ihre bisherigen Ernährungsgewohnheiten durch die Diät verändert werden, kann man bezüglich der Ausgewogenheit der Ernährung unter Basisallergiediät keine allgemeinen Aussagen treffen. Sie sollten also selbst darauf achten, dass Sie auch mit Ihrer persönlichen Variante der Basisallergiediät sämtliche wichtigen Nährstoffe, Vitamine und Mineralstoffe zu sich nehmen. Sollten Sie sich in dieser Frage unsicher fühlen, so wenden Sie sich bitte an einen professionellen Ernährungsberater.

Hilfe! Was soll ich essen?

Anneli hatte vorher ziemlich viel Brot gegessen, und die neue Diät bedeutete fast eine Katastrophe für sie. Was sollte sie jetzt essen? Sie kochte zuerst einen großen Topf Pellkartoffeln, die sie nach und nach kalt aß – oft mit etwas milchfreier Margarine. Diese aß sie immer, wenn sie Lust dazu verspürte, manchmal zu einer Tasse Tee oder Kaffee, wenn die Familie ein Stück Brot oder Kuchen aß. Nach einigen Tagen, als sich der größte Schrecken gelegt hatte, bereitete sie eine Riesenportion Reibekuchen nach den Rezepten *8a und *8b im Anhang und fror sie ein. Sie aß sie aufgetaut, aber kalt, wie Brot, mit Margarine und Marmelade oder Aufschnitt. Manchmal kochte Anneli geschälte Kartoffeln zehn Minuten, presste sie, wenn sie Hunger bekam, direkt in eine Pfanne mit warmem Fett, breitete sie aus, streute etwas Salz darauf und wendete den „Kuchen" nach einigen Minuten. Auch das aß sie zu den Zwischenmahlzeiten (Rezept *7). Später tauschte sie an einigen Tagen den Kartoffeltopf gegen einen festen Hirseauflauf aus, den sie kalt in Stücke schnitt und zu einer Tasse Tee oder Kaffee verzehrte. (Rezepte *30 und *41)

In der Speisekammer

Sie dürfen also wie alle anderen Obst, Gemüse, (garantiert schimmelfreie) Nüsse, Eier, Fisch, Fleisch essen. In den meisten Fällen sind Allergien gegen diese Nahrungsstoffe sekundäre Erscheinungen. Versuchen Sie sie vorsichtig nach einigen Wochen mit der Basisallergiediät.

Wichtig ist die Wahl der Zutaten beim Einkaufen. Gewöhnen Sie sich daran, die Warendeklaration auf den Verpackungen zu studieren.

- *Weizenmehl* ersetzen Sie durch Mehl aus Reis, Buchweizen und Mais; diese Sorten sind relativ billig. Im Reformhaus gibt es außerdem glutenfreie Brotmehlmischungen mit besseren Backeigenschaften.
- Kichererbsenmehl ist zum Anrichten von Soßen und Überbacken von Aufläufen geeignet. Kartoffelmehl und Maisstärke („Feine Speisestärke") unterscheiden sich in der Konsistenz von Mehl. Sie sind für einige Gerichte besonders gut geeignet.
- *Grieß* wird aus Weizen hergestellt. Man kann statt dessen Hirsegrieß oder Polenta (Maisgrieß) nehmen. Beide schmecken sehr gut.
- Statt geriebener Brötchen: Hirse- und Buchweizenflocken, gekochten Reis, gekochte Kartoffeln verwenden. Kuchenformen kann man mit Reismehl bestreuen.

Folgendes sollten Sie immer in der Speisekammer haben:

- Reis, Buchweizen, Mais, auch als Mehl, Stärke, Schrot und Grieß.
- Hirse- und Buchweizenflocken,
- Brotmehlmischungen,
- Bohnen, Erbsen, Linsen,
- milchfreie Margarine, Öl ohne Weizenkeimöl,
- Sesam, Nüsse,
- Zuckercouleur statt Sojasoße.

In der Gefriertruhe sollten Sie immer folgendes vorfinden:

- Gekochten Reis,
- gekochte weiße Bohnen
- Kartoffelpuffer nach den Rezepten *8a oder *8b
- Reis und Bohnen kocht man am besten in großen Mengen, mindestens eine ganze Verpackung auf einmal. Man verteilt sie in Häufchen auf einem Blech und stellt sie einige Stunden in die Gefriertruhe. Dann legt man sie in große Plastiktüten. Auf diese Art braucht man keine Portionsverpackungen; man nimmt einfach so viele Häufchen heraus, wie man gerade braucht.

Hilfe, ich hab's so eilig!

Gehören Sie zu den Zeitgenossen, die ihr Butterbrot morgens halb stehend, halb laufend verzehren? Sie brauchen Ihre Gewohnheiten nur ganz wenig zu ändern, um beinahe in derselben Zeit wie früher fertig zu werden. Es ist wichtig, dass Sie sich vor allem für Ihre früheren Brotmahlzeiten neue Gewohnheiten anschaffen, denn die Kostumstellung sollte Ihren Lebensstil so wenig wie möglich beeinflussen. Sonst werden Sie nachlässig und erleiden Rückfälle.

Am besten fangen Sie den Tag mit einer ordentlichen Portion Grütze aus Wasser, Schrot oder Grieß und getrocknetem Obst an. (Rezepte *18 bis *27) Weichen Sie das Obst am Abend vorher in Wasser ein, kochen Sie es als erste Tätigkeit nach dem Aufwachen auf und geben Sie den Schrot unter Umrühren hinein. Lassen Sie es bei ganz schwacher Wärme nachkochen, während Sie sich anziehen. Um einem schwarzen, angebrannten Topfboden vorzubeugen, empfehle ich Ihnen, etwas Geeignetes zwischen Platte und Kochtopf zu legen, z.B. einen Messerrücken, einen Gabel- oder Löffelstiel, eine Münze, eine Sicherheitsnadel, eine Büroklammer oder ... oder ... Essen Sie dann den Brei mit kaltem Saft, kalter Hagebutten-, Beeren- oder Obstsuppe (Rezepte *28 bis *33) oder „Milch“ (Rezept *1). Auch Ihre Familie wird wahrscheinlich gern dieses Frühstück essen. Als Alternative können Sie den Brei am Abend vorher kochen und ihn morgens kalt mit aufgewärmter, Suppe dazu essen (Rezepte *30 und *31).

Löffelbrot

Leider können Sie Ihr Brot wahrscheinlich nicht kaufen. Es kann aber auf die Dauer eine Belastung werden, alles Brot selber backen zu müssen. Darum ist es am bequemsten, sich, wie die Japaner, wenn nicht an Stäbchen- so doch an

„Löffelbrot“ in Form von Breien zum Frühstück und späteren Zwischenmahlzeiten zu gewöhnen. In Japan kennt man traditionsgemäß kein Brot. Sie können immer noch backen, wenn Sie mal Zeit und Lust dazu haben.

Am Arbeitsplatz

Legen Sie für die Pausen etwas von dem Brei in Ihren „Henkelmann“. Sie sollten auch immer ein Paket Puffreiswaffeln, Maiswaffeln, milchfreie Margarine und eventuell Marmelade oder anderen haltbaren Aufstrich bei Ihren persönlichen Sachen am Arbeitsplatz liegen haben.

Das Mittagessen und Abendbrot

Mit einigen minimalen Veränderungen können Sie die meisten Mittagsgerichte so zubereiten, wie Sie es gewohnt sind. Ihre Familie kann dasselbe essen wie Sie.

TIPP Nehmen Sie zum Andicken Ihr Diätmehl und vermeiden Sie Gewürze mit Glutamat!

Hilfe, niemand lädt mich ein!

Soweit darf es nicht kommen! Darum sollten Sie sich eine hübsche Dose zum Mitnehmen anschaffen. Sie sollten sie immer fertig gefüllt im Gefrierschrank haben, sodass Sie nicht aus Zeitmangel in die Klemme geraten. Sie sollten etwas (Kaltes und) Festliches wählen. Sonst besteht die Gefahr, dass man Mitleid mit Ihnen bekommt. Ich denke an gekochten Lachs oder anderen Fisch, Schinken, Rostbeef usw. Mit echter Mayonnaise, kalter Soße (Rezept *17), gekochtem Gemüse und irgendeinem Salat. Kartoffeln stehen meistens auf dem Tisch. Aber in der Tasche können Sie vorsichtshalber ein Paket mit Kartoffel- oder Reissalat liegen haben. In der Gefriertruhe sollten Sie auch immer Gebäck zum Mitnehmen liegen haben (Rezepte *46 bis *65). Erwähnen Sie immer mal (im Vorbeigehen), dass Sie Ihr Essen zu Einladungen selber mitbringen; dann braucht sich deswegen niemand Sorgen zu machen. Die meisten wissen nämlich nicht, was sie Ihnen anbieten sollen. Lassen Sie es erst gar nicht zu, dass man Ihnen Ihr Spezialessen anrichtet. Das würde auf die Dauer weitere Einladungen erschweren.

Rezepte finden Sie im achten Teil des Buches ab Seite 143.

Die Befreiung von der Krankendiät

Resignieren Sie, wenn Sie lesen, dass gerade unsere wichtigsten Lebensmittel Milch und Getreide Ihre Beschwerden verursachen? Die milch- und getreidefreie Diät ist natürlich auch nur eine Anpassung an die Krankheit und bedeutet keine Heilung im eigentlichen Sinn. Aber gibt es denn keine Möglichkeit, von diesem lebenslangen Elend befreit zu werden, so dass man vernünftig essen kann?

Der Rentner

Er war der ideale Mann mit der idealen Gesundheit. Er befand sich ungefähr im

Rentneralter und war nie krank gewesen, wenn man von seinen recht häufigen und heftigen Grippen und Erkältungen absah. Seine Herpesbläschen am Mund tauchten nur jedes zweite Jahr auf. Das waren sowieso nur Schönheitsfehler. Und dann störte rechts im Hals etwas, worüber er immer mehr klagte. Vielleicht war die Schilddrüse vergrößert und drückte? Aber die Hüfte? Ja, einen kleinen Schmerz hatte er in der letzten Zeit verspürt, und irgend etwas irritierte auch auf derselben Seite im Bein. Seine Frau gab ihm Rhinoplex, etwas von Nummer 15 und 14, aber meist 13. Sie legte die Tabletten regelmäßig neben seinen Teller, ohne davon zu sprechen. Sie wusste, dass er keine Pillen einnehmen wollte; aber er nahm sie trotzdem, natürlich ohne Kommentar. Ein halbes Jahr vielleicht. Oder war es ein ganzes?

Eines Tages bekam er einen fürchterlichen Schmerz im Fuß auf derselben Seite, auf der die Hüfte schmerzte und das Bein irritierte. Das Fußgelenk schwoll an. Seine Frau rief einen Arzt an, der eine Menge Fragen stellte und dann sagte: „Das sieht wie ein Gichtanfall aus, der geht in ein paar Tagen von selbst weg." So kam es auch und die Hüfte und das Bein wurden gleichzeitig gesund – für immer. Die Beschwerden im Hals gingen allmählich zurück und verschwanden schließlich ganz – ebenfalls für immer. Seit über zwanzig Jahren sind auch keine Herpesbläschen mehr aufgetaucht. Er ist wirklich der ideale Rentner mit der idealen Gesundheit.

Im Bus

Diesmal wollte ich für meine Reise gen Süden den Bus benutzen, und als ich früh morgens einstieg, entdeckte ich Karin vorne in der dritten Bank. Wir hatten uns seit einer Ewigkeit, ungefähr sechs Jahren nicht gesehen. Damals war Karin blass und müde und so schwach, dass sie nicht arbeiten konnte. Sie war wegen hochgradiger Blutarmut krankgeschrieben. Ich versprach ihr, ihr etwas von meiner Theorie der Basisallergie zu schreiben und ich hielt mein Versprechen.

Jetzt sah man, dass Karin gesund war, mit rosigen Backen und fröhlichem Lächeln. Sie hatte aber die Diät, die ich ihr in meinem Brief empfohlen hatte, nicht versucht. Dagegen hatte sie Rhinoplex 13 mindestens ein Jahr lang eingenommen und war gesund geworden. Sie brauchte weder Mineral- oder Vitamintabletten noch irgendeine andere Medizin. Die Blutwerte waren normal.

Aber irgendetwas stimmte doch nicht mit Karin. Sie sah mich nicht an, während wir uns unterhielten. Sie stierte, als ob sie vorn im Bus etwas suchte. „Oh, entschuldige", sagte sie, „das tue ich nur aus alter Gewohnheit und zur Vorsicht." Früher vertrug sie nämlich das Autofahren nicht. Aber die letzten Jahre hatte sie keine Last damit gehabt. Da sie dafür keine Erklärung finden konnte, richtete sie vorsichtshalber immer noch wie früher ihren Blick auf einen Punkt im Blickfeld vor dem Bus. Das hatte früher ein wenig geholfen. Aber es wurde ihr jetzt durch unser Gespräch klar, dass die Rhinoplexkur sie auch von dieser Plage befreit hatte.

Wir entdeckten doch tatsächlich noch mehr auf unserer Busreise. Halten Sie sich jetzt mal fest, Sie unverbesserlicher Schlickerer! Können Sie nie an einem Kiosk vorbeigehen, ohne das Portemonnaie zu öffnen? Karin war eine Ihrer Schlickerschwestern. Jetzt hatte sie sich aber schon lange darüber gewundert, dass sie keinen Hunger mehr auf Süßigkeiten verspürte. Damals war kaum ein Tag vergangen, ohne dass sie etwas „Verbotenes“ in den Mund steckte, und wenn sie nichts zur Verfügung hatte, sehnte sie sich danach. Erst als ich nach ziemlich langer Zeit meine Drops hervorholte, fiel ihr ein, dass ihr Sohn ihr Schokoladenlinsen auf die Reise mitgegeben hatte. Kann es Sie als Süßigkeiten-Abhängigen trösten zu wissen, dass dieser unnatürliche Hunger eine Krankheit ist mit Überempfindlichkeit gegen Milch und eventuell Getreide als Ursache und dass es dagegen Hilfe gibt? Kündigen Sie Ihrem schlechten Gewissen jetzt, ersetzen Sie es mit einer Fuhre Selbstvertrauen, strecken Sie sich und erklären Sie Ihrer Krankheit Krieg! Sie haben die Möglichkeit, gesund zu werden.

Pendel, Samba und Menuett

Jegliche Materie ist aus unzähligen kleinen Bestandteilen zusammengesetzt, und jeder Stoff schwingt auf eine charakteristische Art und Weise (sein Frequenzsprektrum). Je fester das Material ist, desto dichter liegen die Partikel aneinander, und alle diese kleinen Teile schwingen. Das tun sie natürlich auch in unserem Körper. Wahrscheinlich werden auch die physiologischen Prozesse, wie die Katalysatorwirkung, mehr durch Frequenzen als durch chemische Substanzen bestimmt.

Oft vergleicht man physiologische Prozesse mit Puzzlespielen. Man meint, dass die verschiedenen Partikel wie Puzzleteile zusammengekoppelt werden. Dies ist natürlich bildlich gemeint. Ich tausche jetzt die Puzzleteile gegen Pendel aus. Um jedem Missverständnis vorzubeugen, will ich betonen, dass ich mich des Pendelbildes nur aus pädagogischen Gründen bediene und dass es sich um nichts anderes handelt, als just um ein Bild. In dem Bild des Pendels gibt es nur mehr eine einzige Frequenz (den Schwingungstakt) und nicht ein ganzes Spektrum von mehreren Frequenzen. Aber wir können uns eine dominierende Frequenz vorstellen. Dieses Bild erlaubt es uns, die Zusammenhänge leichter vorstellbar zu machen.

Ich stelle mir also alle schwingenden Partikel in unserem Körper wie Pendel vor. Solche mit langen Strängen schwingen ruhig und andere mit kurzen Strängen schwingen eifrig, schnell und gehetzt. Aber können Sie sich Milliarden von schwingenden Pendeln in einem kleinen Raum nahe aneinander vorstellen? Es würde ein Chaos entstehen, wenn die Pendel aneinander schlügen. Darum muss das Immunsystem eine gewisse Ordnung in die Bewegungen bringen. Das ist eine Voraussetzung für unsere Gesundheit. In einem gesunden Körper mit einem funktionierenden System sind alle Pendel einem gemeinsamen, übergeordneten Takt angepasst, so wie die Schritte in einem Ballett und die Stimmen in einem Orchester. Das Immunsystem muss also verhindern, dass ein Samba tanzender Nahrungsstoff in den Festsaal einer Zelle gerät, in dem das Orchester gerade ein zierliches Menuett spielt.

Aber wie? Bei der Passage der Nahrung durch die Darmwand ändert das Immunsystem die Länge der Pendelstränge und damit auch den Pendeltakt. Wenn das nicht möglich ist, wie zum Beispiel bei Bakterien und Viren, wird der Stoff abgestoßen.

Hier ist die Hoffnung

Der Rentner und Karin wurden ihre Überempfindlichkeit gegen Milch und

Getreide los. Es geht darum, sozusagen nachträglich, den Anpassungsmechanismus für diese Nahrungsmittel aufzubauen. Heute ist es inzwischen sowohl in der konventionellen als auch alternativen Medizin „in“, das Immunsystem ganz allgemein zu aktivieren und zu stärken. In der konventionellen Medizin kann man Interferon nennen, und die alternative Medizin hat recht viele verschiedene Präparate und Naturmethoden zur Erhöhung der Immunabwehr zur Verfügung.

Aber was hilft es, die Verteidigung zu verstärken, ohne gleichzeitig den Angreifer loszuwerden? Der Feind greift wieder an und verursacht neues Unbehagen. Übrigens ist die Begeisterung für Interferon schon gedämpft. Es ist eben doch nicht so effektiv, wie es anfangs den Anschein hatte.

Wir müssen vor allem die Immunanpassung für Milch und Getreide aufbauen und den Organismus dazu stimulieren, das nachzuholen, was im Säuglingsalter versäumt wurde.

In Schweden gibt es homöopathische Präparate mit einem solchen Effekt. Man spricht von Desensibilisierung. Diesen Begriff kennt man auch in der konventionellen Medizin bei der Bekämpfung von Allergien; aber leider fehlen dort die Mittel gegen Nahrungsstoffe. Die homöopathischen Präparate heißen Rhinoplex 13 gegen Kuhmilch, Rhinoplex 14 gegen Weizen, Roggen, Hafer und Gerste und Rhinoplex 15 gegen Gluten. Sie sind ziemlich billig. Aktuelle Informationen über die Medikamente und, wie Sie sie am einfachsten bekommen können, finden Sie im Internet unter **www.basisallergie.de**.

Man nimmt die drei Präparate nicht zur gleichen Zeit, sondern wechselt nach ungefähr sechs Wochen. Am besten beginnen Sie mit Rhinoplex 13 (Milch) und nehmen nach den ersten sechs Wochen anschließend Rhinoplex 14 und nach weiteren sechs Wochen Rhinoplex 15.

Die auf der Verpackung angegebene hohe Dosierung vertragen leider die meisten Patienten nicht. Wie fast alle Behandlungen, die zur Stärkung des Immunsystems dienen, kann auch diese Unbehagen, die so genannte Erstreaktion oder Erstverschlimmerung, mit sich bringen, das in gewissen Fällen recht unangenehm werden kann. Man darf die Beschwerden mit Symptombehandlungen (Schmerztabletten, Akupunktur Psychopharmaka, usw.) dämpfen. Dagegen sollte man die Desensibilisierungskur nicht mit anderen homöopathischen Behandlungen kombinieren. Der Organismus braucht Zeit zum Aufbau der Abwehr und den gleichzeitigen Abbau der Schäden. Diesen Vorgang kann man nicht mit einer großen Dosis abkürzen. Hier zählt die Zeit, nicht die Menge.

Der Prozess, den jede Einnahme in Gang setzt, hält 5-7 Tage vor. Ich habe bei mir selber festgestellt, dass der größte Effekt bei jedem neuen Start erreicht wird. Darum meine ich, dass eine Tablette (bei Rhinoplex 14 und 15) bzw. zwei Globuli (bei Rhinoplex 13) an höchstens jedem fünften Tag den größten Nutzen bringt. Auf diese Weise entsteht jedes Mal ein neuer Start. Jede 6. Woche sollte man eine Pause von sieben Tagen einlegen, um das Immunsystem nicht zu überlasten. Man kann auch das Präparat in Wasser auflösen und davon nur einen Bruchteil nehmen, z.B. bei sehr starker Reaktion oder bei Kindern (hier gilt: je kleiner, desto geringer die Dosis).

TIPP

> Wenn man an einer ernsthaften Krankheit leidet, Gefahr für Asthma-Anfälle oder eine depressive Anlage für Selbstmordgedanken vorliegt, sollte man besonders vorsichtig sein. In diesem Fall und, wenn man an psychischen Beschwerden leidet, führt man die Kur am besten unter der Leitung eines Arztes durch. Bei Krebs dürfen weder Rhinoplex noch andere homöopathische Mittel angewandt werden, ebenso nicht bei progressiven Krankheiten mit irreversiblen Veränderungen. Sollten Sie sich nicht sicher sein, ob letzteres bei Ihnen vorliegt, fragen Sie Ihren Arzt.

Bei gewissen Krankheiten bekommen die Präparate – vor allem Rhinoplex Nr. 15 gegen Gluten – manchmal einen direkten positiven Effekt. Das kann erfahrungsgemäß bei einigen Darmkrankheiten, bei Autismus und Psychosen eintreffen. In diesen Fällen dosiert man für ein optimales Wohlbefinden.

Ein Symptom nach dem anderen verschwindet, aber meistens tritt es vorher noch einmal verstärkt auf; auch alte vergessene Wehwehchen können vorübergehend zurückkommen. Sie treten nacheinander vorsichtig hervor, nehmen langsam an Stärke zu und gehen wieder zurück. Wenn ein Symptom verschwindet, befindet sich vielleicht ein anderes auf seinem Höhepunkt, und ein drittes schleicht sich heran. Je älter Sie sind, desto mehr Wehwehchen müssen bearbeitet werden, und das kann sehr lange dauern. Jedes erneut auftauchende Symptom nimmt sich mehr Zeit als das vorige, und je jünger Sie waren, als es Sie zum ersten Mal plagte, desto später taucht es wieder auf. Das bedeutet, dass Sie auf die Kur verzichten sollten, wenn Sie ein gewisses Alter erreicht haben. Sind Sie 60 Jahre oder älter, sollten Sie schon besonders zielbewusst, energisch und geduldig sein, wenn Sie die Kur versuchen wollen. Oft ist es besser, sich an die Diät zu halten.

TIPP

> Die Desensibilisierungskur wird weniger anstrengend, wenn man gleichzeitig die Diät hält; aber diese ist keine Voraussetzung für das Gelingen der Kur.

Wenn die Kur nach einer längeren Zeit keinen Effekt mehr bringt oder die gleichen Reaktionen unverändert immer wieder kommen, kann es sein, dass Amalgam oder ein Infektions- oder Entzündungsherd im Kiefer daran schuld ist, z.B. durch eine Wurzelfüllung. Mir passierte das nach etwa zweieinhalb Jahren. Mir ging es damals schon so gut wie nie zuvor, und die Wehwehchen, die noch nicht verschwunden waren, beeinflussten mein Dasein nicht nennenswert. Aber etwas störte im Unterkiefer, und darum bat ich meinen Zahnarzt, den Fehler zu suchen. Das dauerte zwei Jahre. In der Zeit erneuerte er mehrere Wurzelfüllungen und zog auch einige Zähne, aber das half nicht. Schließlich entdeckte man eine kleine Wurzelspitze mit etwas Füllungsmasse. Sie war zurückgeblieben, als der dazugehörige Zahn acht Jahre vorher gezogen worden war. Erst als sie entfernt worden war, zeigte die Desensibilisierungskur wieder eine Wirkung. Ich musste sie noch mehrere Jahre wegen einiger lächerlich kleinen Wehwehchen fortsetzen, aber diese verschwanden jedenfalls auch.

Jetzt war ich von allen Symptomen befreit, zum Beispiel von meinen allergischen Reaktionen, niedrigem Blutdruck, Schleimbildung im Hals, Müdigkeit, gewissen Verdauungsbeschwerden, Sehschwierigkeiten, unregelmäßiger, manchmal heftiger Herztätigkeit, Rückenbeschwerden, Hungergefühl, Gewichtszunahme und noch viel mehr. Aber ich musste viele Unterbrechungen für Schlankheitskuren einschieben.

Aus unserer Briefernte

„Ich möchte meinen Brief mit herzlichem Dank für Ihren lobenswerten Einsatz für so viele Menschen mit Problemen anfangen. Ich habe hier mehreren Personen Rhinoplex empfohlen. Mein Mann und unsere beiden Söhne hatten schweren Durchfall. Mein Mann hält Diät, aber meine Söhne reisen viel, was die Kosthaltung erschwert. Sie sind jetzt von ihren Beschwerden befreit. Eine 65-jährige Frau mit so schmerzhaften Krämpfen, dass sie ohnmächtig wurde, musste deshalb einmal in der Woche zum Krankenhaus gefahren werden. Als man ihr gesagt hatte, dass nichts daran zu ändern sei, riet ich ihr, die Tabletten zu probieren. Nach sieben Tabletten hörten die Krämpfe auf. Sie kann kaum glauben, dass es wahr ist. Jetzt kann sie auch mal von zu Hause wegfahren, was früher unmöglich war."

Die Traumbrücke

Wenn man von Näsåker in südlicher Richtung nach Sollefteå fährt, auf der Seite des Flusses, die beinahe niemand kennt, dann kommt man an meiner Traumstelle vorbei – „Traumstelle" in doppelter Bemerkung. Das ist eine herrliche, sandige, kurvige Straße, voller Löcher, schmal und mit vielen Straßenausbuchtungen zum Ausweichen. Die Straße ist wie ein Urgroßvater. Hört man richtig zu, so hört man ihn erzählen von galoppierenden, trabenden und müden Pferdehufen, knarrenden Rädern, von Leuten, die Heu und Dünger fuhren, von Glück und Sorge in den Häusern dort unten am Fluss und oben auf den Anhöhen auf der rechten Seite.

Dort, wo ein steiler Abhang zum Fluss hinunterführt, müssten Sie nächstes Mal, wenn Sie diese Straße entlang fahren, stehen bleiben. Hier ist meine Traumstelle. Am liebsten stelle ich mich ganz nah an den Abhang, sehe gen Norden, zurück in die Richtung, aus der ich gekommen bin, träume und genieße Gottes großartige Schöpfung.

Vor einigen Jahren passierte es mir zweimal, dass ich einige hundert Meter in nördlicher Richtung eine lange, stilvolle Brücke sah, die über den großen Fluss, den Ångermanälv, führte. Sie hing ohne Kontakt mit der Erde in der Luft. Eine Frau ging dort oben, und ich dachte ohne mich ihretwegen zu ängstigen, dass es eine mutige Person sein müsse. Als ich aufwachte, denn das war natürlich ein Traum, verstand ich sofort, dass er ein kleines, nettes und fröhliches Baby meiner furchtbaren Alpträume war, die mich früher verfolgt hatten, sozusagen eine neue Traumgeneration. In meinen früheren Träumen befand ich mich nämlich selber mehrere hundert Meter hoch in der Luft auf einem zerbrechlichen Gestell aus schaukelnden Brettern und Leitern, ohne Geländer oder anderen Halt. Ich starb fast vor Angst, obwohl eine ruhige, sympathische männliche Stimme versuchte, mich zu beruhigen und mir gleichzeitig befahl weiterzuklettern und obwohl mir manchmal eine starke Hand entgegengestreckt wurde, an der ich mich einen Augenblick festhalten konnte. Dieser Traum hat mich jahrelang verfolgt; aber seitdem ich von meiner Basisallergie befreit bin, lässt er mich in Ruhe. Alpträume sind ein Krankheitssymptom.

Annette

So nannte ich sie, meine ersehnte Lambretta, die ich endlich erworben hatte. Die erste Reise führte uns, Annette und mich, nach Frankreich, wo ich eine Arbeit bekommen hatte. Ein Jahr später begaben wir zwei uns auf eine Abenteuerreise nach Spanien. Voller Eindrücke fuhren wir zehn Tage später wieder zurück, und als wir uns auf der Autobahn in der Nähe von Paris befanden, passierte es – plötzlich lagen wir da, alle beide, und kamen uns dumm und hilflos vor. In meinem Gesicht fühlte es sich ein wenig feucht an, und mein linker Arm wollte nicht richtig gehorchen. Aber schon nach einer kleinen Weile standen plötzlich zwei Polizisten neben uns, packten uns in eine Kombination aus Krankenwagen und Polizeiauto und fuhren mit mir zu einem Krankenhaus und mit Annette zu ihrer Polizeistation.

In den folgenden dreißig Jahren wurde ich täglich mehrere Male an den Unfall und meine nette Freundin erinnert. Ich konnte den Arm nicht unbehindert heben. Wenn ich eine Schüssel über den Tisch reichen wollte, musste ich den anderen Arm zu Hilfe nehmen.

Aber seit Mitte der achtziger Jahre spüre ich diese Behinderung nicht mehr. Die Streckung, um die es sich wahrscheinlich handelte, ging während meiner Desensibilisierungskur mit Rhinoplex zurück. Ohne meine Basisallergie wäre der Schaden sicher gleich nach dem Unfall abgeheilt. Übrigens wurden die Gelenkbänder in meinen Knien und Fußgelenken auch viel stärker.

Das Relikt

Als ich 17 Jahre alt war, glaubte ich an einer Mandelentzündung sterben zu müssen, so schlecht ging es mir. Zwar fand ich es eigentlich ganz schön, mal krank zu sein, nicht zur Schule gehen und stundenlang stillsitzen zu müssen, nicht gegen das ewige Kichern kämpfen oder dumm in der Bank stehen zu müssen, wenn ich die Antwort nicht wusste – keine Fahrt zur Stadt, keine Schularbeiten. Außerdem liebte ich es, wenn meine Mutter feuchte Handtücher für die Schwitzkur um mich legte und meine Stirn trocknete; alles das mochte ich eigentlich ganz gern, aber dafür zu sterben – nein, das ging zu weit. Ich weiß nicht, ob es damals anfing; aber solange ich mich erinnere, habe ich Halsschmerzen gehabt, vor allem bei feuchter Luft. Ich konnte schon morgens früh, bevor ich die Augen öffnete, fühlen, ob es draußen neblig war. Wie ein einziges großes Reibeisen fühlte sich der Hals an. Manchmal verlor ich die Stimme ganz.

1976 wurde ich vegan. Ich schloss wegen Nesselfiebers unter anderem Milch und alle Milchprodukte aus. Da verließ mich nicht nur mein Nesselausschlag, sondern ich wurde auch meinen Gefährten, das Reibeisen im Hals, los. Aber er kam während meiner Desensibilisierungskur zurück, wenn auch bedeutend schwächer. Wie vorher befielen mich wiederholt Erkältungen, aber jede war ein wenig gelinder und kürzer als die vorige, und auch die Pausen zwischen ihnen schrumpften. Die Verbesserungen kamen im Schneckentempo und im Hals millimeterweise, sie begannen von unten bis nur noch ein Relikt übrig war, ein wenig Schleimbildung in der Nasenwurzel und Mini-Erkältungen. Nur ich allein merkte sie, denn es fehlten ihnen die typischen Symptome Husten und Schnupfen; aber es klopfte und sauste einige Stunden im Kopf. Ich fror und schwitzte abwechselnd eine Weile, wie bei richtigen Erkältungen, aber schwächer.

Allmählich musste ich einsehen, dass mich das Relikt nicht verlassen wollte. Darum nahm ich die homöopathische Medizin Angina comp. (Pascoe), eine so genannte Nosode, zu Hilfe, deren Grundlage solche Bakterien bilden, die eine Rolle bei Mandelentzündungen spielen. Da sammelte das Relikt seine ganze Kraft, blies sich zu einer Mandelentzündung auf und starb.

Der Vorhang

Annette musste mich 1956 auch in das Land bringen, das später meine zweite Heimat werden sollte. Leider konnte ich in Schweden meine Freundin nicht so lange behalten, weil uns das Klima zu unfreundlich behandelte.

Wenn Sie einmal in die Lage kämen, sich etwas wünschen zu dürfen und nicht wissen, was, schlage ich vor, dass sie einen Bruder wählen, einen solchen wie meinen, der sich durch seine Generosität über alle anderen erhöht. Annettes Nachfolger wurde ein Volkswagen, den ich Tomtenisse (Nikolaus) nannte, weil ich ihn vom Weihnachtsmann, meinem generösen Bruder, bekommen hatte.

Mit Tomtenisse konnte ich längere Strecken fahren als früher, aber jetzt ließen mich meine Augen im Stich, jedenfalls das linke; es brannte und wurde schnell müde. Ein Augenarzt stellte fest, dass ich einen angeborenen Fehler hatte und verschrieb mir eine Brille, die ich immer tragen sollte. Sich eine Brille zu besorgen war nicht schlimm, aber sie zu tragen war etwas ganz anderes. Meine Nase streikte, sie wollte keine Brille haben, damit basta! Meine Haut war so druckempfindlich, dass sie überall, wo die Kleidung ansaß, juckte. Wenn ich mich mal kurz auf ein Knie stützen musste, zum Beispiel beim Staub Saugen unter den Betten, schwollen die Knie an und juckten mehrere Stunden. Ich konnte auch keinen Ring tragen. Nach weiteren zehn brillenlosen Jahren musste ich den zweiten Versuch machen, dieses Mal war es ernst. Ich hatte Schwierigkeiten bekommen, Texte zu lesen, also die gewöhnliche Alterserscheinung. Darum kamen eine neue Brille, ein neues Gestell und neue Ermahnungen, sie immer zu tragen. Meine Nase setzte die Note Vier minus, und damit war die Sache abgemacht.

So vergingen noch einmal zehn Jahre – zehn Jahre mit unzufriedener Nase, quengelnden Ohrmuscheln, zehn Jahre mit wiederholten Versuchen, das Elend loszuwerden, bis ich plötzlich in meiner „neuen" Literatur als Vegetarierin eine Anzeige entdeckte: „Weg mit der Brille". Das Buch musste ich haben! Das kleine Ding für die Jackentasche kostete nur zehn Kronen. Es war für mich schwierig, ohne das „Elend" in der Schule beim Unterrichten auszukommen, aber das war eine Voraussetzung für die Übungen. Darum wartete ich mit ihnen bis zu den Weihnachtsferien. Als ich nach drei Wochen wieder zur Schule ging, hatte ich zwar die Brille in der Tasche, brauchte sie aber nicht hervorzuholen. Das war 1978, und immer noch liegt das „Elend" in irgendeiner Schublade und langweilt sich.

Was war geschehen? Ich hatte die Übungen durchgeführt, die der Verfasser empfahl. Sie nahmen jedes Mal nur wenige Minuten in Anspruch. Sie bestehen in einigen Bewegungen mit den Augen und fast lächerlichen Leseübungen. Außerdem sollte man mehrere Male täglich mit der Hand kaltes Wasser gegen die geschlossenen Augen werfen.

So vergingen einige Jahre, bis die Desensibilierungskur begann und dadurch einige der Schwierigkeiten wiederkamen. Manchmal sah ich ganz klar, manchmal war das Bild neblig, als wenn ein Vorhang heruntergezogen wäre. Im Notfall, wenn der Text allzu klein war, nahm ich ein Vergrößerungsglas zu Hilfe. Nach einigen Jahren wechselte die Sehschärfe immer schneller und der Vorhang wurde immer durchsichtiger und kleiner. Zweifellos wurde er durch die Desensibilisierungsmedizin hervorgerufen, und das bedeutet, dass auch hier die Basisallergie die Grundursache sein kann. Als ich das „Relikt" und den „Vorhang" mit Angina comp. angriff, tauchte eine leichte, rasch vorübergehende Bindehautentzündung auf.

Anfang 1991 kam ein Brief von meiner Freundin aus der Kinderzeit. „Seit Deinem vorigen Besuch im Herbst 1988 denke ich jeden Morgen und Abend an Dich. Ich tue nämlich, wie Du mir gesagt hast: Ich schlage kaltes Wasser in meine Augen – 20-mal. Und jetzt brauche ich meine Brille nur noch beim Lesen..."

Hanna hatte grauen Star. Seit dem Herbst 1988 hatte sie also ihre Augen mit kaltem Wasser behandelt, zu Anfang 5 bis 6 mal am Tage, und nach ungefähr einem halben Jahr konnte sie die Brille weglegen und ihre alte zum Lesen hervorholen. Gleichzeitig senkte sie die Behandlungsfrequenz auf zweimal täglich.

Die Krankheit kommt nur in Ländern mit hohem Milchkonsum vor – besonders häufig in Afrika. Milchverzehr, doch nicht die Basisallergie, ist die Ursache für grauen Star.

Homöopathie

Wie man homöopathische Präparate herstellt

Bei der Herstellung von Rhinoplex 15 „potenziert" man Gluten, d.h., man schüttelt auf eine spezielle Art, mit hundert Stößen, einen Teil Gluten mit neun Teilen eines Mediums, in diesem Fall Laktose. Dann schüttelt man einen Teil der Mischung wieder mit neun Teilen Laktose, und so wiederholt man den Prozess insgesamt elfmal. Das Schlussprodukt enthält nur einen Teil Gluten auf hundert Milliarden Teile Laktose. Man nennt es potenziertes Gluten.

In der klassischen Homöopathie sagt man, dass der wirksame Stoff bei dem Schüttelprozess in dem Medium Spuren in Form von komplementären Schatten absetzt. Heute ist man der Ansicht, dass die „komplementären Schatten" mit dem Frequenzspektrum des wirksamen Stoffes identisch sind. Dieses wird bei dem Schüttelprozess auf das Medium übertragen. Es wird auf etablierte wissenschaftliche Prinzipien wie die Quantentheorie hingewiesen. Bei der Herstellung von Rhinoplex 15 wird also das Frequenzspektrum des Glutens auf Laktose übertragen, so dass das Endprodukt praktisch aus Laktose mit den Frequenzen des Glutens besteht. In der Physik weiß man, dass die Frequenz eine große Rolle für die Eigenschaften von Stoffen spielt. Tatsache ist auch, dass die Patienten auf Rhinoplex 15 wie auf Getreide und nicht wie auf Milch reagieren. Der Hersteller kauft das Gluten bei dem staatlichen Bakteriologischen Institut in Stockholm. Eigentlich ist es für Allergietests vorgesehen.

Weg mit den Herden

Was geschieht, wenn ein Patient mit Überempfindlichkeit gegen Gluten potenziertes Gluten in Form von Rhinoplex einnimmt? Hier kommt meine persönliche Erklärung: Im Säuglingsalter oder schon vor der Geburt wurde die Fähigkeit des Immunsystems, das Frequenzspektrum des Glutens dem Körper anzupassen, nicht entwickelt. Aber Laktose mit den Frequenzen von Gluten ist für den Organismus ein *neuer* Stoff. Darum bildet das Immunsystem sofort ein Anpassungssystem, das sich auch des Glutens in der Nahrung annimmt.

Ich kann es leichter erklären, wenn ich mein Pendelbild zu Hilfe nehme; aber ich will noch einmal betonen, dass es sich nur um ein Bild handelt, dessen ich mich aus pädagogischen Gründen bediene. Im Laufe des Lebens hat das *artfremde* Gluten im Körper eine Anzahl Zonen (auch Herde oder Störfelder genannt) mit falschem Pendeltakt gebildet. Die falsche Schwingung hat sich auf die Nachbarpendel übertragen, so dass die Zonen im Laufe der Zeit immer größer wurden. Die älteren Symptome haben größere Zonen gebildet als die neu hinzugekommenen. Durch die Desensibilisierung werden die Zonen abgebaut und die Symptome verschwinden. Die jüngsten und kleinsten Bereiche werden zuerst saniert, während es bei den alten, großen Bereichen sehr lange dauern kann bis der neue *arteigene* Takt die Herrschaft zurückerobert hat. Die Auflösung geschieht oft in Schüben. Die Symptome werden, wie oben schon beschrieben, eins nach dem anderen hervorgeholt, flammen auf und verschwinden.

Nach dreieinhalb Jahren seit dem Beginn der Kur tauchte plötzlich der zweite Hexenschuss in meinem Leben auf, vierzig Jahre nach meinem ersten und bislang einzigen. Zwar war der Rücken in der Zwischenzeit oft schwach, aber an die damit verbundenen Schmerzen hatte ich mich gewöhnt, dies hier war etwas ganz anderes. Ich setzte meine Desensibilisierungskur fort, und der Rücken wurde schmerzfrei, stark und geschmeidig. Ich möchte betonen, dass die Behandlung nicht mit einer Medizin gegen Rückenleiden geschah, sondern es wurde die Überempfindlichkeit gegen Milch und Getreide entfernt.

Für homöopathische Behandlungen ist es typisch, dass es den Patienten vorübergehend schlechter geht als vor der Behandlung. Die Homöopathen sind so daran gewöhnt, dass sie oft versäumen, mit ihren Patienten eingehend genug darüber zu sprechen. Ich kenne mehrere Fälle, wo der Patient die Kur nach einigen Tagen unterbrach und die Beschwerden mitschleppen musste, anstatt die Kur fortzusetzen und dem Prozess seinen Lauf zu lassen. Manchmal kann eine homöopathische Behandlung geradezu ungeeignet sein, wenn eine Krankheit zu weit fortgeschritten ist. Eine Befreiung von artfremden Frequenzen geschieht auch, wenn man aufhört, Basisallergene zu essen, in diesem Beispiel also Gluten.

Pendelbanausen

Wir haben wohl alle schon etwas von Infektionsherden gehört. Ich stelle sie mir wie „Pendelbanausen“ vor, die die Harmonie in einer friedlichen Pendelgemeinschaft sabotieren, indem sie gegen den Takt schwingen. Wie entstehen sie eigentlich? Wenn eine Person mit Bakterien oder Viren in Kontakt kommt, setzt der Körper sofort seine Verteidigungsmaßnahmen ein. In den allermeisten Fällen merkt das Individuum nicht, dass es angesteckt wurde. Wenn dagegen das Immunsystem etwas geschwächt ist, vielleicht anlässlich einer Basisallergie, oder wenn der Angreifer ungewöhnlich stark ist, kann eine Krankheit zum Ausbruch kommen. Die eigentlichen Symptome, Anschwellungen, Schleimbildung, Eiterungen, Fieber, Durchfall, und alles, was man Krankheit nennt, sind eigentlich Verteidungsmaßnahmen des Immunsystems. Darum sollten wir sie nicht mehr als unbedingt nötig mit Medikamenten bekämpfen.

Die natürlichste Heilmethode bei Infektionskrankheiten besteht darin, Fieber mit Schwitzkuren hervorzurufen. Man gibt dem Kranken viel zu trinken, aber nichts oder nur Obst zu essen. In den meisten Fällen hat der Kranke keinen Appetit. Das ist die Therapie der Natur. So werden störende Nahrungsmittel wie Basisallergene daran gehindert, die Genesung zu erschweren. Nach schweren Krankheiten bleiben oft Infektionsherde, so genannte Störfelder, zurück. Meistens bestehen sie aus Bakterientoxinen. Diese haben sich der „inneren Identität", bzw. der dominierenden Frequenz des Körpers nicht angepasst. Sie führen oft zu chronischen Leiden, wie Rheuma, Allergien, neurologischen Krankheiten usw. Auch Impfstoffe können Herde hinterlassen.

Antibiotika können den Tod verhindern, wenn das eigene Verteidigungssystem nicht ausreicht. Leider töten sie oft die Eindringlinge, bevor die Antigene gegen die Bakteriengifte in genügend großer Menge gebildet worden sind, und unterbrechen den Aufbau der Verteidigung – ein Störfeld bleibt zurück.

Crohnsche Krankheit

Carola war 14 Jahre alt, als sie eine schwere Mandelentzündung bekam, und mit Penicillin behandelt wurde. Sie genas von ihrer Mandelentzündung; bekam aber die Crohnsche Krankheit, ein schweres Darmleiden. Man musste einen großen Teil ihres Darmes wegnehmen. Das erinnert an Anneli, die mit 16 Jahren wegen derselben Krankheit operiert wurde. Auch Anneli hatte vor ihrer Darmkrankheit eine Mandelentzündung gehabt und eine Penicillinkur gemacht. Virusinfektionen – wie beispielsweise Grippe, Masern, Windpocken kurz vor oder nach der Geburt können beim Kind ein zwanzigmal höheres Risiko für Crohnsche Krankheit oder ulzeröse Kolitis mit sich bringen.[4] Anneli bekam kurz nach ihrer Geburt Masern. Übrigens auch Gustaf, der unter ulzeröser Proktitis (Enddarmentzündung) leidet. Vertreter der biologischen Richtung der Psychiatrie sind der Ansicht, dass Infektionen vor der Geburt das Risiko für Schizophrenie erhöhen.[5] Es wird auch vermutet, dass Viren wie z.B. Mumps- oder Coxsackie-Viren (im Darm) Diabetes auslösen können.[6]

Unechte Krankheiten

Mehrere Firmen, z.B. Heel in Deutschland und Nelson in England, stellen so genannte Nosoden her. Das sind spezielle homöopathische, oft aus potenzierten Bakterienextrakten und -giften bestehende Präparate, Alkohollösungen mit den Frequenzen dieser Gifte. Sie stimulieren wie Vaccine dazu, Antikörper gegen die Infektionstoxine zu bilden, so dass die Herde mit den falschen Frequenzen entfernt werden. Die negativen Erstreaktionen verlaufen in den meisten Fällen gelinde. Aber es gibt Ausnahmen. Die Bakterienproben fallen bei diesen „unechten" Krankheiten im Allgemeinen negativ aus. Die Kur sollte aber zu Ende geführt werden; denn wenn man einen Herd aktiviert und dann dem Körper die Möglichkeit nimmt, ihn zu entfernen, kann der Zustand lange anhalten. Am besten ist es, die Kur unter der Aufsicht eines Homöopathen durchzuführen.

Heel hat eine sehr umfassende Nosodenserie, die allerdings aus Ampullen zum Injizieren besteht. Es gibt fast gegen alles Nosoden, hier einige Beispiele: Herde nach Krankheiten in Hals, Ohren, Nebenhöhlen, Kiefern, Darm, Kinderkrankheiten, die so genannte „Krankenhauskrankheit" (Staphylokokken), Salmonellen, Amalgamvergiftung (wird *nach* dem Sanieren der Zähne genommen). Um die Regulierungsfähigkeit des Körpers nicht zu schwächen, soll man alle vier bis fünf Wochen mindestens eine Woche Pause machen.[7] Idealerweise sollten Sie die Nosodentherapie (vor allem die Injektionen) ohnehin von einem Arzt oder Homöopathen durchführen lassen. Die ebenfalls sehr umfassende Nosodenserie von Pascoe als Tropfen zum Einnehmen, die in der ersten Ausgabe dieses Buches angesprochen wurde, gibt es leider nicht mehr.

Während ich einen Vortrag hielt, stand einer der Zuhörer gegen die Wand gelehnt. Er konnte wegen starker Rückenschmerzen nicht sitzen. „Das ist die Folge einer homöopathischen Behandlung", sagte er. „Der Homöopath rieb einen Tropfen eines Präparates in meine Armbeuge. Etwas später wurde ich ohnmächtig und kam ins Krankenhaus, wo man eine recht seltsame Lungenentzündung feststellte. Man konnte keine Bakterien finden. Seit der Zeit habe ich diese Schmerzen im Rücken. Ich werde mich nicht noch einmal an ein homöopathisches Präparat wagen." Mein Kommentar: Die starke Reaktion verrät, dass der Homöopath das richtige Präparat herausgefunden hatte. Wahrscheinlich handelte es sich um eine Nosode. Aber vielleicht hatte er versäumt, wie so viele seiner Kollegen, den Patienten eingehend darüber zu informieren, dass bei Nosodenbehandlung immer ein Risiko für eine Überreaktion vorliegt. Vor allem sollte der Patient wissen, dass er die Behandlung zu Ende führen muss und dass dies besonders wichtig ist, wenn er Beschwerden bekommt. In diesem Fall wären die Rückenschmerzen mit fortgesetzter Kur verschwunden.

Ich möchte auch gern einen Homöopathen zu Worte kommen lassen: „In der Mitte der 1980er Jahre hatte ich einen Patienten, dem es ganz allgemein schlecht ging. Er hatte alle möglichen Beschwerden, alles, worüber man sich beklagen kann. Aber die Darmbeschwerden dominierten, und er hatte die Diagnose `chronische Blinddarmentzündung´ erhalten. Schon länger als zehn Jahre hatte er sich allen möglichen Untersuchungen unterzogen und viele Medikamente eingenommen – aber nichts half. Er war sogar eine Zeitlang in einer Nervenklinik gewesen. Als man ihn aber auf Psychopharmaka setzen wollte, kam er zu mir. Pascoe hat ein Präparat, das man gegen Herde nach einer Blinddarmentzündung anwenden kann. Vor einer Operation aktiviert es jedoch den Herd, und das kann dazu führen, dass die Entzündung ausbricht und eine Operation notwendig wird. Ich informierte meinen Patienten darüber, und er war bereit, das Risiko auf sich zu nehmen. Es kam so, wie ich gesagt hatte. Aber nach der Operation verschwand nicht nur das Darmleiden, sondern auch alle anderen Wehwehchen."

Wenn der Infektionsherd sehr alt ist, kann er eingekapselt sein; dann kann es richtiger sein, ihn nicht anzurühren. Einkapseln ist nämlich eine Behandlungsmethode der Natur. Bei mehreren Herden soll man das stärkste Bakteriengift zuerst behandeln. Homöopathen haben eine Liste über den Giftigkeitsgrad der Toxine (Pascoe).[8]

Ich glaube, dass die Basisallergie das Immunsystem so schwächen kann, dass Infektionskrankheiten nicht ganz ausheilen können. Mit der Basisallergiediät kann man nämlich die Folgekrankheiten in Schach halten. Die Behandlung mit Nosoden kann man eventuell nach einigen Monaten zwischen zwei Einnahmephasen mit Rhinoplex einschieben. Homöopathische Eigenblut- oder Eigenspeichelbehandlung erscheint mir, wenigstens theoretisch, am besten. Im eigenen Blut sind wahrscheinlich alle artfremden Stoffe, einschließlich der Basisallergene und Bakterientoxine enthalten und in potenzierter Form müssten diese den Organismus stimulieren können, Immunstoffe gegen sie zu bilden.

Frisch gestrichene Schilder

An einem herrlichen Herbsttag Anfang September 1986 fuhren wir in unserem kleinen, alten Mazda nach Örnsköldsvik. Ich saß am Steuer und war bester Laune. Warum sollte ich es auch nicht sein? Der liebe Gott hatte die Landschaft mit seinen schönsten bunten Farben versehen, und die Straßenverwaltung hatte alle Schilder frisch gestrichen, offenbar speziell unsretwegen. Alle hatten saubere und frische Farben bekommen. Zuerst entdeckte ich die blauweißen und nach einigen Kilometern auch alle anderen. Aber als wir uns zwischen Skog und Gallsäter befanden, wurde ich doch nachdenklich, denn dort waren auch die Häuser frisch gestrichen. Plötzlich ging es mir auf, dass sich nicht die Farben, sondern meine Augen über Nacht verbessert hatten: Am Tage vorher hatte mich mein Zahnarzt von einem Eckzahn im Unterkiefer (Nr. 33) befreit. Es war Nacht geworden, als wir zurückfuhren. Eigentlich fuhr ich nicht gern nachts, weil ich es schwierig fand, Abstände und die Lage der Kurven zu beurteilen. Aber in jener Nacht war das Problem wie weggeblasen, und es ist auch nicht wieder aufgetreten. Gleichzeitig bekam ich eine saubere Wohnung, denn als wir nach Hause kamen, fand ich, dass auch unsere Wände und die ganze Einrichtung eine klarere Farbe bekommen hatten.

Die Zähne

Basisallergie kann auch indirekt hinter Karies stehen, weil Basisallergiker im Allgemeinen Calcium und andere Minerale in der Nahrung schlecht verwerten, was zur Entkalkung des Skelettes und der Zähne führen kann. Außerdem wird die Speichelbildung von der Basisallergie sowohl quantitativ als auch qualitativ beeinflusst, und Mangel an Speichel beschleunigt die Entstehung von Karies. Herde im Kiefer kann man nicht immer auf Röntgenbildern sehen; aber die meisten Akupunkteure können sie lokalisieren. Danach kann Ihnen Ihr Zahnarzt weiterhelfen. Selbstverständlich kann man mit Diät oder Nosoden keine Herde entfernen, die durch Menschenhand entstanden sind, zum Beispiel bei Entzündungen durch Wurzelfüllungen oder wenn der Patient das Material der Zahnplomben nicht verträgt. Die natürliche Methode des Körpers, Herde in und an Zähnen zu entfernen, ist Parodontose. Wenn diese während einer Desensibilisierungskur entsteht oder schlimmer werden sollte, muss man den Herd suchen. Achten Sie auf Druck, Pulsieren, geschwollene Lymphdrüsen, Irritation in der Backe usw.! Ich halte es für besser, einen Zahn zuviel als einen zu wenig zu ziehen. Prothesen, die es übrigens auch für einzelne Zähne gibt, führen ein geringeres Risiko mit sich und sind hygienischer als Brücken, Kronen und Stiftzähne. Aber auch Zahnprothesen können durch Druckstellen diffuse Beschwerden hervorrufen. Oft hat man sich an den Druck gewöhnt. Auch hier kann Ihr Zahnarzt helfen.

Schema über den Zusammenhang zwischen Zähnen und verschiedenen Organen[9]

Oberkiefer

rechts links

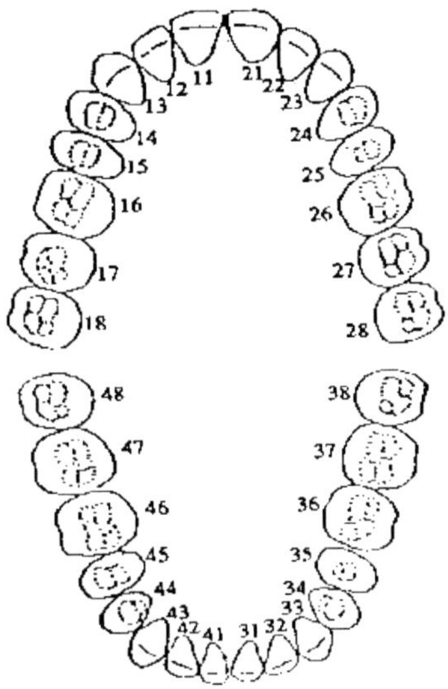

rechts links

Unterkiefer

Oberkiefer

11, 12 und 21, 22: Niere, Blase, Ohr, Prostata, Gebärmutter, Stirnhöhle

13 und 23: Leber, Galle, Auge, Tonsilla, Hüfte, Knie

14, 15 und 24, 25: Lunge, Dickdarm, Siebbein, LWS, Lendenwirbel 4 und 5

16, 17 und 26, 27: Pankreas, Magen, Sinus max, Kehlkopf

18 und 28: Herz, Dünndarm, ZNS, Psyche, Innenohr, Schulter, Ellenbogen, Zwölffingerdarm

Unterkiefer

31, 32 und 41, 42: Urogenitalsystem, Stirnhöhle, Kreuzsteißbein, Ohr, Niere, Blase

33 und 43: Auge, Tonsilla, Hüfte, Leber, Galle, Knie

34 und 44: Knie, Sinus max, Brustdrüse, Pankreas, Magen

35 und 45: Knie, Sinus max, Brustdrüse, Pankreas, Magen, Lymphgefäße

36, 37 und 46, 47: LWS Lendenwirbel 4 und 5, Siebbein, Lunge, Dickdarm

38 und 48: Ohr, periphere Nerven, Herz, Dünndarm, Schulter, Ellenbogen

Amalgam

Das Amalgamproblem brauche ich nicht näher zu beschreiben. Alle haben wohl davon gehört. Die Diskussion ist in vollem Gange und wird hoffentlich bald dazu führen, dass die Krankheit ernstgenommen wird. Die Frage ob es sich um Quecksilbervergiftung handelt oder um eine Allergie, ist nicht so wichtig, die praktischen Maßnahmen sind dieselben. Die Beobachtung, dass nicht alle Amalgamträger von dem Problem betroffen werden, deutet jedoch darauf hin, dass es sich in den meisten Fällen um eine Allergie handeln muss, der eine Basisallergie zugrunde liegt. Fast alle, die mit dem Problem vertraut sind, sind sich nämlich darin einig, dass eine gewisse Disposition vorliegen muss, und die besteht meiner Ansicht nach in der Basisallergie. Mit der entsprechenden Diät lassen sich die Beschwerden lindern, und wenn Sie nach dem Sanieren nicht gesund werden sollten, brauchen Sie vielleicht eine Desensibilisierungskur mit Rhinoplex, falls sie nicht die Diät halten wollen. Es gibt auch Nosoden gegen Amalgam, die man nach der Sanierung nimmt.

Übrigens können auch Kinder vor der Geburt durch das Amalgam der Mutter Schaden erleiden.

Aus unserer Briefernte

„Ich habe die Nahrungsallergiefrage im Verbund der Amalgamgeschädigten zur Sprache gebracht und festgestellt, dass den meisten Kuchen schlecht bekommt. Dozent Erland Johansson sagt, dass ein sicherer Zusammenhang zwischen Nahrungs- und Hg-Allergien besteht." „...Will nur mitteilen, dass ich jetzt, nachdem ich seit 25 Jahren krank war, das Amalgam ausgetauscht habe und dass es mir viel besser geht. Aber richtig gut geht es mir erst, seitdem ich vor einigen Monaten mit Mehl aufgehört habe. Mit Milch hatte ich schon vorher aufgehört... Ich habe mich noch nie in meinem Leben wohler gefühlt (bin 53 Jahre). Der Hunger ist weg, ebenso die Angst und das Aufschwellen. Ich war krankhaft fett und aufgedunsen. Ohne Mühe nahm ich 14 kg ab und wiege jetzt 65 kg. Das nennt man wohl Lebensqualität. Eine Riesenumarmung und Dank!"

Dritter Teil

DIE BASISALLERIGIE UND DIE WISSENSCHAFT

Die Expertenpsychose

Plötzlich fiel es vom Himmel herunter und legte sich vor meine Füße, das Wort, das ich so viele Jahre gesucht hatte. Ich brauchte es nur aufzunehmen und in meinem Buch in den rechten Zusammenhang zu setzen.

Täglich werden Millionen Menschen in der Westwelt mit dem Phänomen konfrontiert; es wird in ungezählten Büchern und Artikeln in umständlichen Beschreibungen diskutiert. Kann es an dem Mangel an einem Ausdruck liegen, dass der Kampf dagegen keine Durchschlagskraft bekommen hat? Bitte schön, hier haben Sie einen nach Maß gearbeiteten, beschreibenden und zusammenfassenden Namen: Expertenpsychose.

Semmelweis

Ich fange mit einem konkreten und allgemein bekannten Beispiel an: In der Mitte des 19ten Jahrhunderts starben an den großen Entbindungskliniken viele Frauen an Kindbettfieber. Ignaz Semmelweis hatte beobachtet, dass die Krankheit durch die Hände der Ärzte übertragen wurde, und verlangte darum von ihnen, vor jeder Untersuchung die Hände zu waschen. Innerhalb weniger Monate sank die Sterblichkeit von 18% auf 0,19%, also eine hundertfache Verbesserung. (Die entsprechende Zahl der Todesfälle beträgt heute in den Entwicklungsländern 6% bis 7% und in Schweden 0,002%.) Semmelweis publizierte dieses eindeutige Resultat; aber fast alle medizinischen Autoritäten bekämpften seine Thesen. Erst ungefähr 40 Jahre später, als Pasteur die Bakterien entdeckt hatte, folgte man seinem Rat. Da hatten Tausende junger Frauen unnötig ihr Leben verloren.[1]

Und Sie?

Natürlich würden Sie als Arzt vernünftiger gehandelt haben, nicht wahr? Man sah ja so deutlich, dass das Händewaschen das Leben der jungen Mütter retten konnte. Übrigens, wie behandeln Sie als Arzt in Schweden Ihre Patienten, die an rheumatoider Arthrose oder Heuschnupfen leiden? Oder wie sollten Ihrer Ansicht nach Ihre Kollegen arbeiten? Haben Sie oder Ihre Kollegen wirklich alles versucht, diesen Patienten zu helfen? Bestimmt lasen Sie, wenn Sie der medizinischen Expertise angehören, den Artikel über Homöopathie in dem schwedischen Ärzteblatt „Läkartidningen“ 44/1989, Seite 3777, und sicher lasen Sie auch, dass wissenschaftliche Behandlungsversuche mit homöopathischen Präparaten bei diesen beiden Krankheiten „erstaunliche“ Resultate zeigten? Entschlossen Sie sich da, mehr von der Homöopathie zu lernen, oder nickten Sie zustimmend zu dem Kommentar des Verfassers: „Da die empirischen Daten noch von keinem schulmedizinischen Referenzrahmen erklärt werden können, gibt es keine ausreichende Unterlage, die Homöopathie als medizinische Technologie zu akzeptieren.“

Das bedeutet:

Ganz recht, hier wagen
Experten zu sagen:
„Was wir nicht kapieren,
kann nicht existieren.“

Die unbegreifliche Motivierung

Diese Expertenpsychose, der massive Widerstand gegen die Homöopathie, hält nun schon seit anderthalb Jahrhunderten an, diese ausgezeichnete und effektive Behandlungsmethode, die in dieser langen Periode für Millionen Menschen das Dasein hätte erleichtern können. Die Experten geben also zu, dass wissenschaftliche Forschung mit homöopathischen Präparaten sehr positive Resultate ergeben hat und dass kaum ein Risiko für direkte schädliche Nebenwirkungen besteht. Aber sie wollen sich nicht der Homöopathie bedienen, weil man den Effekt nicht erklären kann.[2] „Empirische Daten müssen in einen theoretischen Rahmen gesetzt werden können“, lautet die Überschrift zu einem anderen Artikel in der „Läkartidningen“.[3] Genau diese Einstellung machte Tausende von Kindern zu Halbwaisen, als Semmelweis von seinen Erfahrungen berichtete. Man hatte damals die Bakterien noch nicht entdeckt.

Kreativität

Die Welt ist voll von Kreativität. Es herrscht eigentlich kein Mangel an Ideen und Schaffenslust; was dagegen fehlt, ist der Wille zur Zusammenarbeit zwischen kreativen Menschen, der Wille zuzuhören, offen für andere Ideen zu sein und nicht nur für die eigenen.

Große Ideen brauchen nicht nur Flügel, sondern auch Landungsstellen. Semmelweis und Hahnemann, der Gründer der Homöopathie, wurden von der Expertenpsychose daran gehindert, zu landen. Auch Max Planck, der Gründer der Quantentheorie, wurde von seinen Physikerkollegen lange unterschätzt.[4] Die Welt ist voll von genialen Ideen, die einen Landungsplatz suchen.

Ach so, nicht nur andere?

Es ist ungeheuer schwer, einen Gedankengang, dem man eine Zeitlang gefolgt ist, aufzugeben und einzusehen, dass er in eine falsche Richtung führt. Die meisten von uns haben schon erlebt, für neue Gesichtspunkte unempfänglich gewesen zu sein und den Gesprächspartner „überfahren“ zu haben. Aber wir sprechen nicht gern von unseren eigenen Fehlern; lieber erzählen wir entrüstet von den Fällen, in denen wir selber von jemand anderem überfahren wurden. Lasst uns einsehen, dass auch wir keine Idealmenschen oder der Herrgott selber sind. Es ist, als ob man bei solchen Gelegenheiten mit unsichtbaren Scheuklappen und Watte in den Ohren versehen wäre; aber nach einer Zeit löst sich der Knoten meistens, und so allmählich findet die Einsicht ihren Weg.

Am schwersten ist es natürlich, eine Kehrtwendung zu machen. Wir brauchen Zeit dazu. Die Einsicht muss reifen. Der liebe Gott hat uns die Fähigkeit gegeben, selbständig zu denken und auf vorhandenen Einsichten aufzubauen. Aber er hat vergessen, uns Freude und Dankbarkeit zu geben, wenn wir Gelegenheit bekommen, unsere Irrtümer zu entdecken.

Je höher das Niveau der Gedankentätigkeit ist, umso schwerer ist es, seine Ansichten zu ändern.

Die „Psychopsychose"

Expertenpsychose kann als Massenpsychose auftreten. Jetzt sind psychisch bedingte somatische Krankheiten gerade „in". Ein Beispiel: Ein junges Mädchen hatte seit einer längeren Zeit Halsschmerzen. Als sie auch heiser wurde, wandte sie sich an eine Halsspezialistin, die aber die Beschwerden für psychisch bedingt hielt. Darum schickte sie das Mädchen zu einem Logopäden. Sie stellte die Diagnose, ohne den Hals zu untersuchen, obwohl das Mädchen sie darum bat. Es zeigte sich später, dass eine kräftige Infektion vorlag.

In einem Artikel in dem schwedischen Ärzteblatt beklagt sich ein Psychiater u.a. über mangelhafte Kenntnisse bei den Ärzten. Man „weist mit Überweisung an die psychiatrische Klinik ab." „Das katastrophalste [Problem] ... kann man bei allzu vielen Ärzten finden, vielleicht vor allem in den internmedizinischen Disziplinen." In dem Artikel wird ein konkretes Beispiel genannt: Ein Zahnarzt wurde an einen Psychiater überwiesen, der ihn mit der Fragestellung „Gehirntumor?" zurückschickte. Aber der Arzt weigerte sich, dem Verdacht nachzugehen, und der Patient musste sterben, ohne wegen dieser Krankheit behandelt worden zu sein. Bei der Obduktion wurde diese Diagnose festgestellt.[5]

Gelesen in der „Medizinische Geschichte" des Jahres 2050: „Diese Tatsache (die Funktion des Adrenalins) führte dazu, dass die Arbeit der Ärzte während des größten Teiles des zwanzigsten Jahrhunderts von der Theorie geleitet wurde, dass psychische und soziale Faktoren auf irgendeine mystische Weise somatische Krankheiten verursachen könnten, sogar solche chronischen Charakters. Das erstaunt beim Gedanken an das hohe wissenschaftliche Niveau, das die übrigen naturwissenschaftlichen Fakultäten erreicht hatten."

Aus unserer Briefernte

„Ja, ich bin schließlich hier gelandet (bei einem Psychiater) wie alle anderen mit kompromittierenden Symptomen. Aber, du lieber Gott, welche Sprache! Ich nenne sie medizinische Newspeak. `Multiple Symptomatologie´ (was bedeutet das in Wirklichkeit?) `empfinden´, `Anstrengungsgefühl´, `ohne somatische Unterlage´. Komisch! Welche Maßnahmen?"

Am Telefon

Eine längere Zeit hatte ich Telefonkontakt mit Margit. Sie war 1,62 m groß und wog 41 kg. Nach jeder Mahlzeit bekam sie Leibschmerzen; sie hatte auch immer Rückenschmerzen und litt an Depressionen und Muskelschwäche. Aber niemand konnte bei ihr eine somatische Krankheit finden; alle Laborproben waren in Ordnung. Als sie eingesehen hatte, dass sie an Basisallergie litt, war sie zu schwach, ihre Spezialdiät ohne Milch und Getreide durchzuführen. Als ich das letzte Mal mit ihr sprach, sollte sie gerade in die Nervenheilanstalt kommen. Dann kam ein Brief von einer gemeinsamen Bekannten: „Margit ist in der Nervenheilanstalt. Da misshandelt man sie schlimm – mit Breien, Broten und Spaghetti und alles am selben Tag! Sie wollen ihr nicht zuhören."

Selbsthilfe

Parallel zur „Psychopsychose" dominieren im Augenblick in der medizinischen Wissenschaft die Fett- und Genpsychosen. Dagegen ist offenbar nichts zu machen. Es gibt kein Patentrezept gegen Psychosen.

Darum müssen wir uns solange selbst unserer eigenen und gegenseitigen Krankheiten annehmen. Lasst uns soweit wie möglich den Gesetzen der Natur und der gesunden Vernunft folgen und lasst uns unverdrossen unsere Erfahrungen und Einsichten verbreiten, so dass sie zur Hand sind, wenn die Zeit reif ist und die Expertenpsychosen nachlassen. Das Ziel ist der Mühe wert, und diese Mühe wird eines Tages einen würdigen Beitrag zu einer allgemeinen Gesundheitsverbesserung ausmachen – wenn die Zeit da ist.

Aber lasst uns vor allem keiner „Laien-" oder „Alternativpsychose" anheimfallen. Lasst uns auch nicht alle Expertenkenntnisse verwerfen, sondern lasst uns Sachen und Dinge nüchtern und realistisch betrachten. Ohne eine bedingungslose Offenheit für neue Gesichtspunkte und ohne eine ständige kritische Prüfung aller Theorien (keine Theorie ist ja bewiesen) – und besonders unserer eigenen – landen wir in derselben Falle wie die medizinische Expertise.

Status oder gesunde Vernunft?

Die Expertenpsychose ist eine ernstzunehmende Erscheinung, die die Entwicklung in der Welt auf so gut wie allen Gebieten lenkt. Ich begrenze meine Gesichtspunkte auf den medizinischen Sektor, wo sie oft dazu führt, dass die Fürsorge um die Menschen und der Respekt vor dem Individuum und der persönlichen Würde vor dem Streben nach Status weichen müssen. Egoistische, unehrliche Streber weisen praktische Erfahrungen und kreatives, konkretes Denken vor die Tür und erklären ihre eigenen komplizierten Ideen zu ewigen Wahrheiten. So war es im Fall Semmelweis und so ist es immer noch im Hinblick auf die Homöopathie. Die Erfahrungsmedizin hat in Schweden einen sehr tiefen Status. Genauso wenig wie man praktische Erfahrungen als Ausgangspunkt für die medizinische Forschung akzeptiert, genauso wenig scheint das Ziel der medizinischen Forschung die praktische Anwendung im Sprechzimmer zu sein. (Beispiele u.a. im Kapitel „Der Brief ..." ab Seite 117). In der Expertenwelt herrscht offenbar ein Gegensatz zwischen gesunder Vernunft und wissenschaftlichem Denken.

Aus unserer Briefernte

„Trotz meiner Beschwerden halten mich die Ärzte für gesund, abgesehen vom Asthma, das ich `akzeptieren´ muss. Hinsichtlich meines Haarausfalles muss ich `warten und sehen´, und wegen meiner unregelmäßigen Menstruation: `Das kommt schon mal vor. Sie können wiederkommen, wenn Sie Probleme bekommen, wenn Sie ein Kind haben wollen.´“ (23 Jahre alt)

Der Arzt der Briefverfasserin hatte offenbar von Claes Hallerts Forschung nichts gehört: „Bei Zöliakie (Glutenintoleranz) werden sowohl die Menstruation der Frau als auch ihre Fertilität beeinflusst. Im Vergleich mit anderen bekommt ein Mädchen mit Zöliakie ihre Menstruation einige Jahre später... Die Unfähigkeit, Kinder zu bekommen, die Infertilität, bereitet oft bei unbehandelter Zöliakie große Probleme... Man trifft manchmal Frauen an, die schon nach einigen Monaten mit Kost ohne Gluten zu ihrer großen Überraschung schwanger geworden sind.“[6] Hallert schreibt auch, dass Haarausfall bei Glutenintoleranz nichts Außergewöhnliches ist.

Die Krise im Gesundheitswesen

Die Probleme wachsen schneller, als man sie lösen kann. Wir bekommen immer mehr Patienten mit „unheilbaren“ Krankheiten, was die eigentliche Ursache der heutigen Krise in Schweden sein dürfte. Aber man erklärt sie mit Mangel an Geld und Personal, obwohl die Ressourcen übermäßig gestiegen sind; u.a. stieg die Anzahl der Ärzte zwischen 1977 und 1987 um 51%.[7] 1950 hatte Schweden 4900 Ärzte oder 1440 Einwohner pro Arzt. Die Ärzte hatten für Hausbesuche Zeit. 1990 war die Zahl der Ärzte auf 24000 herangewachsen. Man hatte 350 Einwohner pro Arzt. Hausbesuche kennt man nicht mehr. Die totalen Kosten für Medikamente haben in den letzten zehn Jahren um 173% zugenommen. In der gleichen Zeit stieg der Konsumentenpreisindex (Inflation) um 85% an.[8]

Und doch macht der Ärztechor die Politiker für einige der Sektoren verantwortlich, für die die Mediziner ausgebildet sind. Man verlangt zum Beispiel, dass alles im öffentlichen Sektor dem Bedarf der Allergiker angepasst wird, während man doch eigentlich die Patienten heilen sollte.

Wo ist die Journalistik?

Wo versteckt sich eigentlich die untersuchende und kritische Journalistik? Warum akzeptiert die Presse alles, was von den medizinischen Experten kommt? Gibt es keinen Journalisten in diesem Lande, der die Arbeit der Forscher prüft und in Frage stellt?

Welche anderen Berufsgruppen dürfen so ungestört arbeiten und bekommen so viele unkritische Publizität wie die medizinische? Die Spezialisten kommen immer wieder zur Sprache, und zwar sowohl im Radio als auch im Fernsehen, wenn sie meinen, dass sie in der Forschung irgendwelche Fortschritte gemacht haben. Haben Sie schon mal gehört, dass ein Journalist das Ziel in Frage gestellt hat, Grundlagen für neue Medikamente zu schaffen? Kennen Sie vielleicht einen Journalisten, der bezweifelt, dass so gut wie alle unsere chronischen Krankheiten erblich bedingt sein sollen?

Trotz des Rechtes auf freie Meinungsäußerung existiert keine Möglichkeit, sich zu äußern, denn es gibt Dinge, die man nicht einmal im schwedischen Radioprogramm „Klarspråk“ (Klartext) sagen darf. Die Einstellung der Journalisten bestimmt darüber, welche Ideen eine Landungsstelle suchen dürfen. Jedenfalls gelang es mir nirgends, zur Sprache zu kommen.

Die Erlösung

Befreien Sie sich von der Expertenpsychose! Machen Sie es wie Darwin: Haben Sie ständig einen Zettel in der Tasche und zeichnen Sie alle Argumente gegen Ihre Überzeugung und Ihre Theorien auf, vor allem dann wenn sie von Ihrem „Feinde“ kommen oder von der „lächerlichen“ Alternativ- oder Patientenseite. Bewahren Sie die Aufzeichnungen und begründen Sie sie immer wieder. So habe ich gearbeitet, bevor ich dieses Buch schrieb.

Die Ätiologiepforte

Ich habe das Wort Ätiologie in der Überschrift oben aus verschiedenen Gründen gewählt. Erstens hört es sich weniger klobig an als die deutsche Übersetzung „Krankheitsursache“, wenigstens in einem selbst konstruierten, zusammengesetzten Wort wie hier. Außerdem finde ich, dass das Wort schön klingt, wenigstens in der schwedischen Version, wo es mit E statt Ä geschrieben und ausgesprochen wird. Es hört sich fast etwas musikalisch an.

Es gibt unzählige Krankheitsursachen, oft mehrere für jedes Leiden. Ich stelle sie mir wie Treppenstufen übereinander aufgereiht vor, wo die unteren Stufen den Grund für die oberen bilden. Es können auch mehrere Ursachen auf derselben Stufe liegen.

Die medizinische Forschung bewegt sich meistens recht hoch auf der Treppe. Man fängt im Allgemeinen damit an, die Treppe von allem unbefugten Forschungsmaterial sauberzufegen. Alle Kranken, deren Symptome unbegreiflich sind und in den Lehrbüchern nicht beschrieben werden, geraten in die Tiefe auf der linken Seite der Treppe, der so genannten Hypochonderseite. Beim Fallen geht oft ihr Selbstvertrauen kaputt, das ist alles, also nichts Wichtiges. Hierhin werden auch alle gefegt, die schon im Voraus die Ursache ihrer Krankheit kennen, wenn diese Ursache in keinem Lehrbuch zu finden sein sollte. Als Beispiel kann ich Amalgam- und erwachsene Milchallergiker nennen. Diese Patienten müssen sich selber helfen, und außerdem müssen sie die Krankenkassenbeiträge bezahlen, damit wenigstens andere Patienten mit passenden Krankheiten ihre notwendige Krankenpflege bekommen können. Wenn sie sich eine einigermaßen akzeptable Lebensqualität verschaffen wollen, müssen sie außerdem für den Lebensunterhalt der Heilpraktiker sorgen.

Danach sortiert man die Patienten noch einmal. Rechts neben die Treppe, auf die etwas vornehmere Placebo- und Noceboseite, schiebt man alle, die auf Milchzuckertabletten auf eine unerwartete Art reagieren. Placebopatienten sind solche, die sich durch die Zuckerpillen besser fühlen, was sie nicht tun sollten, und Nocebopatienten werden von diesen Tabletten krank, was auch falsch ist. Auf der rechten Seite werden auch solche gesammelt, die der Ansicht sind, durch „alternative" Behandlung gesund zu werden. Der Fall rechts ist meistens ein wenig gelinder und das Selbstvertrauen der Opfer behält eine gewisse Möglichkeit, sich zu erholen.

Die Übrigen, die also auf eine vorgeschriebene Weise krank sind, können dann als Grundlage für die ätiologische Forschung in Frage kommen.

Wenn man ein gutes Stück die Treppe hinuntergegangen ist, setzt plötzlich eine Pforte Halt für die weitere Wanderung. Das ist die Ätiologiepforte. Hinter ihr werden alle Ursachen gesammelt, von denen man meint, dass sie unbeeinflussbar und angeboren seien. Wenn man sich ein wenig anstrengt und durch die Stäbe guckt, entdeckt man vorne eine Treppenstufe, die „Geburtsschäden" genannt wird.

Hinter der Geburtsstufe ist es schwer, etwas von der Pforte aus zu unterscheiden. Aber es heißt, dass dort eine große schwarze Kuhle mit dem Namen „Erbe" sein soll. Keiner hat offenbar gewagt, dahin zu gehen, um zu sehen, wie groß sie ist und wie viele Krankheiten dort liegen.

Über der Pforte hat jemand ein großes Schild mit dem Text

„EINTRITT FÜR MEDIZINISCHE FORSCHUNG VERBOTEN"

aufgesetzt. Das Schild ist von bester Qualität und sieht recht teuer aus. Der liebe Gott kann es also nicht aufgestellt haben. Vielleicht das Straßenbauamt oder die Polizei? Neugierig, wie ich nun einmal bin, gab ich mich nicht zufrieden, bevor ich dahintergekommen war, wer hinter dem Verbot steht, und kriegte schließlich heraus, dass es die Forscher selber waren.

Eines Tages tat ich das, was ich nicht sein lassen konnte. Ich kletterte über die Pforte und ging langsam zu der Grube. Und was bekam ich zu sehen? Ja, Millionen Säuglingsflaschen.

Das gesunde Erbe

Immer mehr nimmt die Genforschung einen dominierenden Platz ein. Sie hat sich wie ein Nebel über die medizinischen Wissenschaften gelegt mit der Theorie, dass so gut wie alle unsere chronischen Krankheiten genetisch bedingt sein sollen. Damit degradiert sie die übrige Forschung zu dem zweitrangigen Ziel, geeignete Symptombehandlungen zu finden, statt die Ursache der Krankheiten zu suchen. Es ist den Genforschern gelungen, sich den höchsten Status anzueignen, obwohl die Erbfaktoren keine *entscheidende* Rolle für das Entstehen unserer chronischen Krankheiten spielen können. Die Theorie stimmt mit unzähligen praktischen Erfahrungen nicht überein. Vom Wesen her bin ich Naturwissenschaftlerin und Optimistin und darum besonders auf logische Argumente angewiesen, um wichtige Behauptungen akzeptieren zu können, vor allem wenn diese pessimistisch sind. Gibt es etwas Hoffnungsloseres als die Annahme, dass unsere Krankheiten unheilbar sein sollen und dass wir die augenblickliche Degeneration akzeptieren müssen?

Die Gene von Asien

„Warum werden eigentlich so viele von uns allergisch, wenn wir hierher ziehen?“ fragte mich der Japaner, als ich Mut gefasst und die Nummer des japanischen Vereins in Stockholm gewählt hatte. In Asien kommen unsere chronischen Krankheiten nur sehr selten vor. Trotzdem bekommen relativ viele asiatische Einwanderer sie in ihrer neuen Heimat, und sie bekommen nicht nur Allergien. Was hätte ein Genforscher geantwortet?

In vielen asiatischen Ländern haben die Mütter die alte Stilltradition aufgegeben. Seit dem zweiten Weltkrieg gibt man wie bei uns den Kindern industriellen Muttermilchersatz, der wie hier auf Kuhmilch basiert. Und wie bei uns werden wahrscheinlich viele Kinder dadurch gegen Milch überempfindlich. Das macht nichts, wenn sie, wie es in Asien üblich ist, nach dem Säuglingsstadium keine Milch und Milchprodukte verzehren. Aber wenn sich diese Menschen in ihrem neuen Land an unsere Essenskultur mit Milch anpassen, machen sich die Basisallergene bemerkbar und legen den Grund zu chronischen Krankheiten, u.a. Pollenallergien. Einwanderergruppen zeigen in der dritten Generation das gleiche Krankheitsbild wie die „Eingeborenen“. Das widerspricht der Hypothese, dass unsere Krankheiten bzw. die Disposition für unsere Krankheiten erblich sein sollen. Gene in einer Population zu ändern, dauert Tausende von Jahren.

Die Bluterkrankheit

Sicher haben Sie von der Bluterkrankheit in der Zarenfamilie gehört. Alle wissen, dass diese Krankheit erblich ist. Als mir allmählich klar wurde, dass unsere chronischen Krankheiten im eigentlichen Sinne nicht erblich sein können, und ich davon erzählte, fügte ich immer hinzu: „Ich meine natürlich nicht solche Krankheiten wie die Bluterkrankheit.“ Aber trotzdem:

Im Februar 1991 las ich in der Zeitschrift „HÄLSA“[9] einen Bericht über Karin Forsling. In den ersten 37 Jahren ihres Lebens litt Karin an der Bluterkrankheit. Sobald sie blutete, musste sie sich ärztlicher Behandlung zur Blutstillung unterziehen, auch bei jeder Menstruation. Auch ihr Vater hatte die Krankheit, und Gunvor, eine ihrer Töchter, zeigt ebenfalls eine erhöhte Tendenz zu Blutungen.

Als ich dieses Kapitel schrieb, war es über 40 Jahre her, dass Karin todkrank war. Damals übergab sie sich nach jeder Mahlzeit, das Knochenmark arbeitete nicht. Das Zahnfleisch blutete ständig. Karin bekam eine Krankheit nach der anderen: Gelenkrheuma mit rheumatischem Fieber, die Halsmandeln waren immer entzündet, auf der Zunge hatte sie einen Tumor, den man wegen ihrer Bluterkrankheit nicht zu operieren wagte. Zum Schluss war sie ein ganzes Jahr bettlägerig. Da reichte ihr ein Arzt am Krankenhaus in Gävle, Börje Uhnoo, einen Strohhalm: Sie sollte versuchen, nur solche Nahrung zu sich zu nehmen, die den Körper aufbaut, vor allem Gemüse. Karin ergriff den Strohhalm und wandte sich an Inger Waerland, Are Waerlands erste Frau, und bekam einen schonenden, vegetarischen, milchfreien Diätplan von ihr. Seitdem ist Karin von ihren Krankheiten befreit; auch die Blutungen haben aufgehört. Man hat den Tumor auf der Zunge entfernen können. Als ich den Artikel gelesen hatte, rief ich Karin an und bekam den Inhalt im Artikel bestätigt.

Ich vermute, dass dieser Bericht zu Zweifeln Anlass geben kann; darum will ich interessierten Ärzten und Forschern empfehlen, die Angaben beim Krankenhaus in Gävle (Tel.: 0046-26-154000) zu kontrollieren. Karin Forsling wohnt in Stenbäcken 2111, S-816 00 Ockelbo in der Nähe von Gävle, Schweden. Sie ist 1913 geboren. Diese Daten dürften genügen, um ihre Krankengeschichte zu finden.

Trisomie 21 (Down-Syndrom) und anderes

Einige unserer genetischen Krankheiten können aus natürlichen Gründen nicht im eigentlichen Sinne vererbbar sein. So ist es der Fall bei Trisomie 21 (Down-Syndrom), Zwergwuchs und Föllings Krankheit, weil die Betroffenen keine Kinder bekommen können. Diese Krankheiten entstehen durch spontane Genveränderungen, so genannte Mutationen.

Warum befasst sich die Genforschung nicht mehr mit der Frage, was diese Mutationen hervorruft?

In der Pflanzenzucht kann man mit gewissen chemischen Präparaten an Pflanzen Mutationen hervorrufen. Darum kann man vermuten, dass gewisse körper- oder artfremde Stoffe diese Veränderungen bewirken können. Ich verdächtige vor allem die Basisallergene, die dem Körper ja täglich und in großen Mengen zugeführt werden und die unaufhörlich an den Genen nagen.

Früher bekamen vor allem ältere Frauen Kinder mit Trisomie 21; aber in den letzten Jahrzehnten sind die Mütter solcher Kinder häufig recht jung. Interessant würde es sein, einmal zu untersuchen, wie viele der Mütter mit behinderten Kindern Basisallergiker sind. Ich kenne jedenfalls solche Fälle.

An einem frühen Morgen schellte das Telefon. „Entschuldigen Sie, dass ich so früh störe! Ich bekam gerade Ihre Theorie der Basisallergie mit der Post, und ich freue mich so wahnsinnig, dass ich unmittelbar mit Ihnen sprechen muss. Ich bin nämlich Mutter eines Kindes mit Trisomie 21 und habe festgestellt, dass ich keinen Weizen vertrage. Sie drückten etwas in Worten aus, das ich lange gefühlt habe, aber nicht formulieren konnte."

Viele tüchtige Mütter, wirken im Verborgenen, z.B. Rut, eine fast achtzigjährige, begabte und sehr kluge Frau. Außer zwei ausgeflogenen, gesunden Kindern hat sie drei entwicklungsgestörte, denen sie ihr ganzes Leben gewidmet hat. Auch sie leidet an Basisallergie und hält ihre Leiden mit Basisallergiekost unter Kontrolle.

Ich denke auch an die Föllingsche Krankheit. Sie beruht auf einem genetisch bedingten Mangel an dem Enzym, das die Aminosäure Phenylalanin abbaut, so dass eine Anhäufung dieser Aminosäure entsteht. Diese führt oft zu Gehirnschäden bei kleinen Kindern. Der Gehalt an Phenylalanin ist in der Kuhmilch und damit auch im Muttermilchersatz dreimal so hoch wie in Humanmilch. Vielleicht würde der Enzymmangel erst gar nicht entstehen, wenn die Mütter und Großmütter dieser Kinder als Säuglinge keine Kuhmilch bekommen hätten. Das ist natürlich, wie auch anderes in diesem Buch, keine Behauptung, sondern eine Aufforderung an die Verantwortlichen, den Verdacht zu untersuchen.

Anlässlich eines Zeitungsartikels schickten wir folgendes Schreiben:

26.10.1986

An
Anders Ericsson
Socialstyrelsen [entspricht dem deutschen Bundesgesundheitsamt]

Durch die Presse hörten wir, dass man untersuchen will, warum in manchen Gemeinden so viele Kinder mit Missbildungen geboren werden.

Wir möchten Sie bitten, bei dieser Gelegenheit auch zu untersuchen, ob diese Kinder und ihre Mütter vielleicht an einer Art von Überempfindlichkeit gegen Getreide und Milch leiden. Die Überempfindlichkeit, von der wir sprechen, ist nicht identisch mit Zöliakie oder Laktoseintoleranz, und wir wissen nicht, ob sie immunologisch bedingt ist.

Der Anlass für unseren Wunsch ist, dass diese Kinder oft an einer Reihe Krankheiten leiden, die C. Hallert in seinem Buch „Att inte tåla gluten" („Kein Gluten vertragen können"), ICA-förlaget, nennt. Sie kommen oft parallel mit Zöliakie vor, aber nach unseren Erfahrungen nicht immer; doch sie verschwinden eigentlich immer mit einer getreide- und milchfreien Kost. (Also nicht nur gluten- und laktosefrei.)

Wir schlagen als Test eine Periode mit einer geeigneten Diät vor, wo die Mütter Aufzeichnungen über ihr eigenes Befinden und das ihres Kindes machen, und zwar vor, während und nach der Diätperiode und mit Hilfe einer Symptomliste. Da die Anzahl dieser Patienten recht hoch sein dürfte, wird das Resultat statistisch sicher werden trotz der subjektiven Beurteilung.

Wir können mit einer Symptomliste und Rezepten einen Beitrag leisten.

Der Test wird ziemlich billig werden und kann später als Unterlage für eine Beurteilung dienen, ob noch weitere Untersuchungen nötig sind, um eventuell den physiologischen Prozess hinter der Überempfindlichkeit festzustellen.

Mit freundlichen Grüßen

Der Brief wurde auch an alle Gemeinden geschickt, die in der Presse in dem Zusammenhang genannt waren.

Wir bekamen folgende Antwort auf den Brief:

Lund 13.11.1986

Abteilungsdirektor Anders Ericson beim Socialstyrelsen hat mir... zugesandt. ...

Die vorgeschlagene Studie ist doch nach unserer Beurteilung unrealistisch und kann kein sinnvolles Resultat bringen.

Bengt Källén, Professor

Selbst Genforscher können sich irren

In englischen und isländischen Familien mit Schizophrenie hat man einen positiven Zusammenhang zwischen dem Chromosom 5 und Schizophrenie gefunden; in den USA, Schottland und Schweden hat man dagegen keine solche Kopplung feststellen können.[10] Wie zuverlässig ist die Genforschung?[11] Früher behauptete man, dass die Disposition für TBC erblich sei. In der Spur von AIDS haben sich in den letzten Jahren die TBC-Fälle in den Entwicklungsländern verdreifacht.[12] Niemand spricht noch von einem Erbfaktor. Am 8.3.1992 konnte man in den Nachrichten hören, dass man das „Asthmagen" gefunden hätte. In Schweden leben mehrere Tausend Asthmatiker, mit oder ohne Asthmagen, die durch eine Kost ohne Milch (und Getreide) frei von Beschwerden sind. Anneli gehört der Schar an. Wie lange wollen die Industrieländer noch Milliarden für eine Forschung bezahlen, deren Lösung vor der Haustür wartet?

Positive Krankheiten?

Eigentlich fehlt es an realistischen Grundlagen für die Theorie, dass unsere Volkskrankheiten, wie Allergien, Diabetes, Magengeschwüre, Herzkrankheiten, Neurodermitis, Schizophrenie erblich sein sollen. Sie verhalten sich nämlich nicht so wie die Vererbungslehre es vorschreibt, sondern narren die Forscher. Darum vermutet man, dass die aktuellen Gene mit besonderen äußerlichen Bedingungen oder mit anderen Genen kombiniert werden müssen, damit die Krankheit ausbrechen kann, und dass diese Gene gleichzeitig eine positive Aufgabe haben, zum Beispiel das Individuum vor einer Infektionskrankheit zu schützen.

Für die meisten der Zivilisationskrankheiten liegt ein 50%iges Risiko vor, wenn beide Eltern die Krankheit haben, und ein 25%iges Risiko, wenn nur ein Elternteil daran leidet. Dies wird gerne als Beleg für die Vererbbarkeit dieser Krankheiten angesehen. Doch nach der Theorie der Basisallergie kann die Neigung für chronische Krankheiten von der Mutter übertragen werden, ohne dass sie deshalb erblich sein muss. Um dies genauer zu verstehen, unterscheiden wir drei Fälle:

- Falls beide Eltern gesund sind, ist sowohl nach der Theorie der Basisallergie als auch nach der Vererbungstheorie ein Kind mit 0% Wahrscheinlichkeit krank.
- In Familien, in denen beide Eltern an der Krankheit leiden, leiden insbesondere sämtliche Mütter daran. Also bekommen alle Kinder die Basisallergie. Aber nur mit einer Wahrscheinlichkeit von ca. 50% äußert sie sich auch in derselben Form und wird deswegen als dieselbe (scheinbar ererbte) Krankheit angesehen.
- Falls nur ein Elternteil an der Krankheit leidet, so kann dies entweder die Mutter sein. Dann bekommen alle Kinder die Basisallergie, aber (siehe oben) nicht unbedingt in derselben Form. Wenn der Vater basisallergisch ist, so überträgt sich nichts auf das Kind. Insgesamt leiden ungefähr 25% der Kinder unter der Krankheit, wenn ein Elternteil die Krankheit hat.

Diese Überlegung soll nur zeigen, dass die Vererbbarkeit der Krankheiten nicht zwingend gegeben ist, da die Basisallergie zwar von der Mutter auf das Kind übertragen wird, aber eben durch das Stillen und nicht durch die Gene. Bei Müttern kann sich die Basisallergie auf verschiedene Weise ausdrücken oder latent (verborgen) vorliegen. Das braucht aber Genveränderungen bei Vätern nicht unbedingt auszuschließen. Wie aus der Fallbeschreibung im Kapitel „Bluterkrankheit" hervorgeht, können sogar diese positiv beeinflusst werden.

Das Erbe und die Kost

Seit Jahren hat man an verschiedenen Universitäten der Welt Tierversuche durchgeführt, um die Bedeutung der Ernährung für die Gesundheit zu ermitteln. Der tschechische Physiologe Bernasek berichtete bereits 1964 in einem Vortrag von einem äußerst interessanten Resultat. Er hatte Ratten Futter gegeben, das genau nach wissenschaftlichen Empfehlungen für Idealkost zusammengesetzt war, aber nur die in den Tabellen aufgeführten Stoffe in chemisch reiner Form enthielt! Die Tiere wuchsen und entwickelten sich normal und wurden ziemlich alt. Aber ihre Jungen waren schwächlich und wurden krank, sie bekamen mehrere unserer chronischen Krankheiten. Die nächsten Generationen wurden mit Missbildungen geboren, u.a. mit falschen Zahnstellungen. Jede Generation war kränker als die vorige, obwohl alle dasselbe Futter bekamen. Die vierte Generation war steril oder bekam tote Junge.

Als man den kranken Tieren zusätzlich zur Versuchskost etwas Futter gab, das natürlich für sie ist, nämlich rohen Weizen, wurden sie allmählich wieder gesund. Die Genesung dauerte umso länger, je länger die Tiere der Versuchskost ausgesetzt worden waren, bis zu vier Generationen. Aber die Versuchsgruppe genas auf jeden Fall, auch von den Krankheiten, die es mehrere Generationen in den „Familien" gegeben hatte. Nach Kollath zeigen diese Versuche, dass die Kost auch die Gene beeinflusst. Er berichtet von mehreren Versuchen mit ähnlichem Resultat.[13] Dr. Weston Price hat mit einer Photoserie gezeigt, dass bei Menschen, die miteinander verwandt sind, die Kieferform und Zahnstellung von Kostfaktoren beeinflusst wird.[14]

Wenn ein Mensch ungünstigen Lebensbedingungen ausgesetzt wird, vor allem mangelhafter Kost, wird jeder Teil jeder Zelle geschwächt, selbstverständlich auch die Chromosomen mit ihren Millionen Genen. Diese Gene oder Anlagen bestehen aus Materie, die für ihren Aufbau und ihren Fortbestand auf geeignetes Rohmaterial angewiesen ist; aber wie alles andere können auch Gene durch verbesserte Nahrung positiv beeinflusst werden. Basisallergene in der Kost, also vor allem artfremde Milch und Getreide, sind sicher kein geeignetes Rohmaterial.

Was Sie noch für Ihr Baby tun können

Auch Schnitzer ist der Ansicht, dass unsere Anlagen nicht zerstört sind. Er hat ein Programm für junge (werdende) Eltern aufgestellt, das viele Paare erfolgreich erprobt haben.[15] Er empfiehlt, die „Verwirklichung" der eigenen Anlagen vor einer geplanten Schwangerschaft mit einer Rohkostkur zu ermöglichen. Das gilt natürlich auch für den Mann. So gibt man dem Kind einen Satz gesunder Anlagen und den besten Start. Ich möchte an den Vorschlag anknüpfen und beiden Eltern empfehlen, mehrere Wochen vor der geplanten Schwangerschaft alle Basisallergene aus der Kost auszuschließen. Frauen, die nur schwer schwanger werden, erhöhen damit gleichzeitig ihre Chance, Mutter zu werden. Eine 36-jährige Frau wurde nach 12 Jahren unerfüllten Kinderwunsches schwanger, als sie zwei Wochen die Basisallergiediät gehalten hatte. Im Oktober 1993 bekam sie einen gesunden Jungen. Die Diät hat sie während der Schwangerschaft und Stillzeit fortgesetzt.

Man sollte die Diät von Anfang an halten. In den ersten drei Monaten entsteht nämlich die erste Zelle zu jedem einzelnen Körperteil. Wenn eine solche Zelle geschädigt wird, kann das aktuelle Organ nicht gebildet werden. Der Schaden ist irreparabel. Für die Contergangeschädigten wurde das zur Tragödie. Aber die meisten von uns gehen sicher mit irgendeinem weniger deutlichen, angeborenen, aber nicht erblichen Schaden herum. Man berechnet das Risiko für Schäden in den ersten drei Monaten auf 25% bis 30%. „Die klassische Triade Augen-, Herz-, Gefäß- und Gehörschäden entsteht in den ersten zehn Schwangerschaftswochen."[16] In einigen Organen können Schäden auch später auftreten. „Die Differenzierung des zentralen Nervensystems soll in der 16. bis 20. Woche besonders empfindlich sein."[17] Dass eine lange Stillzeit wichtig ist, hat man in den letzten Jahren eingesehen. Das wichtigste ist:

Geben Sie die ersten sechs Monate keine Ergänzungskost!

„Medizinische Geschichte" des Jahres 2050

Aus der „Medizinischen Geschichte" des Jahres 2050: „In den letzten Dezennien des vorigen Jahrhunderts bekam die Genetik eine unverhältnismäßig große Bedeutung. Man war der Ansicht, dass die meisten chronischen Krankheiten erblich seien, und da ihr Auftreten nicht den damals geltenden Vererbungsregeln entsprach, komplettierte man diese mit Hypothesen, denen eine Verankerung in dem befindlichen Wissensarsenal fehlte. Bei jeder ätiologischen Forschung stand die Genetik im Fokus, was eine verhängnisvolle Stagnation zur Folge hatte, bis ein immer intensiverer Protest von Seiten der Laien den Trend brechen konnte..."

Vierter Teil

ALLERGIEN

Anfang Mai 1989 rief Ann-Britt mich an. Sie war im Alter von knapp 60 Jahren nach jahrelanger Arbeitsunfähigkeit wegen hochgradiger Allergie gegen fast alles vorzeitig pensioniert worden. Sie war ständig müde und neigte zu Ödembildung. Sie rief an, um mir für die schwedische Originalausgabe meines Buches zu danken, das sie sich einige Monate zuvor in einer Bibliothek ausgeliehen hatte. Sie probierte sofort die Basisallergiediät aus und war anderthalb Tage später gesund.

Ann-Britt war wegen einer Unterfunktion ihrer Schilddrüse seit Jahren auf Levaxin-Tabletten angewiesen. Da Milchzucker ein Bestandteil dieses Medikamentes ist, hatte sie versucht, es wenigstens für einige Tage abzusetzen. „Stellen Sie sich vor", sagte sie, „ich brauche es überhaupt nicht mehr. Meine Schilddrüse arbeitet seit Monaten wieder normal." Ihr ganzes Leben hatte sie unter einem unnatürlichen Hungergefühl gelitten. Auch davon wurde sie durch die Diät befreit.

Die frühere Vorsitzende eines Asthma-Allergievereins Karin B. besitzt neben Hunden auch ein Pferd, obwohl sie gegen diese Tiere hochgradig allergisch ist. Seit sie die Basisallergiediät macht, kann sie ihre Tiere selber versorgen, ohne auf Sprays und andere Heilmittel angewiesen zu sein.

Die innere Identität

Als ich jung war, glaubte ich, dass es die einzige Aufgabe des Immunsystems sei, uns vor Infektionskrankheiten zu schützen. Aber im Laufe der Jahre habe ich gelernt, dass es die phantastische Aufgabe hat, alle Stoffe aus der Luft und der Nahrung an die „innere Identität" eines jeden einzelnen Körpers anzupassen. Was bedeutet nun „innere Identität" naturwissenschaftlich? Der Ausdruck wird von Wissenschaftlern gebraucht und hat, wie ich meine, einen genauso unwissenschaftlichen Klang wie Begriffe der klassischen Homöopathie: „Lebenskraft", „komplementäre Schatten", „Selbstheilungskräfte", „formative Kräfte", usw. Es würde mich nicht überraschen, wenn sich eines Tages zeigte, dass die den Ausdrücken entsprechenden Erscheinungen, einschließlich der „inneren Identität" wissenschaftlich verwandt oder sogar identisch sind. Bei Allergikern ist etwas mit dem Anpassungsmechanismus des Körpers nicht in Ordnung. Es ist aber die Aufgabe der Allergieforschung, herauszufinden, warum die Anpassung an die „innere Identität" des Körpers ausbleibt. Anpassung an etwas, das man nicht kennt!

Die Brücke

So lange man nicht weiß, worin die „innere Identität“ besteht, ist der Auftrag der Allergieforscher undurchführbar und mit dem unmöglichen Auftrag vergleichbar, Wegweiser zu einem unbekannten Ziel aufzustellen. Die Situation erinnert mich an meinen Traum im Kapitel „Die Traumbrücke“ (Seite 51), in dem sich eine Frau auf einer Brücke ohne Brückenkopf befindet. In wachem Zustand kann man vielleicht etwas mehr darüber nachdenken und die Frau gegen die Allergieforschung austauschen. Diese wendet ihren nicht definierten Begriff „innere Identität“ an, um auf die schwebende Brücke zu gelangen, wandert darüber mit naturwissenschaftlicher Materie unter den Füßen und hofft, die Wirklichkeit ohne einen weiteren Hypothesensprung zu erreichen. Ich fürchte, dass sie sich noch lange hin und her bewegen muss, ohne den Weg zum Boden zu finden, oder dass der Traum wie meiner ohne Schluss-Szene durch Aufwachen beendet wird – wie so vieles in der medizinischen Forschung.

Den ersten Preis in einem Wettbewerb anzustreben, der gar nicht ausgeschrieben ist, löst ein ähnliches Gefühl aus. Einen solchen Versuch werde ich jetzt übrigens machen. Ich schicke nämlich folgende Antwort an ein nicht existierendes Preisgericht:

Die „innere Identität“ des Körpers ist identisch mit der dominierenden Frequenz im Organismus.

Die Sortierung

Bei der Verdauung wird die Nahrung zu Molekülen abgebaut. Im unteren Teil des Dünndarmes befinden sich die so genannten Peyerschen Plaques, die zum Immunsystem gehören und deren Aufgabe es ist, die Nahrungspartikel in „Freunde“ (geeignete Nahrungsstoffe) und „Feinde“ (ungeeignete Nahrungsstoffe) zu sortieren. Feinde haben stark abweichende Frequenzen. Dazu gehören Bakterien, Viren und Gifte verschiedener Art. Darum werden sie von besonders dafür vorgesehenen Zellen aufgefressen. Die regulierbaren werden aber dem Frequenzspektrum dem Organismus angepasst und in das Blutsystem hineingelassen. Nur Basisallergene können ohne Anpassung durchschlüpfen.

Wenn sich ein Feind trotzdem in einige Zellen hineinschleicht, bricht eine Krankheit aus, und wenn der Eindringling sehr stark ist, vielleicht ein Gift, stirbt das Individuum. Aber erst versucht das Verteidigungssystem in den Blutgefäßen und im Gewebe den Partikel herauszuschieben. Zu den Waffen gehören die Antikörper IgE und Mastzellen. Ich stelle mir die IgE wie Antennen vor, welche die Frequenzen der Eindringlinge an die Mastzellen vermitteln. Im Notfall sondern diese Histamin ab und verursachen dadurch eine Entzündung, die den Feind unschädlich machen soll. Dieser Vorgang ist natürlich. Die Mastzellen reagieren nur auf Proteine, die ein falsches Frequenzspektrum haben und außerdem recht groß sind.

Der Allergiker

Bei Allergikern geht etwas schief. Bei ihnen lösen nicht nur Bakterien und Viren den oben beschriebenen Mechanismus aus, sondern auch ganz ungefährliche, kleine Partikel in Pollen, Äpfeln usw., die so genannten Allergene. Man fragt sich, wie es möglich ist, dass das Immunsystem überhaupt auf diese ungefährlichen, kleinen Stoffe reagiert, und meint, dass sie locker an Proteine oder Aminosäuren gebunden werden und so die notwendige Größe bekommen. Aber die Forscher wissen nicht, um welche Proteine es sich handelt und warum das geschieht, und warum das nur bei Allergikern geschieht.

Ich glaube, dass es sich bei diesen Proteinen um Basisallergene handelt; denn wenn Allergiker diese aus ihrer Ernährung ausschließen, bleiben auch die allergischen Reaktionen auf die kleinen Partikel aus. Wir sahen das bei Sotis Frauchen, Anneli, Ann-Britt und Karin. Alle Allergiker haben übrigens Antikörper gegen Lebensmittelproteine in ihrem Blut. Aber die Allergologen wollen nicht einsehen, dass Allergiker eigentlich gegen diese Proteine überempfindlich sind und nicht gegen die kleinen, ungefährlichen Allergene. Sie akzeptieren diese Erscheinung als „normal", ohne einen theoretischen Rahmen für ihre Stellungnahme anzugeben.

Ich hoffe, dass Sie verstanden haben, dass Basisallergie nicht dasselbe wie Allergie ist. Die Basisallergie ist die Ursache der Allergien.

Was die Fachleute sagen

„Man muss doch darauf hinweisen, dass die Produktion allergiespezifischen IgEs gegen gewöhnliche Lebensmittelproteine bei atopischen Personen zum Immunsystem gegen diese Proteine gehört..." „Die Bestimmung von Serum-IgE hat bei Lebensmittelallergien geringen Wert. Ein erhöhter Wert deckt lediglich atopische Neigung beim Patienten auf."[1]

Einige Forscher sind der Ansicht, dass auch Quecksilber bei Amalgamallergikern an Proteinstoffe gebunden wird. Tatsache ist, dass auch diese Patientengruppe positiv auf basisallergienfreie Kost reagiert.[2]

„Außer seinem direkten toxischen Effekt ruft Quecksilber von Amalgam auf Grund seiner Bindung an die Thiolgruppe der Proteine (SH-Gruppen) Allergien hervor... Wir haben Anlass, einen Zusammenhang zwischen Amalgam und vermuteten autoimmunen Krankheiten, wie multiple Sklerose und Rheuma, zu vermuten... Nickelallergiker sind sehr häufig, und Nickel wird auch an SH-Gruppen gebunden."

In der Fußspur der Allergien oder die Artillerie des Immunsystems

Die Mastzellen in den Blutgefäßen schießen bei allergischen Reaktionen mit Histamin, so dass die Gefäßwände durchlässig werden können und Flüssigkeit in das Gewebe tropfen kann. So entstehen allergische Anschwellungen, bei Nesselfieber Quaddeln, oder Wasseransammlungen im Körper mit kräftiger Gewichtszunahme bis zu fünf Kilogramm an einem Tage. Sie können ferner zu blauen Flecken führen, wenn auch rote Blutkörperchen herausschlüpfen. Auch Schäden in den Wänden der Blutgefäße und Venenentzündungen können entstehen. In den Nieren können diese allergischen Reaktionen zu schweren Krankheiten Anlass geben. Von Forschern in Japan und Florida wurde Milch als das am meisten beteiligte Allergen ermittelt. Man deutet auch an, dass diese allergischen Entzündungen größere Blutgefäße angreifen können, sogar im Herz, und dass sie dadurch mehrere Krankheiten verursachen, z.B. Muskelkrämpfe, unregelmäßiges Herzklopfen, starke Schmerzen in den Beinen, Zirkulationsschwäche in Fingern und Zehen, Sehverlust, Anfälle und einseitige Lähmungen.[3]

Gefäßwände dürfen natürlich nicht durchlässig sein. Die „Artillerie" ist eigentlich nur dafür vorgesehen, „Feinde" zu vertreiben. Sie tritt bei Gesunden nur in Ausnahmefällen in Kraft und dann meistens im Gewebe und nicht in Gefäßen;

aber bei Allergikern geschieht dieses unaufhörlich und die Grundursache dafür ist Basisallergie, also falsche Säuglingsernährung. Wahrscheinlich hat Arterienverkalkung die Aufgabe, die Schäden abzudichten. Davon mehr im Kapitel „Das Pflaster für Ihre Gefäße“ ab Seite 130.

Nahrungsmittelallergie

Anneli leidet nicht nur an Basisallergie und der gewöhnlichen „echten“ Allergie, sie gehört leider auch zu der Gruppe, die außerdem eine „echte“ Nahrungsmittelallergie gegen Milch und Getreide entwickelt hat. Diese Lebensmittel spielen also eine Rolle sowohl als Basisallergene als auch als Allergene. Auch die kleine Maria im Kapitel „Jetzt kann ich“ (Seite 106) und Gertrud gehören zu dieser Gruppe, aber sie reagieren mit anderen Symptomen. Diese Patientengruppe reagiert oft auf verschwindend kleine Mengen solcher Stoffe, die auf irgendeine Weise mit Milch oder Getreide zu tun haben. Oft erkennen die Ärzte die allergischen Reaktionen nicht in den Symptomen. In der Allergologie ist man nämlich der Ansicht, dass Reaktionen nur durch Proteine oder gewisse chemische Stoffe zusammen mit Proteinen ausgelöst werden. Aber Überaktivität und Depressionen können auch durch eine einzige Vitamintablette mit Laktose oder Efamol mit Vitamin E von Weizenkeimöl ausgelöst werden. Das hat u.a. Gertrud erfahren. Ich sehe verschiedene alternative Erklärungen: Vielleicht befinden sich Spuren von Milch- oder Weizenprotein in den Präparaten. Oder vielleicht beruhen die Reaktionen auf einem ganz anderen Mechanismus, einem Mechanismus, der durch die Frequenzabweichungen ausgelöst wird und der von der Größe und der Chemie der Partikel nicht beeinflusst wird.

Für den Patienten spielt es keine Rolle, wie die Reaktion zustande kommt, auch nicht, ob sie Allergie oder anders genannt wird. Sie sind zufrieden, wenn sie entdeckt haben, dass ihnen die Basisallergiediät ein erträgliches Dasein verschaffen kann. Für Psychiater und Forscher spielt es auch keine Rolle, sie können die Krankheiten für unheilbar erklären. Zurück bleibt nur mein armes Ich, das von einem nicht ausgeschriebenen Wettbewerb verfolgt wird und keinen Abnehmer für die Lösung findet.

Der Ranzen

Jetzt bekommen alle, die zu der großen Schar der Allergiker gehören, einen Ranzen für ihre Allergene. Diese unterscheiden sich in Quantität und Qualität, je nach Jahreszeit und Bereich. Je höher der Ranzen gefüllt ist, desto schwerer wird er natürlich und desto kränker wird der Ranzenträger. Die Augen tränen, die Nase läuft, Ekzeme flammen auf, und die Atmung streikt. Die Ärzte und alle, die etwas von Allergien verstehen, empfehlen, soviel wie möglich aus dem Ranzen herauszunehmen. Wenn man weiß, dass man Allergiker ist, braucht man ja Erdbeeren und Reiten gar nicht erst hineinzulegen. Aber das Ausschlagen der Birken, Pollen, der Hund des Nachbarn und die entzückenden Kätzchen der Cousinen? Wie sollen wir sie aus dem Ranzen herausbekommen?

Ich schwimme wie gewöhnlich gegen den Strom und empfehle statt dessen, den Ranzen ganz wegzunehmen. Dann kann er keinen Allergieschmutz aufsammeln.

Er ist aus den Basisallergenen des Allergikers gebastelt, vor allem aus Milch. Vielleicht genügt es, nur die Milch wegzunehmen. Das klappte ja bei Sotis' Frauchen; aber es reichte nicht für Anneli. Annelis Ranzen war aus Milch, Mehl, Hefe und Glutamat und allem, was damit zu tun hat, gebaut. Außerdem war Fischtran mit eingeflochten. Also weg mit allem Fisch! Jetzt verträgt sie alles, was vorher in dem Ranzen lag: Pollen, Tiere, Birken, Hausstaub, Druckerschwärze, Fleisch von Wild und noch vieles mehr.

Die Ursachentreppe

Es gibt, wie bekannt, Ursachen und Behandlungsmöglichkeiten auf verschiedenen Ebenen. Am oberflächlichsten ist die Behandlung mit Medikamenten. Wir brauchen sie für akute Befunde. Aber alle wissen, dass Arzneien gegen Asthma und Allergien den Patienten nicht von seiner Krankheit befreien können. Außerdem führen sie unerwünschte Nebenwirkungen mit sich.

Etwas tiefer im Ursachenzusammenhang liegt die Anpassung an die Krankheit, indem man die Allergene vermeidet, sie also aus dem Ranzen herausnimmt. Auf dieser Stufe stampft die medizinische Forschung seit vielen Jahren. 1989 wurde im Auftrag der schwedischen Regierung eine große Allergieuntersuchung durchgeführt. Das Ergebnis wurde ein 1000 Seiten langer Bericht. Der Vorsitzende des Untersuchungskomitees meinte, dass man in Schweden noch ein Atomkraftwerk bauen müsste, so dass Allergiker öfter lüften können! Man schlug außerdem vor: ein Verbot von Tieren in öffentlichen Gebäuden und Treppenhäusern in Mietshäusern, mindestens 500m Abstand zwischen Wohnquartieren und Tierhaltung bzw. Reitstiegen, Quartiere ohne Zugang für Tiere[4], eine Art „Ghetto“ für Allergiker. Ob man dabei wohl auch an Milchgeschäfte denkt? Ohne solche kann es nämlich schwierig werden, seine Identität als Allergiker zu bewahren.

Die Zahl der Allergiker steigt ständig an. In Schweden leiden jetzt mehr als die Hälfte aller Schulkinder an einer Allergie. Das bedeutet, dass Nichtallergiker in der nächsten Generation in der Minderheit sein werden und wir „Ghettos“ für Gesunde bekommen. Öffentliche Lokale und Schulen zu „sanieren“, ist teuer. Es ist beinahe unmenschlich, zu verlangen, dass alle Taxen, Busse, Züge und Flugzeuge absolut frei von Hundhaaren und Staub sein sollen. Das würde allein stehende Rentner vor die Wahl stellen, sich entweder ein Gesellschaftstier zu halten oder ab und zu ihre Kinder, wenn sie ein Stück wegwohnen, zu besuchen. Sowohl als auch kommt nicht in Frage. Wie soll er das Tier mitnehmen? Wie soll er sich verhalten, wenn sich sein Tier nicht einmal im eigenen Treppenaufgang befinden darf? Die gewöhnlichsten Allergene gehören ihrer Natur nach zu unserer Umgebung und sind an und für sich nicht giftig. Vor einigen Jahren hörte ich, wie sich eine Mutter darüber beklagte, dass in der Nähe des Spielplatzes Birken standen. Wie würde die Ökologie reagieren, wenn wir die Birken überall, wo sich Menschen aufhalten möchten, absägten? Sollen wir alles Gras und alle wilden Pflanzen mähen, bevor sie blühen, um die Pollenverbreitung zu verhindern?

Die Theorie, dass Luftverschmutzung Allergie verursachen kann, hat man in Schweden inzwischen aufgegeben; denn in Tokio, einer der am stärksten luftverschmutzten Städte der Welt, schätzt man die Anzahl der Allergiker auf höchstens ein Prozent.[5] In Osteuropa gibt es ebenso kaum Allergiker. In Schweden war schon 1975 ein Anteil von 15% aller Schulkinder allergisch. Die Zahl war 1987 in

Umeå auf 46% angestiegen[6] und liegt inzwischen bei über 50%. Ich glaube, dass die starke Zunahme der Allergien mit der großen Anzahl der Flaschenkinder unter den heutigen Müttern zusammenhängt. In den 1940er Jahren stillte man in Schweden jedes zweite Kind, 1973 aber nur jedes vierzehnte.[7]

Wie schon genannt, sind die allergieauslösenden Bestandteile in Pollen, Äpfeln, Milben in Hausstaub usw. eigentlich zu klein, um Histaminreaktionen auslösen zu können. Sie vereinen sich locker mit Proteinen (wahrscheinlich Basisallergenen), bevor sie pathologisch werden. Man nennt sie Haptene. Dazu zählen die Forscher Brostoff und Gamlin Lektine in Weizen und Leguminosen (Erbsen, Bohnen, Linsen) und Peptide in Eiweiß, Erdbeeren, Schalentiere, Tomaten, Fisch, Schwein und Schokolade und einen Stoff unbekannten Charakters in Buchweizen, Sonnenblumensamen, Mango und Senf.[8]

Falls Sie an Amalgamallergie leiden sollten, kann es schwer sein, den Ranzen loszuwerden, ohne das Amalgam herauszunehmen. Am besten ist es, die Amalgamfüllungen so schnell wie möglich zu entfernen. Die Basisallergiediät kann Ihre Plagen während der Zeit lindern. Allergie gegen Elektrizität und Empfindlichkeit auf Elektrosmog kommen auch bei Personen mit Amalgamallergie vor. Nach der Zahnsanierung gehen die Beschwerden oft langsam zurück. Die Tatsache, dass diese Personen außerdem auch oft gegen andere Allergene allergisch sind,[9] deutet darauf hin, dass die Allergie gegen Elektrizität eine sekundäre Erscheinung sein kann. Ann-Britt, von der ich oben erzählte, war auch Elektrizitäts-Allergikerin. Sie konnte nicht an ihrem elektrischen Herd stehen. Zeitweise war sie gezwungen, in einem Hauswagen zu wohnen. Sie wurde, wie Sie schon gelesen haben, nach anderthalb Tagen mit der Basisallergie von ihrem Leiden befreit.

Man sollte mit Nachdruck von der Forschung verlangen, sich konstruktiv und vielseitig mit der Frage nach der nächsten Ursachenstufe zu befassen. Warum belastet der liebe Gott gewisse Menschen mit dem Ranzen und andere nicht? „Das kommt von einer angeborenen Disposition. Wir müssen akzeptieren, dass wir Menschen verschieden sind", hört man oft. Natürlich sind wir verschieden; aber physiologisch sind wir jedenfalls wie Individuen anderer Tierarten einander gleich. Sie vertragen die gleiche Nahrung und dieselben Umweltfaktoren. Nach den Gesetzen der Natur müsste wohl auch die Physiologie für alle gesunden Individuen unseres Geschlechts gleich sein.

Nehmen Sie doch den Ranzen mit Hilfe der Basisallergiediät oder einer Rhinoplexkur weg! Tausende von Allergikern haben schon verstanden, dass sie symptomfrei sind, solange sie auf ihre Basisallergene verzichten. Gertrud konnte nicht einmal Wasser vertragen. Jedes Mal wenn sie duschte wurde sie krebsrot, und es juckte überall. Wenn jemand in ihrer Nähe rauchte, musste sie husten. Seitdem sie die Diät hält, sind diese Reaktionen wie weggeblasen.

Es ist lange her, dass das so genannte „Föllingeprojekt" durchgeführt wurde. Daran nahmen 64 Patienten teil, darunter 24 Asthmatiker. Der Zustand dieser Patienten war nach einem Jahr mit Lilly Johanssons milch- und getreidefreier Kost stark verbessert. Das ging auch aus Laborproben hervor. Die Neigung zu Infektionskrankheiten nahm ab, und die Patienten konnten Faktoren ausgesetzt werden, die vorher regelmäßig einen Asthmaanfall ausgelöst hatten, z.B. Staub, Rauch, Tiere. Auch Nebenkrankheiten, meistens rheumatischen Charakters, verschwanden oder nahmen ab.[10] Dass das Ergebnis nicht noch besser wurde, kann daran gelegen haben, dass nur 63% zu Hause die empfohlene Kost (ohne Milch und Getreide) aßen, und dass man u.a. Weizenkeimöl einnahm.[11]

Was die Fachleute sagen

Von einer Reichsversammlung der Ärzte im Jahre 1989: Von gut 3000 Kindern in Umeå hatten 46% allergische Symptome; zehn Jahre vorher dagegen nur 34%. Eine Arbeit über Nahrungsmittelallergie zeigte, dass Provokationstests mit Milch im Dünndarm erhöhte Mengen Histamin, Hyaluronsäure und Albumin im Darmsaft auslösten, während der Pricktest und RAST negativ für Milch ausfielen.[12]

Das bedeutet:

Allergietests widersprechen sich
Wenn zwei behaupten: „Milch ist gut für dich",
antwortet der dritte: „Was die beiden auch sagen,
du kannst doch keine Milch vertragen. "

„Einige Menschen können keine Mohrrüben roh, sondern nur gekocht essen. Aber was ich auch eigentümlich finde, ist, dass man es mit Rohkost bei solchen Menschen versucht, die allergisch sind oder Asthma haben. Das dürfte ja eigentlich gar nicht möglich sein."[13] „Die gewöhnlichste Form der Lebensmittelallergie ist gerade eine solche Allergie, die bei pollenallergischen Personen vorkommt ...Sie reagieren auch auf verschiedene Gemüse-, Obst- und Hackfruchtsorten usw. ..."[14] „Oft bekommt man ja doch eine auffallende Verbesserung, wenn jemand in ein Kurheim oder eine ähnliche Institution fährt. Da isst man anders, man trinkt z.B. keine Milch...."[15]

Die milch- und eventuell getreidefreie Diät ist natürlich auch nur eine Anpassung an die Krankheit und bringt keine wirkliche Heilung. Darum ist die Frage, nach der Grundursache der Überempfindlichkeit so wichtig und damit sind wir wieder bei der Theorie der Basisallergie, nach der die Krankheit vor oder unmittelbar nach der Geburt entsteht.

TIPP

Am besten beugen junge Mütter Allergien mit einer Basisallergiediät während der Schwangerschaft und Stillzeit vor und mit vollem Stillen in den ersten sechs Monaten nach der Geburt.

Aber, wie schon beschrieben, auch eine nachträgliche Ausheilung ist noch möglich, eine Behandlung mit den beschriebenen homöopathischen Präparaten, die den Schaden, der im zarten Alter entstanden ist, repariert.

Auf demselben Ursachenniveau liegt die Tatsache, die alle Ärzte kennen, nämlich dass Allergien eine Folge von latenten Infektionsherden sein können. Mit Hilfe von Nosoden kann man sie entdecken und entfernen.

Die Schachteln

Im Ranzen für Allergien in der Bedeutung „abweichende Reaktion" kann man die Symptome nach Zwischenursachen in verschiedenen Schachteln sortieren. Jede einzelne besteht aus ihrer speziellen Zwischenursache. Mit bekannten Behandlungsmethoden werfen wir die Symptome schachtelweise heraus. Das ist natürlich effektiver, als sie einzeln herauszunehmen aber weniger effektiv, als den ganzen Ranzen wegzunehmen. Ein solches Verfahren kann auch wie die Symptombehandlung den Nachteil haben, dass sich der Patient gesund fühlt, ohne es zu sein, und dass junge Frauen es vielleicht nicht für nötig halten, Basisallergiediät zu halten, wenn sie schwanger sind und stillen.

Die Mineral- und Vitaminschachtel

Basisallergiker können im Allgemeinen Vitamine und Mineralien nicht zufriedenstellend ausnützen. Mit der bekannten Mineral- und Vitamintherapie, die mit großen Mengen Kostbeigaben arbeitet, eliminiert man diesen Mangel und nimmt also die entsprechende Schachtel aus dem Ranzen heraus. Geschickte Heilpraktiker können herausfinden, welche Präparate gerade Sie gegen Ihre speziellen Wehwehchen gebrauchen. Sie können sich dieser Therapie auch parallel mit einer Desensibilisierungskur bedienen, um die Nebenwirkungen zu mildern. Aber sehen Sie zu, dass Sie Präparate ohne Basisallergene bekommen, also ohne Laktose, Hefe und natürliches Vitamin E. Offenbar spielt der chemische Aufbau dieser Vitalstoffe keine entscheidende Rolle für die physiologischen Funktionen des Körpers, sondern ihr Frequenzspektrum. Man kann nämlich auch mit potenzierten Vitaminen und Mineralien guten Erfolg erzielen.[16]

Die Calciumabsorption ist von einem sauren Bereich im Magen abhängig. Die meisten älteren Basisallergiker haben zu wenig Magensäure und können Calciumpräparate also nicht ausnutzen.

Was die Fachleute sagen

Nach Hallert kommen Rachitis und Osteomalazie (Knochenerweichung) oft bei Glutenintoleranz vor.[17] Osteoporose nimmt in der westlichen Welt zu. Kenntnisse über Ätiologie und Pathogenese existieren kaum. Die Krankheit besteht nicht in der „Entkalkung“, sondern in dem Verlust des Knochenvolumens.[18] Man gab gesunden postmenopausalen Frauen ein Jahr lang jeden Tag zusätzlich 6,7 dl Milch. Sie hatten trotz einer Calciumeinnahme von 1500 mg pro Tag noch eine negative Calciumbalance. Die Untersuchung wurde vom National Dairy Council der USA durchgeführt.[19]

Knochenerweichung nimmt in Schweden ständig zu. Man hat berechnet, dass sich die jetzigen (1993) jährlichen 15000 Knochenbrüche in den nächsten zwei Jahrzehnten verdoppeln werden. Jede dritte Frau wird davon betroffen sein. Diese typisch weibliche Alterskrankheit kommt jetzt immer häufiger auch in der jüngeren Generation und bei Männern vor. In Schweden gibt es erstaunlicherweise die meisten Knochenbrüche, obwohl wir mit der Kost sehr viel Kalzium zu uns nehmen...[20] Eine Studie an Frauen mit Knochenerweichung zeigte einen kräftigen Laktasemangel. Ihre Diät enthielt genug Calcium, der aber von Milch herstammte und den sie wegen des Laktasemangels nicht ausnutzen konnten. Frauen mit dem gleichen Calciumkonsum ohne Laktasemangel zeigten keine Knochenerweichung.[21]

„Die empfohlene Calciumeinnahme wird für gesunde Frauen in verschiedenen Ländern in variierenden Mengen von 400 mg bis zu 1500 mg angegeben... Man kann eine direkte Wechselbeziehung zwischen Calciumeinnahme und dem Vorkommen von Hüftfrakturen zeigen. Dieser paradoxale, signifikante Zusammenhang beruht wahrscheinlich darauf, dass der Calciumkonsum mit anderen Kost- und Lebensstilfaktoren zusammenhängt.“[22]

Das bedeutet:

„Calcium gibt Gesundheit“ ist ein falsches Versprechen.
Mit viel Calcium kann man die Hüften brechen.

Die Energieschachtel

Wahrscheinlich haben Sie von den Meridianen im Akupunktursystem gehört. Das sind Linien im Körper, die nach einem bestimmten System verschiedene Organe miteinander verbinden. Sie sind unsichtbar und folgen weder Nervenbahnen oder einem anderen anatomischen System. Es heißt, dass in den Meridianen Energieströme laufen und dass man bei Behandlungen mit Akupunktur Energie von einem Meridian auf den anderen überträgt. Ich stelle mir diese Bahnen, die Meridiane, vor wie eine dichte Reihe von Pendeln. Wenn eines dieser Pendel im Takt abweicht, schlägt es gegen die Nachbarpendel und überträgt den falschen Takt auf die übrigen. Eine Entzündung in einem Zahn würde zum Beispiel in diesem Bild einem solchen Pendel entsprechen. In der Abbildung auf Seite 59 können Sie sehen, mit welchen Organen die einzelnen Zähne in Verbindung stehen. Wenn man den Herd entfernt, kann die alte Ordnung wiederhergestellt werden, so dass eventuelle Symptome in den übrigen Organen verschwinden.

Wenn man den Zellen artfremde Stoffe zuführt, Basisallergene, werden wahrscheinlich auch die Energie und die Frequenzen in den Meridianen beeinflusst. Mit Akupunktur und Zonentherapie kann man den Defekt oft ohne Nebenwirkungen beheben, jedenfalls vorübergehend. Aber effektiver ist es natürlich, außerdem die Zufuhr der artfremden Stoffe durch die Basisallergiediät zu verhindern, also den Ranzen statt der Schachtel zu entfernen.

Wenn ein Patient nach der Entfernung einer Amalgamfüllung eine *unmittelbare* Verbesserung erlebt, beruht das darauf, dass das Amalgam einen Akupunkturpunkt negativ beeinflusst hat.[23]

Magensäure

Mangel an Magensäure kommt bei Basisallergikern sehr häufig vor. Man kann ausprobieren, ob Zitronensäure in Tablettenform, Zitronensaft oder Apfelweinessig vor oder während der Mahlzeiten helfen. Oft gehen dann auch vorübergehend Symptome wie Müdigkeit und unnatürlicher Hunger zurück. Mein Mangel an Magensaft verschwand, als ich das homöopathische Desensibilisierungspräparat gegen Gluten Rhinoplex 15 einnahm.

„Und dann kam auch der Pilz wieder, der überall sitzt, im Mund, an den Fingerspitzen, in der Scheide und im Darm…" Damit meinte die Patientin Candida albicans, einen gewöhnlichen Pilz, mit dem wir, wenn wir gesund sind, in friedlicher Symbiose leben ohne seine Existenz zu merken. Normalerweise halten Bakterien die Vermehrung von Candida in Schach; werden diese aber z.B. durch Antibiotika niedergeschlagen, kann sich der Pilz frei entwickeln. Dieser Pilzüberwuchs durch Übervermehrung ist in den letzten Jahren immer häufiger geworden. Man meint oft, dass er die Ursache vieler Krankheiten sei; aber er ist eben doch nur eine Zwischenursache; denn die Voraussetzung für eine Überentwicklung des Pilzes ist ein Mangel an Magensaft und ein geschwächtes Immunsystem.[24] Wenn ich an der Krankheit litte, würde ich die Basisallergiediät streng einhalten und außerdem Honig, süßes Obst und Zucker solange vermeiden, bis die Pilzbeschwerden verschwunden sind.

Blutzucker

Eine plötzliche Senkung des Blutzuckerspiegels gehört zum Regulierungsmechanismus des Körpers und ist in gewissen Situationen natürlich. In solchen Fällen entstehen keine Krankheitssymptome. Aber als Zwischenursache, z.B. durch Überproduktion von Insulin nach Zuckerverzehr, kann niedriger Blutzuckergehalt viele schwere Krankheiten, auch psychische, verursachen. Bier ist für diese Personen besonders gefährlich, weil es drei Basisallergene enthält: Alkohol, Malz und Hefe. Außerdem können Zucker, Honig und süßes (getrocknetes) Obst die Bauchspeicheldrüse zu einer Überproduktion von Insulin stimulieren, was niedrigen Blutzuckergehalt verursacht. Eine milch-, getreide- und zuckerfreie Kost kann Wunder bewirken.

Enzymmangel

Immer häufiger entdeckt man einen Mangel an einem speziellen Enzym, z.B. bei Glutenintoleranz. Aber warum können die Patienten es nicht bilden oder warum können sie es nicht ausnützen? Bei Alkoholikern hat man einen niedrigen Gehalt des Enzyms Monoaminoxidase, MAO, entdeckt. Es soll die Signalsubtanzen Dopamin und Noradrenalin beeinflussen. Wie gewöhnlich spricht man von erblichen Faktoren.[25] Ich bekomme immer wieder Berichte über erblichen Mangel an allen möglichen Enzymen (die Theorie scheint gerade „in" zu sein) als Ursache für Beschwerden, die aber eigentlich auf der Basisallergie beruhen.

Mangel an gewissen Faktoren

In der letzten Zeit hört man immer öfter von Forschungsberichten, die von einem Mangel an einem speziellen Faktor berichten. Man weiß, dass Parkinson durch einen Mangel an Dopamin verursacht wird. Dr. Christian von Scheele hat entdeckt, dass das Medikament, das bei Parkinson wirkt, auch Patienten mit „restless legs" (unruhigen Beinen) hilft. Er zieht den Schluss, dass die Ursache zu restless legs, wie bei Parkinson, im Gehirn liegt.[26] Dieses Symptom kann man jedoch auch mit Basisallergiediät behandeln. Darum vermute ich, dass auch Parkinson und der Mangel an Dopamin einen Zusammenhang mit der Basisallergie haben. Bettnässen gehört auch zu den Beispielen.[27] Es wird aber durch Basisallergie hervorgerufen.[28] Ich bekomme immer mehr Berichte über Jungen, die durch Rhinoplex 13, 14 und 15 von dieser Plage befreit wurden.

Bluterkranken fehlen gewisse Koagulationsfaktoren. Wie Sie im Kapitel „Das gesunde Erbe" lesen können, kann die Basisallergiediät sogar diesen Patienten helfen.

Zusammenfassend können wir nochmals feststellen, dass werdende und stillende Mütter die Basisallergiediät einhalten sollten, auch wenn sie sich durch eine Behandlung der Zwischenursachen gesund fühlen.

Fünfter Teil

VERSTECKE DER BASISALLERGIE

Auch Basisallergie?

Die Wolke

Haben sie schon mal auf einer Wolke gelegen? Das habe ich! Mein Vater besaß das herrlichste Bett auf der Welt mit Spiralfedern und einer dicken Schlaraffia-Matratze und oben drauf ein so genanntes Unterbett, ein Federbett à la Wilhelm Busch. Nur mein Vater besaß so ein Unterbett.

Manchmal wachte ich auf, wenn mein Vater in der Nacht zu Krankenbesuchen heraus musste. Dann öffnete ich vorsichtig die Tür zum Elternschlafzimmer, wo meine Mutter zu schlafen schien, schlich mich in Vaters Bett, sank tiefer und tiefer, schwebte auf einer Wolke und genoss. Am nächsten Morgen wachte ich in meinem eigenen Bett auf und erinnerte mich mit einem behaglichen Gefühl an meine Wolkenfahrt.

Heute haben diese Betten den Ruf, ungesund für den Rücken zu sein; aber die vorige Generation kümmerte das nicht. Die Rücken blieben eben doch gesund, wenigstens die meiner Eltern. Aber wie es sich damit auch verhalten mag, so gibt es diese Betten jetzt nicht mehr, außer bei uns. Ich nahm nämlich die Betten meiner Eltern mit in mein Heim im hohen Norden, und vom Unterbett abgesehen haben wir sie immer noch. Aber mein Rücken streikte nach einigen Jahren und verlangte Holzlatten und eine Schaumgummimatratze. Jetzt ist das alte Bett wieder hergestellt – ohne Latten –, und wieder darf ich auf meiner Wolke liegen, weich und behaglich. Die homöopathische Behandlung gegen meine Basisallergie schenkte meinem Rücken neue Kraft.

Von Plattfüßen und Rücken

„Plattfüße" nannten meine Brüder meine Füße, als ich klein war, wenn sie mich ärgern wollten. Aber wenn es nur das gewesen wäre! Sehen Sie nur mal diese schrecklichen Ballen unterhalb der großen Zehe! Und diese Schmerzen bei jedem Schritt! Als wenn die Füße durchbrechen würden. Wer kann wohl damit auf Festen in eleganten Schuhen Spaß haben? Sahen Sie Westside Story im China in Stockholm? Nein? Das ist schade, denn das war ein phantastisches Erlebnis. Wenn nicht der Weg vom Hotel zum Theater und zurück gewesen wäre! Mit Blasen auf meinen Hammerzehen.

Aber etwas später tanzte ich einen ganzen Abend in denselben Schuhen, in meinem bis dahin 65jährigen Leben zum ersten Mal ohne Schmerzen in den

Füßen. Die Desensibilisierungskur mit Rhinoplex hatte auch diesem Elend den Garaus gemacht. Damit hatte ich nicht gerechnet. Zwar sehen die Hammerzehen und Ballen immer noch wie Hammerzehen und Ballen aus, aber sie sind jetzt geschmeidiger und stärker, und die Schmerzen und Blasen sind vergessen.

Bertil schreibt: „Ich bin selbst durch Intuition darauf gekommen, dass ich mein langes Rückenleiden heilen konnte, indem ich ganz auf Molkereiprodukte verzichtete." Gertrud hatte jahrelang an Rückenschmerzen gelitten. Sie spürte sie ständig, was sie natürlich in ihrer Berufsausübung hinderte. Besonders stark wurden die Schmerzen kurz vor und während der Menstruation. Sie verschwanden, als sie die Basisallergiediät machte – aber erst zwei Monate nach ihrem letzten Brotbissen. Auch das Problem, dass sie selbst im Sommer oft fror, löste sich.

Der Tennisarm

Eines Tages besuchte uns ein recht bekannter Politiker. Er befand sich auf der Durchreise zu einer Konferenz und wollte die Gelegenheit nutzen, sich Bilder meines Mannes anzusehen, um eventuell eins davon zu kaufen. Aber Martin, mein Mann, war beim Zahnarzt, und während wir auf ihn warteten, sprachen wir über alles Mögliche. Unser Gast war ein wenig behindert, er hatte einen so genannten Tennisarm. Das ist eine stark schmerzende Entzündung an der Sehnenbefestigung im Ellenbogen. Zweieinhalb Jahre lang hatte er viele Cortison- und Akupunkturbehandlungen bekommen; aber jedes Mal waren die Schmerzen unvermindert wiedergekommen. Er konnte nicht einmal ein Milchpaket heben.

Das machte ihm Kummer; denn er war ein aktiver Sportler mit einer Karriere als Eishockeyspieler, und vorher hatte er jedes Jahr am Vasalauf teilgenommen. Es hatte ihm auch Spaß gemacht, seine Freizeit im Wald mit der Motorsäge zu verbringen. Jetzt fiel es ihm schwer, zu akzeptieren, dass er das alles nicht mehr tun konnte. Er war noch nicht einmal 45 Jahre alt. Als ich ihm den Vorschlag machte, eine milchfreie Diät zu versuchen, bekam ich den Eindruck, dass ich vergebens sprach. Aber er nahm doch meine Schrift über die „Theorie der Basisallergie" mit.

Martin ließ auf sich warten, und unser Gast musste weiterfahren, ohne ihn getroffen zu haben. Ein Bild konnte er also nicht erwerben. Das gelang ihm dagegen zwei Jahre später, wieder auf einer Durchreise. Das erste, was er da erzählte, war, dass ihm sein Arm keine Beschwerden mehr bereitete. „Ich folgte Ihrem Rat und ließ die Milch weg." Besonders konsequent hatte er aber seine Diät nicht durchgeführt. Ab und zu hatte er etwas dicke Milch gegessen, und um Milch und Sahne in den Speisen hatte er sich nicht gekümmert; er hatte nur keine Milch getrunken. In Schweden trinkt man nämlich vor allem zu Mahlzeiten viel Milch.

Sein Arzt hatte ihm eine Operation empfohlen; aber aus verschiedenen Gründen hatte es fast ein Jahr gedauert, bevor er vom Orthopäden bestellt wurde. In dieser Zeit hatten die Schmerzen ohne weitere Behandlung nach und nach abgenommen. Drei Tage vor der Operation waren sie plötzlich ganz verschwunden und sind nie wiedergekommen. Die Operation wurde eingestellt. 1991 konnte er wieder mit gutem Resultat am Vasalauf teilnehmen. Das ist ein 90 km langer Skiwettbewerb. Apropos Vasalauf: Vor einigen Jahren hörte ich in einem Vortrag von einem jungen Mann mit Schmerzen in der Hüfte. Während er auf die Operation wartete, fuhr er zum Föllingegård, einem bekannten Kurheim, wo er saftfastete und zu einer milch- und getreidefreien vegetarischen Kost überging und gesund wurde. Auch er nahm das Jahr darauf am Vasalauf teil.

Vielleicht wäre es gar nicht so dumm, wenn Sie mit Schmerzen in der Hüfte, dem Arm oder in den Knien die Zeit bis zur Operation damit verbrächten, mit einer milch- und getreidefreien Kost zu experimentieren. Die Chance, in der Tür zum Operationssaal umkehren zu können, ist recht groß.

Was die Fachleute sagen

Nach Hallert kommen bei Glutenintoleranz oft Skelettbeschwerden vor. Über Muskellähmungen schreibt er u.a. folgendes: „...Wenn sie auftreten, sind Muskellähmungen natürlich nicht zu unterschätzen. Man kann bei Muskellähmungen von drei Haupttypen sprechen: Muskelentzündung (Polymyositis), Nahrungsmangel in der Muskulatur (Myopathie) und herabgesetzte Stimulierung der Nerven in der Muskulatur (Neuropathie). Entzündung in der Skelettmuskulatur nennt man Polymyositis. Das ist eine schwere Krankheit, die Invalidität herbeiführen kann. Polymyositis erkennt man an periodischen Lähmungen, vor allem in Oberarmen und Oberschenkeln, wo die Muskeln empfindlich sind und auch bei Ruhe schmerzen. Man behandelt meistens mit Cortison ... und das Interessante in diesem Zusammenhang ist, dass glutenfreie Ernährung auf irgendeine Weise die Ausbreitung der Lähmung aufhalten oder sogar Polymyositis heilen kann.“[1]

Was Sie noch über die Basisallergie wissen sollten

Anna-Lisa in Sundsvall bekämpft ihre Blutarmut seit Jahren erfolgreich mit milchfreier Kost. Die Zahl der Basisallergiker ist groß. Wenn sie die strenge Diät ohne Basisallergene einhalten, werden sie eigentlich immer von ihren Beschwerden befreit. Aber in manchen Fällen kann es zwei Monate oder länger dauern, bevor sich der Effekt zeigt, bei Rheumatikern manchmal sogar ein halbes Jahr. Nach der Genesung können sich *einige* von ihnen erlauben, ab und zu etwas von den Basisallergenen zu essen, höchstens jeden fünften Tag. Fünf Tage reichen nämlich, die gestörten Frequenzen wegzubalancieren, so dass keine dauerhaften Schäden aufkommen können. Es gibt also für einige Patienten eine gewisse Möglichkeit, ab und zu normal zu essen, z.B. bei Einladungen, unter der Voraussetzung, dass sie die Diät im Übrigen halten.

Basisallergene können mehrere Jahrzehnte oder sogar den größten Teil des Lebens brauchen, bevor es ihnen gelingt, fühlbare Beschwerden hervorzurufen. Es können dann auch neue Symptome auftreten. Ich denke unter anderem an die so genannten Verschleiß- und Alterskrankheiten. Der englische Arzt Keith Mumby äußert sich wie folgt dazu: „Bei manchen ist die Allergie das ganze Leben lang maskiert, bei anderen bricht sie aus, wenn der Körper sie nicht mehr verbergen kann.“ Bei solchen Krankheiten kann es lange dauern bis die Symptome wieder erscheinen, wenn man nach einer erfolgreichen Diätkur wieder anfängt, normal zu essen.

Für alle, die keine Desensibilisierungskur wählen, gilt: Einmal Basisallergiker, immer Basisallergiker.

Das Sparschweinchen

Die Basisallergene scheinen wie in einem Sparschwein im Körper gesammelt werden zu können. Manche Allergiker fasten vor der Pollensaison. Die Allergie bleibt bei ihnen aus, auch wenn sie nach dem Fasten während der Pollensaison Milch konsumieren. Ester hat sich dafür entschieden, sich normal zu ernähren und mit ihrer Migräne zu leben. Um diese im Zaum zu halten, fastet sie zweimal im Jahr und bekommt dabei schwere Anfälle. Während sie fastet, entfernt sie die meisten „falsch tanzenden Pendel" und bekommt in den Phasen zwischen den Fastenkuren keine Kopfschmerzen. Danach baut sie aber langsam die Bereiche mit den falschen Frequenzen wieder auf. Mit Hilfe des Pendelbildes können wir vielleicht auch die Schuberscheinung verstehen. Von Zeit zu Zeit wird der Organismus gezwungen, seinen eigenen „Pendeltakt" wiederherzustellen und bringt ihn mit Gewalt in Ordnung, was gesteigerte Krankheitsintensität auslöst. Schübe treffen oft ein, wenn der Patient weniger als gewöhnlich von den Basisallergenen gegessen, vielleicht eine Mahlzeit übersprungen hat oder bei einer Familie mit anderen Essensgewohnheiten eingeladen war. Kopfschmerzen, die am Wochenende auftreten, können auf einem verspäteten Frühstück beruhen. Es gibt auch Personen, die jedes Mal, wenn sie ausgehen wollen, krank werden. Dabei wird der Anfall durch die Änderung im Rhythmus der Mahlzeiten ausgelöst. Die feindlichen „Pendel" bekommen ihren Brennstoff zu spät, werden vorübergehend schwächer und laden den körpereigenen Takt dazu ein, einen Fight einzuleiten, der einen Anfall auslöst. Schübe kann man mit Entzugserscheinungen bei Alkoholabhängigkeit vergleichen.

Aus unserer Brieferernte

„Ich habe über 30 Jahre lang an Migräne gelitten und nichts half, nicht einmal Akupunktur... als ich Milch und alles Getreide ausschloss, brauchte ich nach einigen Tagen kein ‚Cafergot' mehr einzunehmen. Immer noch meldet sich die Migräne an, wenn ich mit dem Essen unvorsichtig bin."

Was die Fachleute sagen

Die Aminosäuren Phenyläthylalanin und Thyramin spielen nach gewisser Forschung eine Rolle für die Entstehung von Migräne. Sie sind in größeren Mengen in Käse, Schokolade und Rotwein enthalten.[2] Auch Bananen und Ananas enthalten Thyramin.[3]

Als eine Frau mit Migräne und Schmerzen in den Knien und anderen Gelenken einige Tage eine Diät ohne Milch gehalten hatte, verschwanden ihre Beschwerden. Nach einer langen Zeit mit dieser Diät konnte sie ab und zu Käse, Schokolade und Rotwein konsumieren, ohne im Gegensatz zu früher, einen Migräneanfall zu bekommen.

Hilfe, ich werde so mager!

Für eine kleinere Anzahl Patienten scheint es unmöglich zu sein, alles Getreide auszuschließen, sie haben ständig Hunger und verlieren zu viel an Gewicht. Offenbar dominiert bei ihnen der Pendeltakt des Getreides zu stark. Leider konnte ich in der Literatur keine Hinweise darauf finden und kann in diesen Fällen keinen erprobten Rat geben.

Interessanter Test

Der dänische Kinderarzt Arne Höst testete 117 Kinder mit Symptomen, die bei Milchallergie auftreten, d.h. Kolik, Erbrechen, Durchfall, zischender Atmung, Heuschnupfen, Nesselfieber und Mittelohrentzündung. Es zeigte sich, dass 39 Kinder gegen Kuhmilch allergisch waren, 11 gegen Tabakrauch, Haustiere oder Ähnliches. Die übrigen 69 reagierten nicht auf die Tests, aber es ging ihnen besser, als alle Milchprodukte aus ihrer Kost oder der ihrer Mütter entfernt wurden. Die Symptome kamen nicht unmittelbar wieder, als die Milchprodukte wieder eingeführt wurden. Hätte der Arzt auch die 11 Kinder, die gegen Tabakrauch, Tiere usw. allergisch waren, mit milch- und eventuell getreidefreier Nahrung getestet, wären wahrscheinlich auch sie von ihrer Allergie befreit worden.

Interessanterweise vertritt Arne Höst die Ansicht, dass Mittelohrentzündung zu den Symptomen bei Milchallergie gehört. In Schweden leidet jedes fünfte Kind unter dieser Krankheit. „Für Kinder, die kurz oder überhaupt nicht gestillt wurden, ist das Risiko für wiederholte Mittelohrentzündung größer. 65 bis 70% aller Kinder bekommen Otitis, 45% aller Einjährigen, meistens Jungen. Bei 5% aller Kinder wird die Ohrenkrankheit chronisch.“[4]

Aus unserer Briefernte

„Krämpfe im Säuglingsalter deuten darauf hin, dass ich seit der Geburt überempfindlich gegen Getreide war; aber erst als ich über fünfzig Jahre alt war, bekam ich Verdauungsbeschwerden.“

„Hier schreibt Ihnen noch jemand mit chronischen Beschwerden! Ich bin 36 Jahre alt und habe seit fast zehn Jahren eine Menge verschiedener Beschwerden: Muskelschmerzen, Nervenschmerzen (Gesicht, Arme und Beine), Schwierigkeiten, den Boden unter den Füßen zu spüren, Problem mit dem Darm (Durchfall), Depressionen, Konzentrationsschwierigkeiten, Müdigkeit und zeitweise Juckreiz. Gerade jetzt geht es mir richtig gut. Ich bin bei einem praktischen Arzt, einem Neurologen und in der Klinik für innere Medizin gewesen, aber niemand findet einen physischen Fehler. Seit 15 Jahren bin ich Laktovegetarier und bewege mich soviel wie ich in meinen `besseren´ Perioden kann.

Als kein Arzt eine somatische Erklärung für meine Beschwerden finden konnte, musste ich selber versuchen herauszufinden, was die Ursache war. Die Frage war, ob ich gegen ein Lebensmittel allergisch war oder ob es etwas anderes in meiner Umgebung war, das ich nicht vertrug. Zuerst dachte ich an Gluten-, Laktose- und Quecksilberallergien (Amalgam). Am einfachsten war ja, Mehlprodukte auszuschließen, und das tat ich nach einer Fastenperiode. Nach nur weinigen Tagen ließen die Schmerzen nach. Der Körper wurde geschmeidiger, und ich konnte wieder arbeiten. Ich hielt diese Diät mehrere Monate und unternahm im Sommer 1984 ohne Probleme eine 1000 km lange Fahrradreise. Nach meiner Rückkehr ging ich zum Arzt und bat um eine Dünndarmbiopsie. Diese wurde im Dezember 1984 gemacht. Da ich wusste, dass die Schleimhaut heilt, wenn man auf Gluten verzichtet, aß ich mehrere Wochen vor dem Test Brot. Man fand trotzdem keine Zeichen an der Schleimhaut des Dünndarmes und ich wurde davon informiert, dass ich nicht glutenallergisch sei. Eine Blutprobe zeigte dasselbe. Zeitweise habe ich danach Brot gegessen und immer gefunden, dass es mir dann schlechter ging.“

Andere Reaktionen

Nicht alle Reaktionen sind „abweichend“ und unnatürlich oder beruhen auf einer Allergie. So liegt es in der Natur des Kaffees oder besser in der Chemie des Koffeins, anzuregen und Herzklopfen zu verstärken; aber wenn man es nicht sein lassen kann, Kaffee zu trinken, oder ihn braucht um einschlafen zu können, dann ist man kaffeeabhängig geworden. Es gehört auch zur Natur des Alkohols, zu berauschen, die Balance zu stören und betrunken zu machen. Das hat nichts mit Allergien zu tun. Alkoholabhängigkeit ist dagegen identisch mit „Alkoholabstinenzallergie“, mit gewissen, für diese Allergie typischen Symptomen: Abhängigkeit, Halluzinationen, Verwirrung. Wie bei allen Allergien sind die Beschwerden individuell. Alkohol wird mit Hefe und in manchen Produkten auch mit Getreide hergestellt und gehört also den Basisallergenen an.

Beckenbauer

„Wenn ich groß bin, werde ich Lokomotivführer“, sagte er zum hundertsten Mal, als der Halbzehnzug wieder an seinem Fenster vorbeigerast war. Er würde seine Zukunft in einer schicken Uniform in einer Lokomotive in rasender Fahrt zubringen. Mit dem Zug zu fahren hatte seine Vorteile. Da brauchte er nicht zu gehen, ihm taten nämlich meistens die Füße weh. Er fühlte die Schmerzen eigentlich immer. Nicht einmal als er klein war und das Gehen lernte, machte es ihm Spaß. Aber Vater und Mutter und alle anderen redeten und redeten und sagten, dass er faul sei. Aber es tat ja weh, wenn er ging. Warum wollte das keiner verstehen?

Ein Glück, dass er das Gehen trotzdem gelernt hatte, sonst hätte er ja mit seinen Kameraden auf der Straße und im Kindergarten nicht Fußball spielen können. Zugfahren war nichts dagegen, und er tauschte die schicke Eisenbahneruniform gegen Fußballstiefel aus. Er würde „Profi“ werden, wie Beckenbauer. Er würde in vielen Ländern spielen und haufenweise Geld verdienen und im Fernsehen auf Fragen antworten. Die Familie nannte ihn schon Beckenbauer.

Aber seine Mutter bekam immer mehr Bedenken. Früher hatte sie stets versucht, ihn anzutreiben, er sollte gehen und laufen und nicht so faul sein. Aber jetzt rief sie ständig: „Lauf nicht so schnell, stoße nicht so hart an den Ball!“ Wieso? Musste nicht ein Beckenbauer mit aller Kraft den Ball schießen? Aber Beckenbauer kam meistens mit einem verstauchten und geschwollenen Fuß nach Hause. Seine Mutter musste ihn dann sorgfältig wickeln. Immer öfter musste er daneben stehen und zugucken, wenn die Kameraden spielten. Als er endgültig einen Beruf wählte, hatte er eingesehen, dass die Bänder in seinen Fußgelenken für eine Fußballerkarriere zu schwach waren. Darum wurde er Koch. Mit dem Beruf kann man auch in der Welt herumkommen. Das hatte noch einen Vorteil: Er hatte nämlich immer Hunger auf Hefe. Seine Mutter versteckte sie sogar vor ihm; aber als Koch würde er unbegrenzt davon essen können. Diesen Hefehunger diskutierte man oft in der Familie. Vielleicht war er gegen die Glutaminsäure in Hefe überempfindlich (maskierte Allergie). Darum nahm er während seiner Ausbildung Rhinoplex 15, das Desensibilisierungspräparat gegen Gluten, ein.

Wollen Sie wissen, was aus „Beckenbauer“ geworden ist? Er hat seine Weltreise begonnen und befindet sich auf der ersten Station in einer Hotelküche in Göteborg. Für das nächste Jahr hat er sich eine Stelle in Madrid gesichert. Hefe isst er nie mehr, denn der Hunger darauf ist verschwunden. In seiner Freizeit spielt er

Hockey und Tennis, ohne Schmerzen in den Füßen und ohne sie sich zu verstauchen.

Der Krebsranzen

Bald hat die Krebsforschung alles gefunden, das in dem Krebsranzen liegen kann. Nichts ist vor ihren Untersuchungen sicher. Wissen Sie, wie man das macht? Zuerst pflanzt man Krebszellen in ein Versuchstier, sonst funktioniert der Versuch nicht. Dann gibt man den Tieren den verdächtigten Stoff eine Zeitlang in ungeheuren Mengen und untersucht dann, ob sich die Krebszellen vermehren. Wenn ja, so klassifiziert man den Stoff als kanzerogen.

Haben Sie die Geschichte vom Tussilago (Huflattich) gehört?

In der alternativen Medizin empfahl man früher Tee aus Tussilago, Huflattichblättern, gegen Husten; aber jetzt ist das in Schweden verboten. Man gab Mäusen mit einoperierten Krebszellen so viel getrocknete Tussilagoblüten zu fressen (also nicht Blätter), dass die Menge Tee, auf Menschen übertragen, 20 Jahre lang 10 Liter täglich entsprach. Danach gingen die Tiere an Leberkrebs ein. Man kann sich fragen, wie es uns gehen würde, wenn wir 20 Jahre lang täglich eine entsprechende Menge Aspirin oder Hustenmedizin einnehmen würden.

Huflattichblüten gehören also zu dem Inhalt des Krebsranzen, auch die leckere Kruste unseres Sonntagsbratens und und und... Tausende Stoffe finden Platz in ihr. Nicht einmal Gemüse und Obst sind frei von natürlichen so genannten Pestiziden, die bei Versuchstieren Krebs hervorrufen. U.a. gehört all dieses in den Ranzen: Äpfel, Bananen, Broccoli, Fenchel, Grapefruit, Himbeeren, Kakao, Mohrrüben, Petersilie, Pfirsiche, Rosenkohl, Sellerie, Weißkohl, Zimt.[5]

Warum tragen wir den Ranzen überhaupt? Das ist die wichtigste Frage. Woraus besteht er eigentlich? Bei den Versuchstieren kennen wir das Material: Es sind einoperierte Krebszellen; ohne die verursacht nicht einmal Asbest Krebs bei den Versuchstieren.

Natürlich macht man auch in der Forschung einen Unterschied zwischen dem Ranzen und ihrem Inhalt. Den Ranzen nennt man „Initiierung“ und den Inhalt „Promotion“.

Nach Weisburger und Horn besteht der erste Schritt (Initiierung) in einer Beschädigung oder Veränderung (Mutation) der Erbmasse (einer) der Zellen (DNA). Diese kann durch Strahlung, Chemikalien oder Viren verursacht werden. Oft kann das Reparationssystem des Körpers den Schaden ausbessern. Aber sonst hat die Zelle den ersten Schritt für die Entwicklung von Krebs getan. Irgendetwas hat eine „genotoxische“ Wirkung gehabt. Promotoren alleine können keinen Krebs verursachen.[6]

Manchmal frage ich mich, ob vielleicht die Basisallergene einen Teil des Geflechtes des Krebsranzens ausmachen und an der Initiierung teilnehmen. Sie werden ja dem Organismus täglich in großen Mengen zugeführt und sind nicht der „inneren Identität“ des Körpers angepasst. Wer weiß? Gewiss wäre es berechtigt, die Frage zu erforschen. Wenn ich mitbestimmen dürfte, wüsste ich genau, was ich vorschlagen würde.

Es gibt noch anderes interessantes Ranzenmaterial und das sind Infektionsherde. Die meisten bestehen aus Toxinen (Bakteriengiften) im Gewebe und in der Lymphe. Nach Antibiotikabehandlungen bleiben oft Herde zurück, und Tatsache ist, dass Krebskrankheiten seit der Einführung der Antibiotika zugenommen haben, zwischen 1958 und 1979 um 71%.[7] Einige dieser Gifte können von der Mutter durch das Blut auf das Kind übertragen werden.[8] Sollte das der Grund für Kinderkrebs sein? Hat man in dieser Frage geforscht?

Ich bekam diesen Verdacht, als ich Pascoes Broschüre über Nosoden von 1987 las, eine kurze, aber sehr interessante Literatur. Liebe Krebsforscher, werfen Sie Ihre Expertenpsychose weg, wagen Sie selbständig zu handeln und gehen Sie heute nicht nach Hause, bevor sie die kleine Broschüre bestellt haben. Verwerfen Sie sie nicht, bevor Sie sie verstanden haben! Können Sie der Versuchung widerstehen, mit den Nachfolgern von Niels Bohr zusammenzuarbeiten und mit Siebenmeilenstiefeln in Richtung Nobelpreis zu schreiten? Und Sie, liebe Homöopathen, lesen Sie die Broschüre noch einmal. Sie finden darin Anweisungen für die Anwendung der Nosoden, u.a. in welcher Reihenfolge man sie nehmen soll: Das stärkste Gift zuerst, nicht, wie Sie es früher gelernt haben, das zuletzt dazugekommene.

Sicher gibt es mehr moderne Literatur über Infektionsherde, ihre Rolle für die Entstehung von Krebs und wie man sie entfernt. Aber ich habe sie noch nicht gefunden. Befreien Sie uns von dem Krebsranzen!

Was sagen die Fachleute?

In dem Radioprogramm „Die Welt des Wissens“ sagte Kjell Lindquist, dass falsche Kost und Tabakrauch zusammen die Ursache für 60 bis 70% aller Krebsfälle seien.[9] Er erzählte weiter: Fast alles, auch das nützlichste Gemüse, kann bei Bakterien Mutationen verursachen. Aber Änderungen in der Erbmasse sind bei allen Lebewesen normal, ohne dass wir dadurch Schaden erleiden. Wir haben nämlich sinnreiche Schutzmechanismen, die sowohl Fehlerhaftigkeiten in der Erbmasse reparieren als auch unreparable Zellen aussortieren. Aber manchmal irrt sich die Verteidigung und lässt eine geschädigte Zelle durchschlüpfen, und dann kann ein Krebstumor seinen Anfang finden. Man spricht heute im Zusammenhang mit Krebs weniger von der Bedeutung der Umweltgifte. Eine Frage: Was meint man naturwissenschaftlich mit „sich irren“?

Rheumatismus

Vor mir liegt ein Berg von losen Papieren, gesammelten Zeitungsausschnitten, Kopien, Briefen, Tabellen – alte und neue. Ich bin erstaunt, so viel Material über den Zusammenhang zwischen Kost und rheumatischen Krankheiten zu finden, wo „milk and wheat“ eigentlich immer an erster Stelle stehen. Ist es wirklich möglich, dass unsere leitenden Rheumatologen in Schweden nichts davon gehört haben? Noch im Sommer 1990 sagte einer von ihnen mit Anknüpfung an die WHO (Weltgesundheitsorganisation) zu mir, dass das Wort „Nahrung“ in der wissenschaftlichen Forschung überhaupt nicht genannt werde. Arme WHO, erstreckt sich das Interesse deiner Experten nicht weiter? Haben deine Gründer und Auftraggeber schon begriffen, dass Wissenschaftler mit hohen Stellungen und vielen Qualifikationen ihren Kollegen entgegenarbeiten und diese verachten, sobald sie von so etwas „Banalem“ wie Ernährung sprechen (abgesehen von gesättigten Fetten), während die Bevölkerung der Welt ihre Lebensqualität durch „milk and wheat" infolge von falschem „babyfood" zerstört bekommt und du, WHO, deinen Mitarbeitern vertraust.

In Schweden hat Lilly Johansson mit ihrer milch- und getreidefreien „Föllingekost" mehreren Tausend Rheumatikern geholfen. In ihrer Jugend litt sie selber an sehr schwerem Rheumatismus. In anderen Ländern, vor allem in England, wird jetzt gerade die so genannte Steinzeitdiät mit gutem Resultat empfohlen. Sie ist im Gegenteil zur Föllingekost nicht vegetarisch.

Gemeinsam ist diesen beiden Diätformen erstens, dass Rheumatiker und andere chronisch Kranke durch sie oft ganz symptomfrei werden, und zweitens, dass sie weder Milch noch Getreide enthalten. Darum dürfte der Schluss, dass Lebensmittelallergien gegen Milch und/oder Getreide (Basisallergie) die rheumatischen Beschwerden verursachen, logisch sein. Von dem Effekt der Föllingekost müssten die schwedischen Rheumatologen gehört haben. Ich kann nicht verstehen, wie Experten es zulassen können, dass Laien besseren Erfolg erzielen als sie selber. Die Beweise, die man oft in Form von Doppelblindtests fordert, erbringen unsere tüchtigen Laien in Form von Tausenden von glücklichen, gesunden, ehemaligen Patienten. Ich weiß, dass spitzfindige Laborforschung zu Ansehen und Status in den medizinischen Fakultäten führt; aber außerhalb dieser Kreise erwartet man vom medizinischen Establishment außerdem glückliche, gesunde, ehemalige Patienten.

Im Kurheim Brandal führte man mit 18 Patienten mit rheumatoider Arthritis einen Versuch durch. Erst saftfasteten die Patienten, dann hielten sie eine vegetarische Diät. Sowohl die Beurteilung der Gelenke wie auch Laborproben zeigten nach einem, drei und zwölf Monaten signifikante (deutliche) Verbesserungen.

Basisallergiediät befreite die zwölfjährige Angelina von Gelenkrheumatismus innerhalb von zwei Monaten. Laborproben bestätigen den Erfolg. Bei Cecilia G. (28 Jahre alt) dauerte es bedeutend länger. Sie versuchte zuerst vergebens laktovegetarische Kost. Auf milchfreie Ernährung reagierte sie anfangs fast ein halbes Jahr lang negativ; erst danach verbesserte sich ihr Zustand markant. Als sie etwas später von der Theorie von der Basisallergie hörte, schloss sie außerdem Getreide, Hefe und Glutamat aus ihrer Kost aus und reagierte darauf wie beim Übergang zur milchfreien Diät. Dieses Mal wurde sie jedoch ganz gesund.

Was die Fachleute sagen

Zitat aus der Zeitschrift „Biologisk Medicin": „Friseuse, 1910 geboren, mit 63 Jahren (1973) Schmerzen in Knien und Rücken, Schwierigkeiten zu gehen, Fieber. Infektionsklinik, später Rheumatologische Klinik in Östersund. Verschiedene Medikamente, inkl. Kortisontabletten. Verschlechterung. Gehstuhl, Rollstuhl, bettlägerig. Drei Jahre am Stück krank geschrieben. Oberarzt Berglöf 1976: `Man muss bei Gelenkrheumatismus Rollstuhl akzeptieren.´ Fragen hinsichtlich der Ernährung wurden von allem Personal mit Abraten und Warnung beantwortet. Kam im selben Jahr nach Föllinge. Nahrungsumstellung, 3 Wochen Saftfasten. Allmähliche Besserung. Konnte anfangen zu gehen. Hat danach insgesamt 125 Tage gefastet, 40 Tage ohne Unterbrechung. Fastet jetzt regelmäßig im Frühjahr und Herbst. Im großen und ganzen genesen, konnte wieder als Friseuse arbeiten. Bei der letzten Kontrolle 1985 fast schmerzfreie Gelenke, außer Krepitation (knisterndes Geräusch) in den Knien. Hält Föllingediät, bei Abweichungen schmerzen die Gelenke."[10]

Marshall Mandell konnte rheumatische Schmerzen hervorrufen, wenn er Extrakte verschiedener Nahrung unter die Zunge legte.[11]

Buist berichtet über einen Fall, wo eine elfjährige rheumatoide Arthritis nach Einführung milchfreier Diät schnell nachließ. Nach zehn Monaten Symptomfreiheit erkrankte der Patient nach Verzehr von Milch und Käse wieder innerhalb von 24 Stunden.[12]

Nach dem Rheumatologen Lars Sköldstam ist es wissenschaftlich untermauert, dass Vegankost rheumatische Schmerzen lindern kann. „Aufmerksame Laien haben offenbar durch Erfahrung eine Gesundheitskost (Vegankost) gefunden, die in verschiedener Hinsicht Eigenschaften hat, die in Beziehung zu neueren Kenntnissen über Diät und rheumatoide Arthritis interessant sind."[13]

Das bedeutet recht und schlecht:
Hier haben die Veganen recht.

„...Hinsichtlich der Ätiologie der rheumatoiden Arthritis hat man mehrere Hypothesen über die eventuelle Bedeutung der Kostfaktoren sorgfältig geprüft. U.a. hat man Lebensmittelallergie als klinisch wichtiges Teilphänomen in einem kleineren Teil der Patientengruppe diskutiert... In mehreren Studien haben Sköldstam und Mitarbeiter gezeigt, dass Saftfasten eine vorübergehenden Senkung der Krankheitsaktivität und Dünndarmpermeabilität ergibt."[14]

Nach Kenneth Sandström können auch Proteine in der Nahrung als Antigene auftreten und Rheumatismus hervorrufen.[15]

Man glaubt, dass Gelenkbeschwerden mit Komplexen aus Nahrungsstoffen und Antikörpern zusammenhängen können. Man sieht diese in dem Kreislauf bei Personen mit IgA-Mangel, wenn sie Milch getrunken haben.[16]

„Es geht auch mit wünschenswerter Deutlichkeit hervor, wie unsicher die heutigen Kenntnisse sind. Die Rheumatologie teilt diese Unvollkommenheit mit anderen medizinischen Fachgebieten."[17]

Herde

Fast immer steht auch ein Infektionsherd hinter rheumatischen Krankheiten. Das ist allgemein bekannt. Einige der Infektionstoxine können über das Blut der Mutter auf das ungeborene Kind übertragen werden.[18] Können diese vielleicht Rheumatismus bei Kindern verursachen? Pascoe empfiehlt, alle rheumatologischen Krankheiten mit Angina comp. zu behandeln. Das Präparat enthält folgendes in potenzierter Form: Streptococcus virid, Streptococcus haemolyt, Scarlatinum, Staphylococcus aureus, Streptococcus, chronische Tonsillitis, Tonsilla palatina, Angina follicul und Angina plaut vincent.

Klogeschäfte

In Großbritannien ist die Anzahl der Fälle mit Morbus Crohn seit dem Zweiten Weltkrieg dramatisch angestiegen und beginnt, sich auch in den Städten Afrikas auszubreiten, dagegen nicht auf dem Lande.[19] In den afrikanischen Städten hat man die Tradition, die Säuglinge zu stillen, aufgegeben, während man auf dem Lande wie früher immer noch 2 bis 3 Jahre stillt.[20] Auch in Schweden ist seit 1982/83 Zöliakie (Glutenintoleranz) bei Säuglingen markant angestiegen. Die Zahl der Fälle verdreifachte sich innerhalb von fünf Jahren.[21] Ich glaube, dass die Kinder ihre Glutenintoleranz vor der Geburt durch die Basisallergie der Mutter bekommen; denn die heutigen Mütter wurden in der Zeit geboren, in der kaum ein Kind längere Zeit gestillt wurde, die meisten überhaupt nicht, und bis 1973 enthielt in Schweden der Ersatz Gluten und Glutamat. Natürlich diskutiert man die starke Anhäufung der Zöliakiefälle bei Kindern öffentlich, ohne jedoch dabei den Gesundheitszustand der Mütter zu berücksichtigen, und man lässt wie in folgender Erklärung immer noch die Gesetze der Natur unbeachtet: „Die Konsequenz ist, dass man alle wichtigen Nährstoffe in den ersten Monaten einführen sollte", sagt der Kinderarzt Juto sogar.[22]

Anneli konnte ihren schweren Durchfall durch Crohnsche Krankheit erfolgreich mit der Basisallergiekost behandeln. Gustaf rief mich an und erzählte, dass er an ulzeröser Proktitis (Entzündung im Enddarm) litte und dass auch ihm eine Kost ohne Milch und Getreide geholfen habe. Im Kurheim Svanstein hat man in wenigen Jahren über 100 Patienten mit entzündlichen Darmkrankheiten mit Vegankost ohne Getreide von ihren Beschwerden befreit.[23]

Saftfasten ist eine effektive Behandlungsmethode bei Harnleiterinfektionen und Prostatitis. Das bedeutet, dass auch bei diesen Krankheiten eine Überempfindlichkeit gegen Nahrungsmittel vorliegt.[24] Die Hämorrhoiden meiner Nachbarin verschwanden während der Rhinoplexkur – zwar langsam, aber endgültig.

Elisabeth

Im August 1983, bevor die Theorie der Basisallergie existierte, rief Elisabeth an. „Ich muss mit der Frau sprechen, die mein Leben verändern konnte", sagte sie. Sie war auf einen kleinen Artikel in der Zeitschrift „Hälsa", den ich geschrieben hatte, aufmerksam geworden: „Vermutlich sind viele Menschen glutenintolerant, ohne es selber zu wissen"[25] „Ach so", dachte Elisabeth, „kann man glutenintolerant sein, ohne es zu wissen?" Dreißig Jahre hatte sie an schwerem Durchfall und vielen anderen, zeitweise unerträglichen Beschwerden gelitten, obwohl sie schon lange Vegankost aß. Nach dem Artikel schloss sie auch alles Getreide aus, und drei Tage später war der Stuhlgang normal. Im Krankenhaus wiesen Gluten- und Laktosetests mit Biopsie nichts Ungewöhnliches. Anstatt etwas aus Elisabeths Bericht zu lernen, behaupteten die Ärzte, dass sie sowohl Milch als auch Getreide konsumieren könne. Elisabeth war mein erster „Getreidefall", und wir hielten lange Kontakt miteinander.

Hier folgen einige Auszüge aus ihren Briefen: „Nach drei Tagen mit Mais-, Reis-, Soja- und Buchweizenkost war der Durchfall nur noch minimal! Nach zwei Monaten war auch die Gasbildung minimal. Fünf Kilogramm Wasser haben den Körper verlassen (hatte schwere Ödeme, die bei Bewegung und bei Berührung mit der Kleidung schmerzten). Der Urinabgang ist jetzt normal, früher hatte ich ständig, Tag und Nacht, Drang. Beschwerden in der Schleimhaut und Brennen im Unterleib verschwanden. Meine Zunge ist nicht mehr so stark belegt, früher war sie kräftig weiß-grau. Ich vertrage plötzlich ein paar Bananen am Tag, habe sie vorher nie essen können. Und das ewige Hungergefühl! Das erste Mal dachte ich erstaunt: `Empfindet man das Sattsein so?´

Die Augenwinkel sind nicht mehr wie Säcke geschwollen. Wie viele Jahre habe ich doch eine effektive Behandlung für meine Augen gesucht! Tropfen und Kopfschütteln – alle Nächte mit Eis auf den Augen! Ich wurde bei dem Laktosetest sehr krank, und die Schmerzen in den Augen, die durch die getreidefreie Kost so gut wie verschwunden waren, kamen wieder, als wenn man auf einen Knopf gedrückt hätte. Ich erzählte es der Krankenschwester. `Das haben wir noch nie gehört.´ Es war also ein `falsches Symptom´ – wie immer. Ich kann jetzt besser Buchstaben formen, und das Schreiben mit der Maschine geht schneller und sicherer. Ich wurde sogar das Stechen in den Beinen los. Vorher konnte ich nie lange stehen. Wenn Leute in der Tür standen und redeten, hätte ich schreien können, solche Schmerzen hatte ich.

Zweifellos ist die Gasbildung noch mehr zurückgegangen, seitdem ich mit Vitamin B-Präparaten aufgehört habe. Ich habe so weiche Nägel und nahm darum eine Zeitlang Naglox und verstand nicht, warum meine Nase trotz strenger Diät tropfte, bis ich entdeckte, dass es Milchprotein und Laktose enthält.

Jeden Nachmittag spürte ich Blutzuckermangel. Jetzt sehe ich im Vergleich zu früher frisch aus. Das Gesicht hat sich verändert. Meine Bekannten sprechen von einer `Metamorphose´. Ich bin davon überzeugt, dass auch anderen Krankheiten Überempfindlichkeitsreaktionen zugrunde liegen. Man braucht ja nur seinen Verstand zu benutzen, um diesen Schluss zu ziehen. Mitte der zwanziger Jahre auf dem Lande geboren, waren Getreide und Milch meine dominierenden Nahrungsmittel! Englische Krankheit als kleines Kind. Mein Brustkorb ist wie eine Hühnerbrust geformt. Ständiger Hunger, wahnsinnige Müdigkeit! Jetzt sehe ich das Muster ganz klar.

Auch meine Psyche stabilisiert sich langsam. Ich glaube, nur wenige können verstehen, wie schlecht es mir in meinem Leben gegangen ist. Warum hat bisher bloß niemand untersucht, ob die Ernährung Depressionen beeinflussen kann? Das merke ich jetzt. Nach anderthalb Jahren ohne Getreide und Milch ist eine starke Veränderung in meinem Körper, in den Augen und im Kopf eingetreten. Ich bin scharfsinniger, Gedächtnis und Konzentrationsfähigkeit sind besser, meine Reizbarkeit hat nachgelassen, und ich bin entspannter. Auch meinen Muskelentzündungen und Skelettschmerzen lag Überempfindlichkeit zugrunde. Du liebe Zeit! Was für ein Leben! Und wie ich von Arzt zu Arzt und von Heilpraktiker zu Heilpraktiker gelaufen bin! Bis mich Ihr kleiner Artikel in der `Hälsa´ auf die richtige Spur brachte!"

Aus unserer Briefernte

Eine Ärztin berichtet: „Vielen Dank für das übersandte Material!... Es interessierte mich wirklich und die Ideen stimmen im großen und ganzen mit meiner eigenen Auffassung überein. In einer sehr schweren Periode mit Verdauungsbeschwerden, Ekzem, Asthma usw. kam ich vor anderthalb Jahren darauf, dass ich kein Weizenmehl vertrage. Ich teilte diese Entdeckung meiner Mutter mit, die sofort mit der Verwendung von Weizenmehl aufhörte und sich selbst von jahrelangem Durchfall befreite. Selbstverständlich will ich mehr darüber lernen, auch schon wegen meiner Patienten. Meine Erfahrungen an verschiedenen Kliniken haben mir gezeigt, dass Menschen mit chronischen Beschwerden in der Krankenversorgung oft schlecht behandelt werden. Diffuse Beschwerden ohne Diagnose passen nicht hinein."

„Seit sechs Jahren interessiere ich mich für glutenfreie Kost... Ich hatte dauernd Verstopfung, aber nach zwei Wochen mit glutenfreier Kost war der Stuhlgang normal. Mein ständiger Hunger verschwand auch, und psychisch fühlte ich mich sicherer." – „Ich hatte seit meiner Kindheit Verdauungsbeschwerden. Sie wurden immer schlimmer. Ich habe viele verschiedenen Medikamente dagegen bekommen. Vor einigen Jahren machte man auf der Magen-Darm-Abteilung in unserem Krankenhaus alle möglichen Untersuchungen und konnte aber nichts Krankhaftes feststellen. Man glaubte daher, dass meine Beschwerden psychosomatisch seien und schickte mich zu einem Psychiater. Mit Hilfe einer Freundin, die ähnliche Beschwerden hatte, bin ich jetzt mit 34 Jahren selber darauf gekommen, dass ich weder Milch noch Mehl vertrage. Ich hatte im Enddarm anderthalb Jahre eine Wunde, die zeitweise blutete. Als ich meine Ernährung umstellte, heilte sie. Mir geht es jetzt auch nicht mehr wie früher immer mehr oder weniger schlecht. Es würde sicher vielen helfen, wenn man wissenschaftlich beweisen könnte, dass wir viele sind."

Hallo, alle Dickerchen, meine Schwestern und Brüder!

Doktor Mirre oder das wahre Märchen von der Frau, die nicht aufhören konnte zu essen

Es war einmal eine Frau, die nicht aufhören konnte zu essen. Sie aß und aß und wurde immer dicker. Alle Menschen drehten sich nach ihr um und tuschelten: „Guck mal, die Frau da, die hat überhaupt keine Energie." Eigentlich hatte sie nur einen einzigen Freund, und das war Mirre, ihr Kater. Er liebte es, auf ihrem weichen Schoß zu sitzen und sich gegen ihren Bauch zu lehnen.

Eines Tages ging die Frau zum Doktor. Der sagte: „Lassen sie Kuchen und Schokolade weg!" Und sie tat, wie der Doktor sagte, aber das half nicht. Da sagte der Doktor: „Sie müssen sich mehr bewegen." Da lief und radelte sie, turnte und schwamm, lief Ski und Schlittschuh, spielte Volleyball und tanzte. Im Sommer harkte sie alles Heu auf ihren Wiesen zusammen und im Winter schaufelte sie allein allen Schnee von ihrem langen Weg zum Haus. Aber sie wurde immer dicker und musste einen Streifen nach dem anderen in ihr Kleid nähen, bis es wie ein Flickenteppich aussah.

Da sagte der Doktor: „Sie sehnen sich sicher nach Liebe!" Da heiratete sie einen Mann, der sie über alles liebte, aber sie aß doch immer weiter. Da sagte der Doktor: „Das ist nur eine schlechte Gewohnheit. Kaufen Sie sich eine Kassette mit Selbsthypnose!" Und sie hörte das Band morgens, mittags und abends und dazwischen wiederholte sie unaufhörlich: „Ich bin satt, ich bin satt, ich bin satt, satt, satt." Aber sie konnte nicht aufhören zu essen. Da nahm ihr Mann die Waage und alle Spiegel weg und sprach nur von angenehmen positiven Dingen, und sie fühlte sich wohl und fand, dass sie es gut hatte. Aber sie aß immer weiter.

Da sagte der Doktor: „Sie sollten mehr Fisch, mageres Fleisch und mageren Quark essen." Und sie tat wie der Doktor gesagt hatte und aß fast nur Fisch, Fleisch und Quark. Aber nach einiger Zeit bekam sie Juckreiz auf dem ganzen Körper, und da ihr Körper so groß war, juckte es furchtbar. Da gab ihr der Doktor Medizin gegen das Jucken, und die machte sie noch dicker. Und der Doktor sagte: „Das sind Ihre Nerven. Sie bilden sich alles nur ein." Da ging die Frau nach Hause und weinte. Aber Mirre tröstete sie: „Klar, dass du krank wirst, wenn du nur Katzenfutter isst. Gib mir das Fleisch und den Fisch und nimm meine Kartoffeln."

Und die Frau wurde Vegetarierin und fühlte sich gesund und munter, wie nie zuvor. Alle Wehwehchen verschwanden, Jucken, Pickel, Schuppen, Menstruationsschmerzen, Rückenschmerzen, ja, sie konnte sogar besser sehen. Aber sie konnte trotzdem das Essen nicht sein lassen, und ihr Flickenteppichkleid wurde wieder zu klein.

Da sagte Mirre: „Manchmal, wenn ich eine lange Wanderung mache und nichts zu fressen habe, werde ich mager; und wenn ich ganz ehrlich sein soll, fühle ich mich dann am allerwohlsten." Da hörte die Frau ganz auf zu essen. Und siehe! Der Hunger verschwand und sie konnte einen Streifen nach dem anderen aus dem Kleid heraustrennen bis alle entfernt waren. Und die Leute sagten: „Welch eine Energie die Frau hat!" Die Frau freute sich. Aber als sie wieder anfing zu essen und den ersten Bissen zu sich genommen hatte, fühlte sie sich gezwungen, weiter zu essen. Sie konnte einfach nicht aufhören und alle Streifen kamen wieder in ihr Kleid.

Eines Tages, als die Frau weinte und sich darüber beklagte, dass sie so wenig Energie hatte, sagte Mirre: „Energie, was ist das denn? Ich höre auf zu fressen, wenn ich satt bin." „Satt?" fragte die Frau, denn sie wusste nicht, was Sättigung war. Aber sie verstand, dass sie krank sein musste, und darum ging sie zu einem Homöopathen. Und der sagte: „Sie vertragen weder Milch noch Mehl. Wenn Sie diese Tabletten nehmen, werden Sie unempfindlich dagegen." Das tat sie. Zuerst wurde sie krank und noch hungriger; aber dann ging es ihr immer besser, und der Hunger verschwand.

Als die Frau Geburtstag hatte, sagte ihr Mann, der sie über alles liebte: „Heute sollst du dir von dem, was du am liebsten magst, so viel gönnen, wie du willst." Da backte sie eine Erdbeertorte mit viel Sahne, so groß wie der Küchentisch. Aber schon beim zweiten Stück konnte sie nicht weiteressen. „Ich bin satt, ich bin satt, ich bin satt, satt, satt!" rief sie froh. Und sie rief beim Radio an, das in einer Extrasendung alle, die Torte mögen, aufforderte, der Frau zu helfen, ihre Torte aufzuessen. Und die Leute kamen mit Rädern, Mopeds, in Bussen und Autos, und die Torte reichte für alle, nur nicht für die, die sowieso nie satt werden. Diesen erzählte die Frau ihre Geschichte; aber keiner glaubte ihr. „Nein", sagten alle, „uns fehlt nichts anderes als Energie." Und da es leichter ist, an Märchen zu glauben als an die Wahrheit, schrieb die Frau dieses Märchen, denn das Märchen, das ist wahr.

Allergischer Hunger

Als ich vor einigen Jahren einen Fettsuchtforscher fragte, ob er auch an der Frage arbeitete, warum es so schwer sei, das Gewicht zu *halten*, antwortete er, dass er gar nicht glaube, es sei schwer. Selber hatte er eine schmale Taille. Haben Sie schon einmal einen Fettsuchtforscher mit Gewichtsproblemen gesehen? Warum haben eigentlich so viele Menschen immer Hunger, und warum verschwindet das Hungergefühl beim Fasten und bei Schlankheitskuren? Die Frage sollten sich die Forscher stellen. Bei den Vertretern der klinischen Ökologie ist das Hungerphänomen gut bekannt. Ein starkes Verlangen nach Nahrungsmitteln (meistens Milch oder Getreide) weist darauf hin, dass man dagegen allergisch ist.[26] Man nennt diese Erscheinung „maskierte Allergie". Es kann einem sogar eine Zeitlang schlechter gehen, nachdem man die Allergene ausgeschlossen hat. Diese Entzugserscheinungen heißen „Abstinenzallergie".

Mögen Sie Bananen genau so gern wie ich? Wir haben Glück, dass Bananen gesund sind. Gesund oder nicht, irgend etwas stimmt mit dieser Frucht nicht. Nicht aufhören zu können, sie in sich reinzustopfen, erinnert fast an Alkoholismus, also Bananismus. Daran litt ich. Keine Banane war vor mir sicher. Ich schlich sogar mit ihren Schalen herum, wie Alkoholiker mit ihren Flaschen, wenn ich Bananen zum Nachtisch gekauft und sie auf dem Heimweg aufgegessen hatte. Merkwürdig ist aber, dass der Bananismus durch meine Desensibilisierungskur mit allen anderen Symptomen verschwand. Darüber habe ich lange nachgedacht und schließlich im „Medicinsk Terminologi Lexikon" eine Erklärung gefunden: Bananen enthalten Tyramin, und Tyramin wird in anderen Zusammenhängen mit Allergien genannt. Es kommt auch in größeren Mengen in Käse vor.[27] Sein Gehalt in Kuhmilch ist viermal so groß wie in Muttermilch. Und da sind wir also wieder bei der Basisallergie.

Misslingen ist nichts Neues für uns. Aber jetzt werde ich Ihnen erzählen, warum es so schwer für uns ist, das Gewicht nach einer Fastenkur zu halten: Wenn man einen Nahrungsstoff, den man nicht verträgt, vier oder fünf Tage aus der Ernährung ausgeschlossen hat und ihn dann wieder einbezieht, wird im Allgemeinen die Reaktion besonders heftig und normalisiert sich erst nach einigen Wochen oder Monaten.

Unser unnatürlicher Hunger gehört zu diesen Überempfindlichkeitsreaktionen auf Basisallergene. Wenn man eine Saftfasten- oder auch eine Schlankheitskur macht, schließt man diese Faktoren automatisch aus; darum nimmt auch das Hungergefühl ab. Es ist also relativ leicht, zu fasten, wenn man erst mal den Anfang gemacht hat. In einer solchen Fastenperiode ist es auch leicht, den Entschluss zu fassen, nie mehr zu viel zu essen. Doch wenn man nach der Kur anfängt, normale Kost zu sich zu nehmen, kommt der Hunger doppelt so stark wieder.

Ihr Versagen hat also nichts mit Ihrem Willen und Ihrer Psyche zu tun und auch nichts mit Ihren sozialen Verhältnissen oder Gewohnheiten. Es handelt sich um eine Krankheit, die man mit Alkoholismus vergleichen kann. Der Unterschied liegt einerseits darin, dass Alkohol ein Gift und eine Droge ist und kein Nahrungsmittel, und andererseits, dass man nicht ganz aufhören kann zu essen. Wenn wir Dickerchen zwischen den Mahlzeiten an den Brotschrank gehen, tun wir das also nicht, weil wir Trost suchen, sondern weil wir Hunger haben.

Im Jahr 1990 veranstaltete Marabou (ein schwedischer Schokoladenhersteller) ein Symposium mit dem Thema „Factors Influencing Food Intake in Man". Hunger als Überempfindlichkeitsreaktion auf Lebensmittel wird nicht genannt; aber die Forscher Stunkard und Wadden beschreiben das Phänomen eingehend unter der Bezeichnung „Counterregulation": Man fragte eine Anzahl normalgewichtiger Personen, ob sie mit Rücksicht auf ihr Gewicht vorsichtig äßen. Dann gab man ihnen mehrere Male Eis zu essen, manchmal bot man vor dem Eis einen Milchshake an, und da verhielten sich die vorsichtigen und unvorsichtigen ganz verschieden. Die vorsichtigen Personen aßen nämlich mehr Eis, wenn sie vorher das Milchgetränk bekommen hatten, als wenn sie nur Eis zur Verfügung hatten. Sie aßen auch mehr, wenn sie mit dem Getränk gerechnet hatten, es aber nicht bekamen. Vorsichtige Übergewichtige aßen jedoch nicht mehr.[28] Mein Kommentar: Die vorsichtigen Personen litten wahrscheinlich an Basisallergie, die sich bei ihnen als durch Milch hervorgerufener Hunger äußerte. Das Verlangen entsteht bei ihnen, wie beim Alkoholismus, auch durch Gedanken an die Milch. Die Übergewichtigen fühlen den Hunger noch stärker, haben aber gelernt, ihn in Gegenwart anderer, zu beherrschen.

Die Dozentin Gisela Dahlquist hat festgestellt, dass Fettsucht bei Kindern auf Überempfindlichkeit gegen Nahrung und nicht auf falscher Erziehung beruht.[29] Die Schulmedizin nähert sich also der Allergietheorie und damit auch der Theorie der Basisallergie. Warum sollte Fettsucht bei Erwachsenen nicht die gleiche Ursache haben können wie bei Kindern?

„Weizendiät“

Signe war fast 90 Jahre alt, als sie sich entschloss, einige Kilo abzunehmen. Sie litt an Altersdiabetes, fühlte sich aber sonst gesund. Sie kaufte Weizendiät und aß davon, bis sie zehn Kilo abgenommen hatte. Aber als sie mit der Diät aufhörte, schoss ihr Blutzucker kräftig in die Höhe. Sie hatte offenbar eine Abstinenzallergie gegen das Präparat entwickelt.

Hoher Blutdruck und Übergewicht waren Kurts große Probleme, darum entschloss er sich zu einer Saftfastenkur. Sowohl das Gewicht als auch der Blutdruck fielen. Da sein Arzt ihm verweigerte, seinen Blutdruck öfter als gewöhnlich zu prüfen und die Blutdrucksmedizin erneut einzustellen, musste Kurt seine Fastenkur unterbrechen. Mit anderen Worten wurde Kurt dazu gezwungen, weil er zu gesund wurde und darum seine Medizin nicht vertrug. Einige Jahre später nahm er Weizendiät zu Hilfe, um abzunehmen – mit dem gewünschten Erfolg. Gleichzeitig stieg aber sein Blutdruck beunruhigend. Wahrscheinlich beruhte sein hoher Blutdruck auf Basisallergie – denn Weizendiät ist ein Konzentrat aus Basisallergenen, ein „unnatürliches Naturprodukt“, von dem ich abrate. Sein positiver Effekt beruht offenbar auf Maskierung.

Aus unserer Briefernte

„Im Februar 1977 fastete ich zwanzig Tage und trank nur Saft. Ich nahm ab und es ging mir dabei ausgezeichnet. Aber danach befiel mich eine Brotmanie. Die machte mich in einer Woche fett, und die psychischen Beschwerden schlugen wie auf Bestellung zu.“ „Ich habe getan, wie Sie sagten und merkte, dass Milch, Sahne, Käse und alles gewöhnliche Mehl für mich nicht verträglich sind. Gewisse Speisen sind reine Schlafmittel, ich kann mich auf einen Stuhl setzen und schlafen... 22.12.1983“

18 Monate später von derselben Briefschreiberin: „Habe vor einem Monat ein drei Wochen langes Saftfasten abgeschlossen. 12 kg habe ich dabei verloren, und jetzt nehme ich weiter ab nach einer Periode des Stillstands. Jetzt habe ich noch 10 kg zuviel. Insgesamt habe ich in den anderthalb Jahren, seitdem ich an Ihrem Kursus teilnahm, 32 kg abgenommen. Ich fühle mich wie ein anderer Mensch, kann kleinere und hübschere Kleidung kaufen. Die Schmerzen sind weg, und ich habe seitdem nicht einmal Medizin gegen mein Asthma gebraucht.

Ich habe eine Zeitlang Rhinoplex eingenommen und vertrage Brot jetzt etwas besser als früher. Aber wenn ich drei Scheiben davon esse, wiege ich selbst noch am Tage danach ein Kilo mehr. Wenn ich 5-6 Scheiben esse, nehme ich zwei Kilo zu. Früher war ich nie zufrieden, bevor ich das ganze Brot aufgegessen hatte, jetzt kann ich nach einigen Scheiben aufhören. Im ganzen Winter habe ich keine Erkältung gehabt. Milchspeisen vertrage ich noch nicht."

Was die Fachleute sagen

Allergische Reaktionen können innerhalb von 24 Stunden bis zu 5 kg Gewichtszunahme verursachen.[30] „Wir fanden bei linearer Regression einen signifikant (deutlich) negativen Zusammenhang zwischen Stillen und Gewichtszunahme ... 106 Frauen, die innerhalb eines Monats nach der Geburt zu stillen aufhörten, hatten durchschnittlich 1,7 kg zugenommen ... Eine kleine Gruppe von sieben Frauen, die 10 – 12 Monate voll stillten, nahmen 1,4% ab."[31]

Idealgewicht

Als ich jung war, gab es eine Faustregel: Das Idealgewicht in Kilogramm war identisch mit der Anzahl Zentimeter, die man größer war als einen Meter. Ich erreichte dieses Ideal nie – es schien aber doch nicht so aussichtslos weit entfernt zu sein. Später änderte man das Idealgewicht: Nun sollte man 10% weniger wiegen. Ohne ein Gramm zugenommen zu haben, war ich plötzlich schwerer geworden. Ich habe aus Gründen der Bequemlichkeit diese Änderung nie akzeptiert; aber die neue Liste stand überall wie ein gewaltiger Vorwurf in allen Zeitungen und schuf das Schönheits- und Gesundheitsideal. Jetzt ist wieder eine neue Tabelle gekommen. Sie stand in einer wissenschaftlichen Zeitschrift und fiel wie eine Befreiung in unseren Briefkasten. So kann man heute sein Idealgewicht berechnen:[32] Dividieren Sie Ihr Gewicht in kg durch das Quadrat Ihrer Größe in m. Das Resultat nennt man BMI (Body Mass Index).

Ein Beispiel: 1,65 (Größe) mal 1,65 = 2,7, 70 (kg) : 2,7 = 25,9, also: BMI =25,9

Die folgende Gewichtstabelle ist dem Artikel entnommen.

Größe (m)	BMI=20	BMI=25	BMI=30
1,52	46 kg	58 kg	69 kg
1,54	47	59	71
1,56	49	61	73
1,58	50	62	75
1,60	51	64	77
1,62	52	66	79
1,64	54	67	81
1,66	55	69	83
1,68	56	71	85
1,70	58	72	87
1,72	59	74	89
1,74	61	76	91
1,76	62	77	93
1,78	63	79	95
1,80	65	81	97
1,82	66	83	99
1,84	68	85	102
1,86	69	86	104
1,88	71	88	106
1,90	72	90	108
1,92	74	92	111

Wenn der BMI zwischen 18,7 und 23,8 liegt, haben Sie Normalgewicht. Wenn der BMI unter 18,7 oder über 28,6 gerät, sollten Sie aus Gesundheitsgründen aufpassen, rät der Verfasser des Artikels. Die WHO nennt ein Gewicht mit einem BMI zwischen 20 und 25 akzeptabel, mäßig übergewichtig ist man mit einem BMI zwischen 25 und 30. Aus medizinischen Gründen braucht sich diese Gruppe jedoch keiner Abmagerungskur zu unterziehen. Sieh mal an!

Ich liege genau an der gefährlichen Grenze BMI=30, und dabei hatte ich geglaubt, ich wäre wegen meiner unzureichenden Energie zum frühzeitigen Sterben verurteilt!

Prof. Lothar Wendt hat Vertrauen zu meiner Jugendtabelle; er nennt sie das Braco-Gewicht. Das ist die Größe in Zentimetern minus 100 in Kilogramm. Das Normalgewicht liegt nach Wendt zwischen Braco minus 10% und Braco plus 10%. Wahrscheinlich tue ich ihm leid. Denn gleichzeitig berichtet er, dass Ditschunell sogar Braco plus 20% als Normalgewicht akzeptiert ... Einen Augenblick! Das schaffe ich ohne Computer, Papier und Bleistift, meine Jugendlänge minus hundert, plus 20% – genau das zeigt ja meine Waage! Hurra! Ein Hoch auf Ditschunell und WHO! Das bedeutet, dass ich jetzt ungefähr 37 % mehr wiegen darf, als in den 1970er Jahren. Schade, dass ich nicht eher von Ditschunell gehört habe! Übrigens zeigt es sich jetzt, dass ich während des größten Teils meines Lebens fast normalgewichtig war.[33]

Hören Sie mal gut zu, liebe Wissenschaftler und Gewichtsexperten, und antworten Sie jetzt auf meine Fragen:

- Wie kann man wissenschaftlich beweisen, dass für die Menschen in den 1930er, 1940er und Anfang der 1950er Jahre ein Gewicht nach der oben erwähnten Faustregel meiner Jugend am besten war,
- dass für das menschliche Geschlecht, das unseren Planeten in den 1950er, 1960er, 1970er und 1980er Jahren bewohnte, nun ein 10% geringeres Gewicht am günstigsten war und
- dass der Homo Sapiens der 1990er Jahre mit einer Körperhülle nach der obigen Tabelle am gesündesten war?
- Welches Recht hatten Sie, mich und Millionen meiner Schwestern und Brüder jahrzehntelang mit Gewichtszahlen zu verfolgen, die wir unmöglich erreichen konnten?
- Welchen ethischen Regeln folgen Sie, wenn Sie uns als energie- und willenlos, faul und psychisch schwach, gierig und verantwortungslos darstellen?
- Wer hat Ihnen das Recht gegeben, uns wegen unserer Krankheit Vorwürfe zu machen? Denn Sie hätten schon lange einsehen müssen, dass Übergewicht eine Krankheit ist. Sie taucht oft parallel mit anderen Leiden auf, weil diese von denselben Faktoren verursacht werden. Sie ist nicht die Ursache dieser Krankheiten.

Befreien Sie sich von Ihren Theorien und prüfen Sie die Theorie der Basisallergie!

Die Theorie der Basisallergie ist konstruktiv, optimistisch und schadet keinem Menschen, weder psychisch noch physisch.

Möchten Sie wissen, wie ich meine Entdeckung für mich selber genutzt habe? Ich habe die Desensibilisierungskur gegen Milch und Getreide gemacht. Jetzt brauche ich nicht mehr zu kämpfen, um mein Gewicht zu halten. Mein neuerworbenes Sättigungsgefühl hilft mir dabei. Aber Sie glauben doch wohl nicht, dass das leicht war? Der Appetit nahm während dieser Zeit sogar noch zu, manchmal bis zur Unerträglichkeit, bei gleichzeitig verlangsamten Stoffwechsel. Darum musste ich oft lange Abmagerungspausen einlegen, und am Schluss der Kur war ich mehrere Jahre älter und etliche Kilo schwerer als am Anfang. Wollen Sie auch wissen, ob ich jetzt mein Idealgewicht habe? Nein – aber ich nehme nicht mehr zu. Abzunehmen ist jetzt schwerer als früher. Da führte das Fasten zu einer Erleichterung. Der krankhafte Hunger verschwand, den natürlichen Hunger merkte ich damals nicht, weil er viel schwächer ist als der krankhafte. Aber jetzt merke ich ihn. Trotzdem stoße ich ab und zu ein Kilo ab, und wahrscheinlich werde ich das noch öfter tun. Aber Idealgewicht, nein danke! Ich bin mit meinem Ballast bis zum Pensionsalter durchs Leben gerollt und komme auch weiterhin ohne Mannequintaille aus. Aber, wer weiß, wenn ich so weitermache ... Hallo! Braucht jemand in zwölf Jahren ein 90jähriges Mannequin?

Anorexie und Bulimie

Bei Patienten mit diesen Krankheiten lösen Basisallergene ein so starkes Hungergefühl aus, dass sie ihm nicht widerstehen können. Darum essen Anorexiepatienten überhaupt nichts oder nur Gemüse. Aber sie haben nicht verstanden, dass sie an einer Allergie gegen Milch und Getreide leiden. Es kann auch eine Kombination mit einer Nahrungsphobie vorliegen, aber auch diese würde mit einer Basisallergiediät abnehmen. Phobie ist nämlich auch ein typisches Symptom bei Glutenintoleranz[34] und Basisallergie.

Patienten mit Bulimie leiden an der gleichen Krankheit; aber sie geben dem Hunger nach. Da der Hunger beim Essen zunimmt, übergeben sie sich, um weiter essen zu können. Wie bei Alkoholismus ist man gerade auf so etwas, was man nicht verträgt, fixiert, also: Mehl- und Milchspeisen, Torten etc. Anorexie und Bulimie treten meistens zusammen mit anderen Störungen wie Depressionen, Angstgefühlen und Schlafschwierigkeiten auf.[35] Auch für diese Störungen ist Basisallergie die Grundursache. Garner und Garfinkel stellten fest, dass Anorektiker psychotisch waren – aber nur in der einleitenden Periode nach einer langen Hungerperiode.[36] Das bestätigt das oben gesagte: Wenn man ein „gefährliches" Lebensmittel eine Zeitlang ausschließt, wird die Reaktion, in diesem Fall die Psychose, besonders kräftig, wenn man es wieder in die Nahrung aufnimmt.

Aus unserer Brieffernte

„Ich bekam ein Exemplar der Theorie der Basisallergie und las es mit großem Interesse. Fast 20 Jahre habe ich an Anorexie (und Bulimie) gelitten. Aber in diesem Herbst kam ich nach einem gut einjährigen Aufenthalt in einer Nervenklinik zu der Einsicht, dass mir das Gesundheitswesen nicht helfen kann. Ich bin schon lange Vegetarierin, aber erst jetzt, seitdem ich Milch und säurebildende

Nahrungsmittel (u.a. Getreide) nach Lilly Johansson aus meiner Kost ausschließe, bin ich immer mehr davon überzeugt, dass meine neurotischen Beschwerden nicht auf Mangel an Energie beruhen.“

Sechster Teil

DIE PSYCHE UND DIE BASISALLERGIE

Verhaltensstörungen

Die Brüder

Nur ein Jahr trennte die Jungen. Überhaupt waren sie sich sehr ähnlich, und wenn man sie nicht jeden Tag sah, war es schwer, sie voneinander zu unterscheiden. Sie hatten auch gleiche Interessen: Schwimmen, Angeln und im Winter Hockey. Beide lasen außerdem gern und waren fleißige Besucher der Bibliothek. In der Familie benahmen sie sich jedoch völlig verschieden. Torbjörn, der ältere, sprach fast nie, und wenn er mal was sagte, klang es unfreundlich und abweisend. Die Eltern konnten nicht an ihn herankommen. Außerhalb der Familie trat er dagegen höflich auf. Er liebte Topfkuchen, und wenn keiner da war, backte er einen, ganz für sich allein. Peter, der jüngere Bruder, war fröhlich und freundlich und erzählte wie ein offenes Buch.

Die Eltern fanden die Sache mit dem Kuchen doch recht merkwürdig. Auch Torbjörns Körper entwickelte sich etwas ungewöhnlich. Der Brustkorb wuchs auf einer Seite mehr. Sollte er gegen Gluten überempfindlich sein? Hallert schreibt ja in seinem Buch „Att inte tåla gluten" („Kein Gluten vertragen können"),[1] dass ein abweichender Brustkorb Anlass zu Verdacht auf Zöliakie geben kann, eine Darmkrankheit, die durch Glutenintoleranz verursacht wird. Aber Torbjörn hatte keine Verdauungsbeschwerden und deshalb war auch kein Arzt hinzugezogen worden. Aber er versuchte jedenfalls Rhinoplex 15, das homöopathische Präparat gegen Glutenintoleranz, und plötzlich wurde Torbjörn fröhlich und freundlich; er sagte sogar Nettes zu seinen Eltern. Außerdem nahm er die Tabletten gern. So stelle er sich Glückspillen vor, sagte er. Er nahm sie ziemlich lange, ein Jahr vielleicht oder etwas länger, und zwar jeden Tag. Er hörte auch ganz von selbst mit dem Kuchenbacken auf. Aus Torbjörn wurde ein liebenswürdiger, junger Mann.

Als Peter in die siebte Klasse ging, verlor er plötzlich sein früheres Interesse am Lernen. Er konnte sich nur schwer konzentrieren, und die Noten wurden immer schlechter. Wissen Sie was? Peter bekam von Rhinoplex 14 (gegen Weizen, Roggen, Gerste und Hafer) Hilfe. Das Interesse und die „Begabung" kamen sofort zurück und auch die guten Noten.

Der Haustyrann

„Ich habe einen Jungen, den nur eine Mutter lieben kann“, sagte Bettan, als sie mich eines Tages anrief. „Er stellt sich an und wird wegen Kleinigkeiten jähzornig, hat meistens schlechte Laune. Er ist ein richtiger Haustyrann von neun Jahren. Sein Lehrer beklagt sich auch über ihn; er ist unruhig und stört den Unterricht.“ Der Junge hatte periodisch ein seltsames Ekzem im Gesicht und in den Arm- und Kniebeugen. In den letzten Sommerferien hatte Bettan versucht, alle Milch auszuschließen, und sowohl das Ekzem als auch die Laune wurden besser. „Aber jetzt bekommt er in der Schule wieder gewöhnliches Essen und ist vollständig unerträglich. Vor einigen Tagen ging es so weit, dass er die Küchenstühle aus Wut herumwarf, so dass der Bodenbelag beschädigt wurde. Was soll ich tun, damit er in der Schule Essen ohne Milch bekommt?“

Da lag also die Schwierigkeit! In Schweden hat man Ganztagsschule, und die Schüler erhalten dort jeden Tag eine warme Mahlzeit. Ungefähr 5% der schwedischen Bevölkerung leiden an der Unfähigkeit, Laktase zu bilden. Das ist ein Enzym im Darm, das Milchzucker, Laktose, spaltet. Kinder, bei denen diese Diagnose bestätigt wird, bekommen milchfreie Kost in der Schule. Das Ekzem und die Unruhe bei Bettans Sohn Stefan hatten jedoch nichts mit Laktasemangel zu tun. Bettan sprach trotzdem mit einem Kinderarzt und hatte Glück. Obwohl der Laktasetest ein normales Resultat ergab, sagte der Kinderarzt: „Wenn Sie wissen, dass der Junge keine Milch verträgt, sollte er sie in der Schule nicht bekommen“. Ich weiß, dass Stefan ab und zu einen Rückfall bekommt. Sobald er Süßigkeiten oder Eis isst, wird er zu Hause unerträglich. Inzwischen hat er aber den Zusammenhang begriffen und sagt manchmal, wenn er Eis gegessen hat: „Jetzt habe ich wieder Ameisen im Körper.“

Was die Fachleute sagen

Prof. John Crayton, Chicago, hat in gewissenhaft kontrollierten Versuchen festgestellt, dass gewisse Nahrungsstoffe die Laune negativ beeinflussen können. Extrakt von Milch, Weizen und Mais konnten Müdigkeit, Depressionen, nervöse Reizbarkeit und mangelnde Konzentrationsfähigkeit hervorrufen. Abgesehen von den Veränderungen in der Laune durch Milchkonzentrat zeigte das Immunsystem etwas, das an Antikörper gegen Milch erinnerte.[2] Mein Kommentar: Mais gehört in Amerika zur Hauptnahrung und ist im amerikanischen Muttermilchersatz enthalten, gehört also dort den Basisallergenen an.

Nach einem Aufsatz in der Zeitschrift „Hälsa“ 11/1980 hat Dr. Marshall Mandell in den USA festgestellt, dass Hyperaktivität auf einer allergischen Reaktion beruhen kann. Es liegt nahe anzunehmen, dass das Allergen, z.B. Gluten, Kasein oder Laktose, in der täglichen Basisnahrung enthalten ist.

Jetzt kann ich

Wir bekamen November 1988 folgenden Brief von einer jungen Mutter:

Ich bin die Mutter von zwei Kindern: Maria, im Mai 1983 geboren, und Anders, geboren im März 1986. Gerade habe ich ihre Theorie der Basisallergie zum zweiten Mal durchgelesen, und ich möchte von dem Leben meiner Kinder von Anfang an erzählen.

Als Maria 16 Tage alt war, bekam ich große Eiterkugeln an den Fingern, und Maria bekam Eiter in einer Brustwarze. Nach ca. drei Monaten im Bett und vielen Besuchen beim Arzt stellte man Staphylokokken fest. Maria genas davon im Alter von drei Wochen nach einer Kåvepeninekur (Antibiotika). Wegen meiner Medikation und Schwäche konnte ich nicht weiterstillen. Maria bekam „Baby Semp Nr. 1", und das Elend fing an. Sie bekam Verstopfung, weshalb ich auf Bifidus (ohne Kuhmilch) überging, und alles wurde besser – bis sie Mehlsuppe bekam. Mit sechs Monaten wachte sie jeden Abend um 22.30 Uhr auf und hatte Bauchschmerzen. Ihr Leib schwoll an. Sie war hellwach und schlief nicht vor 3 bis 4 Uhr in der Nacht ein und wachte nicht vor 9 Uhr morgens auf. Als sie 8 Monate alt war, bat ich bei der Mütterberatung darum, einen Arzt zu Rate zu ziehen. Auf meine Frage, ob sie vielleicht kein Gluten vertrage, antwortete er nur, dass der ganze Fehler heute darin bestünde, dass die Mütter so aufgeklärt seien. Das Mädchen folge ja der normalen Gewichtskurve!

Aber selber sah ich ein, dass etwas nicht stimmte. Ich hörte mit der Mehlsuppe abends auf und gab ihr Hagebuttensuppe, und die Kleine schlief die Nacht durch. Dagegen zeigte es sich, dass sie in ihrer Entwicklung verspätet war. Sie saß mit 9½ Monaten, kroch mit 10 und lief mit 13 Monaten. Am auffallendsten war doch ihre unerhörte Aktivität und der geringe Schlafbedarf. Als Maria 1½ Jahre alt war, war sie so aktiv und flink, dass kein anderer mit ihr fertig werden konnte, und ich musste jeden Tag zwei Kilometer mit ihr laufen, um sie zu ermüden. Sie war so lästig, dass wir keinen Umgang mit anderen Leuten haben konnten. Und sie erschreckte andere Kinder.

10- bis 12-mal am Tage hatte sie Stuhlgang, und die Konsistenz war seltsam. Gewisse Speisen kamen unverdaut heraus. Das erklärte man damit, dass sie so lebhaft sei und dass der Darm darum nicht in Ruhe arbeiten könne. Ich habe danach nie mehr wegen ihres Darmes um Rat gebeten.

Mit drei Jahren war sie in ihrer Entwicklung so zurückgeblieben, dass man sie zu einem Psychologen schickte. Der stellte fest, dass sie in ihrer Motorik und mit der Sprache (sie sprach überhaupt nicht) verspätet und außerdem hyperaktiv sei. Mit viel Übung, 1½ Stunden jeden Tag, war die Feinmotorik mit vier Jahren normal. Die Sprache kam mit vier Jahren, aber im übrigen war ihr Verhalten unkonzentriert. Sie wirkte kindisch und hatte einen auffallend starren Blick. Man stellte die Diagnose „Minimal brain dysfunction" (DAMP). Ein Teil der Symptome traf zu, aber nicht alle.

Als ich Anders im März 1986 bekommen hatte, zeigte es sich, dass er gegen Milch und Mehl allergisch war. Ich bekam Ihre Theorie der Basisallergie zu lesen und sah, dass man hyperaktiv werden kann, wenn man keine Milch und kein Getreide verträgt. Ich fand, dass es sich lohnen könnte, auch mit Maria einen Versuch zu machen. Proben zeigten aber nur, dass sie keine IgA-Antikörper im Darm hatte. Aber das hätte nichts zu sagen, meinte der Arzt. Nach 14 Tagen rief er aber an und schlug vor, für Maria als Experiment die Ernährung umzustellen. Sie hatte zu der Zeit angefangen, über schlechtes Befinden und Magenschmerzen zu klagen und bereits drei schwere Harnleiterinfektionen gehabt.

Seit dem 21. August 1988 hat sie getreide- und milchfreie Kost ohne Konservierungs- und Farbstoffe gegessen. Ende August wurde ein Test gemacht. Es zeigten sich da gewisse grobmotorische Schwierigkeiten, u.a. beim Werfen, Fangen und Stutzen von Bällen, 10 Sekunden auf einem Bein stehen usw. Ende Oktober waren wir wieder in der Sprechstunde. Der Arzt informierte uns darüber, was auf DAMP

hinwies. Als Maria hörte, was sie nicht können sollte, sagte sie jedes Mal: „Jetzt kann ich." Und Maria machte tatsächlich alles, was sie zwei Monate vorher nicht gekonnt hatte. Der Arzt, der mich vorher wegen meiner Frage nach der Ernährung für dumm gehalten hatte, sagte schließlich „Ich stelle die Diagnose DAMP nicht, sondern geben Sie ihr dieselbe Kost noch weitere sechs Monate."
Jetzt haben wir November, und Maria geht in den Kindergarten. Sie ist ruhig und besonnen und unterscheidet sich nicht von ihren Gleichaltrigen. Ich kann gar nicht alles schreiben, was sie im Gegensatz zu früher tun kann. Da sie sich jetzt besser konzentrieren, stillsitzen und Informationen entgegennehmen kann, lernt sie natürlich eine Menge, z.B. Rechnen, Formen, Zeichnen, Spielen usw.
Anders nahm nicht zu, und da setzte man gleich alle Hilfsmittel ein. Nach sechs Monaten hatte man festgestellt, dass er weder Milch noch Gluten vertrug. Er vertrug auch nicht die gewöhnliche schwedische gluten- und milchfreie Brotmehlmischung aus Weizenstärke. Darum kaufe ich die deutsche aus Maismehl. Jetzt, als ich Ihre Schrift noch einmal durchlas, verstehe ich, dass er – wie viele andere – auch keine Weizenstärke und kein an Hefe gebundenes Vitamin B verträgt.
Es tat mir gut, Ihnen das alles schreiben zu können.
Mit freundlichen Grüßen Kristina A.

Wir schickten dieses Schreiben vergebens als offenen Brief an das schwedische Gesundheitsamt mit der Bitte, Maßnahmen zu ergreifen, die ermöglichen, dass Kinder und Erwachsene mit Verhaltensstörungen die gleiche Behandlung erhalten können, wie die kleine Maria, und dass die praktischen Ärzte, Psychiater, Psychologen, Neurologen und Kinderärzte so schnell wie möglich über diese Behandlungsmethode informiert werden. Im englischen Sprachgebiet gibt es schon lange eine Reihe ähnlicher Fallbeschreibungen. Eigentlich sollten alle Experten schon den Zusammenhang zwischen Kost und Hyperaktivität kennen.

Maria hat sich seitdem weiter normal entwickelt, ist aber auf ihre strenge Diät angewiesen. Sie musste auch Soja und Kakao aus ihrer Ernährung ausschließen. „Sie musste jede halbe Stunde Wasser lassen, hatte ein Ekzem am Kinn und verlor oft die Stimme; aber jetzt ist es besser", schrieb Kristina. Ich sah nach, was der Muttermilchersatz „Bifilus" enthält, ob man auch diese Überempfindlichkeit mit der Basisallergie erklären konnte. Es zeigte sich, dass dies der Fall war: Bifilus enthält Lezithin von Soja und Palmfett (Kakao stammt von Palmen). Später schrieb Kristina: „Maria macht Fortschritte. Vor sechs Monaten war ich psychisch und physisch ganz fertig, auf Förderschule eingestellt, Maria ihr Leben lang helfen zu müssen, zuerst in der Schule und dann vielleicht als Erwachsene usw. usw. Jetzt ist eine 1000kg schwere Last von meinen Schultern gefallen. Ich wage in die Zukunft zu sehen, nichts ist unüberwindbar. Ich werde auch mit mir selber besser fertig und das beeinflusst natürlich auch die Kinder."

Was die Fachleute sagen

„Einige sind hyperaktiv, die anderen träumen und sind oft deprimiert."[3] „Eine Hälfte hat eine schlechte Prognose bezüglich Kriminalität, andere können besonders viel Verständnis für andere Menschen aufbringen und geraten in die Krankenpflege. Die meisten leiden an Schreib- und Leseschwierigkeiten."[4] „Kinder mit minimal brain dysfunction leiden oft an schwachem Muskeltonus..."[5] Mein Kommentar: Schwacher Muskeltonus kommt oft bei der

Basisallergie vor.

„Schäden können während der Schwangerschaft entstehen... 7% aller Kinder leiden an minimal brain dysfunction, ein Fünftel davon hat schwere Schäden."

„Er ist immer lebhaft gewesen. Schon als ich ihn erwartete, fand ich, dass er sich von meinen beiden älteren Kindern unterschied. Er strampelte gewaltig und wirkte unruhig", lese ich in demselben Buch. In dem Fall entstand der Schaden während der Schwangerschaft. In den meisten Büchern über Nahrungsmittelallergie, die ich kenne, wird Hyperaktivität als eines der Symptome genannt.[6]

Empathie

Kennen Sie das Wort Empathie? Wenn nicht, braucht Ihnen das nicht unangenehm zu sein, denn der Begriff gehört nicht zu unserer Umgangssprache. Das ist schade, denn es symbolisiert eine positive Eigenschaft. Wenn es unserer Umgangssprache angehörte, würden wir uns vielleicht diese Eigenschaft leichter aneignen. Im Pschyrembel, dem klinischen Wörterbuch für Ärzte, steht: „Emotionelle Einfühlung in die Erlebnisweise einer fremden Person". Es ist das Privileg des Menschen, diese Eigenschaft entwickeln zu können; sie ist der Ausdruck für das typisch Menschliche. Die Voraussetzung dafür liegt nach dem amerikanischen Gehirnforscher Mac Lean in der Stirn, in dem Teil des Gehirns, über den nur der Mensch verfügt.[7] Aber dort liegt nur die Disposition, nicht die eigentliche empathische Fähigkeit; diese muss jedes Individuum erlernen. Wir können es mit der Sprache vergleichen.

Die empathische Fähigkeit entwickelt sich das ganze Leben. Das Ausmaß beruht vor allem auf den Einflüssen der Familie, Freunde, Kultur und Religion. In kriegerischen Ländern gehört empathische Fähigkeit nicht zum Ziel der Erziehung der Jungen; es fehlen ihnen männliche Vorbilder dafür. Ältere Männer verfügen, wenigstens in unserer Kultur, über eine erworbene Weisheit und die Einsicht, dass auch Feinde Menschen sind. Darum ist es auch immer leichter gewesen, junge Männer zu engagieren, in den Krieg zu gehen. Vorbilder im täglichen Leben sind die besten Lehrmittel. Ich glaube, dass in der „Dreigenerationsfamilie" der Bedarf an Vorbildern am besten befriedigt wurde. Eine solche natürliche Erziehung können weder Kindergarten noch Schule mit ihrer Einteilung in gleichaltrige Gruppen bieten. Dort ist man auf artifizielle, pädagogische Methoden angewiesen. Einige Menschen müssen bewusst und stärker beeinflusst werden. Ich denke u.a. an Mobbingsführer. Diese Gruppe fügt ihren Mitmenschen rücksichtslos Schaden zu. Wenn das auf mangelnder Reife beruht, kann man die soziale Entwicklung durch gerichtete Gespräche beschleunigen. Aber es ist schwieriger, wenn die Rücksichtslosigkeit krankhaft ist.

„Halt die Klappe, sonst machen wir sie dir zu."

So sagen zwei Gehirnfunktionen zu einer dritten. So banal und geistlos es auch klingt, es ist aber tatsächlich so, dass unsere Gefühle mit Hilfe vieler chemischer Stoffe gebildet werden. Unsere Reaktionen auf die Umwelt sind nach Mac Lean auf drei Einheiten im Gehirn verteilt. Die primitivsten, über die alle Menschen und Tiere verfügen, liegen im Stammhirn. Sie bewachen den Fortbestand des Individuums und der Art: Anschaffen von Nahrung, Verteidigung des Reviers,

Sexualtrieb, Einrichten von Hierarchien in der Gruppe, Ausüben von Macht usw.

Bei allen Lebewesen, deren Nachkommen Fürsorge brauchen, also auch bei uns Menschen, hat sich im Gehirn ein Gefühlszentrum entwickelt, das für die Sicherung der Aufzucht der Jungen unentbehrlich ist. Es liegt im limbischen System. Dort werden auch andere Gefühle gebildet. So ergänzt das limbische System z.B. die kalten Reaktionen des Stammhirns bei Revierangriffen mit Zorn und bei einer guten Mahlzeit mit Freude.[8]

Von dem dritten Gefühlszentrum, das ich zuerst nannte, die moralische Instanz, werden die Funktionen, die außerhalb des eigenen, egoistischen Rahmens liegen, gesteuert, z.B. Mitgefühl, Mitleid, Einsicht, Fürsorge, Vorsicht, Voraussehen, Rücksicht usw., also alles, was wir für ein soziales Leben nach menschlichem Muster benötigen.

Diese drei Einheiten im Gehirn mit ihren verschiedenen und kontroversen Funktionen bilden eine Basis für Konflikte im Individuum und zwischen Individuen. Ein solcher Konflikt kann zum Beispiel bei einem weiblichen Tier mit Jungen in einer gefährlichen Situation aufkommen. Das Stammhirn sagt, dass es weglaufen soll, und das limbische System gibt den Befehl, bei seinen Jungen zu bleiben; bei reifen Menschen wird dieser Konflikt noch dadurch kompliziert, dass sie dem Angreifer nicht gern Schaden zufügen möchten.

Das limbische System steht in Kontakt mit dem Hormonhaushalt. Bei Zorn wird u.a. Noradrenalin freigesetzt, das teils die Aktivität des Stammhirns hemmt und teils die Aktivität des Stirnhirns stimuliert, die moralische Instanz für Empathie, die ja auch der kriminellen, egoistischen Funktion des Stammhirns entgegenwirkt. So werden die primitiven Reaktionen bei dem reifen Menschen mit einer doppelten Kontrolle automatisch balanciert „Wenn du deine Klappe nicht hältst, machen wir sie dir zu“, sagen das limbische System und das Stirnhirn zum Stammhirn.

Diese Männer!

Mehrere Faktoren beeinflussen das Gleichgewicht zwischen den drei Hirnzentren. So aktivieren die männlichen Geschlechtshormone das Stammhirn. Die relativ große Aggressivität, die Bewachung des Reviers (Machtbegierde) und der aggressive Sexualtrieb gehören der Natur des männlichen Geschlechts an. Die Aufgabe des Stirnhirns, diese Aktivitäten zu kontrollieren, kann darum bei Jungen und Männern schwieriger als beim weiblichen Geschlecht sein. Bei Jungen genügt oft eine geringere Störung in der Noradrenalinstimulierung als bei Mädchen, um zu auffälligen Verhaltensstörungen zu führen. Entsprechend sind 80% der Kinder mit einer solchen Krankheit Jungen.

Schwerverbrechen werden in den meisten Fällen von Männern ausgeführt.

Der Einfluss der Geschlechtshormone bedeutet, dass Jungen eine längere „Lehrzeit“ brauchen, um die gleiche soziale Reife wie Mädchen zu erreichen. Es fällt ihnen schwerer, Eindrücke von außen entgegenzunehmen. Kleinkinder zu betreuen ist nicht nur wegen des Stillens in allen Zeiten und Kulturen Aufgabe der Frauen gewesen. Viele junge Väter sind für eine solche Aufgabe nicht reif genug. Ältere Väter nehmen sich oft ihrer Kinder aus zweiter Ehe begeistert an und bereuen, dass sie sich nicht genau so viel um ihre ersten Kinder gekümmert haben. Vielleicht hätte ihre erste Ehe gehalten, wenn sie das gleiche Interesse für ihre Familie gezeigt hätten. Sie können sich damit trösten, dass dieser Mangel in der Natur des Mannes liegt.

Das Stirnhirn hat es wirklich nicht leicht, wenn es sogar einen extra Zuschuss männlichen Hormons, anabole Steroide, bewältigen soll, eine extra Portion für den Verbrechermotor des Stammhirnes. Es ist eine Art Sabotage, dass sich dieses Unzeug unter die Sportbegeisterten eingeschlichen hat, unsere Jungen und Männer kaputtmacht und sie zu Tigern verwandelt, so dass wir sie hinter Gittern einsperren müssen.

Was die Fachleute sagen

„Wie erwartet, hatten professionelle amerikanische Football-Spieler verhältnismäßig am meisten männliches Hormon im Speichel, während Geistliche am wenigsten hatten. Eine Studie von 4500 Vietnamveteranen weist in gleiche Richtung. Eine Gruppe mit Tendenz zu Gewalttätigkeiten hatte mehr Testosteron im Körper als normal." Der Bericht kommt von Georgia State University in den USA.[9] Verhaltensstörungen treten unter anderem bei Abweichungen in der Überführung von Noradrenalin auf. Dadurch wird das Kontrollsystem des Stammhirns gestört und es gibt freie Fahrt für seine primitiven, egoistischen und rücksichtslosen Funktionen, von unaufhörlichem Reden ohne Forderung verstanden zu werden, bis hin zu sexueller Gewalt und politischer Machtbegierde usw. Nach Wender, dem großen Mann der amerikanischen Verhaltensforschung, werden auch Zwangshandlungen vom Typ Pyromanie im Stammhirn bestimmt.[10] Viele verschiedene Stoffe nehmen an den Gehirnfunktionen teil: Mineralien, (u.a. Phosphor) Enzyme, Vitamine, Aminosäuren, so genannte Signalsubstanzen usw.

Zusammen schaffen wir es

Das Problem mit verhaltensgestörten Kindern ist in den letzten Jahren dermaßen angewachsen, dass die Eltern sich überall in der Welt in Vereinen zusammengeschlossen haben. Man kämpft zusammen, um eine Lösung des Problems zu finden. Dabei sind verschiedene Theorien und Therapien entstanden. Die Eltern bekamen nämlich die Schuld für das unhöfliche und störende Verhalten der Kinder, aber die Mütter wussten, dass sie ihren Kindern so viel Liebe gegeben hatten, wie sie konnten, und dass sie alles getan hatten, um diese zu sozial angepassten Mitbürgern zu erziehen. Darum bekamen sie ein feines Ohr bei ihrer Suche nach einer angemessenen Erklärung, arbeiteten schwer mit der Frage und kamen zu verschiedenen Resultaten. So versammelten sich die Eltern an verschiedenen Stellen auf der Erde um verschiedene Theorien und Behandlungsformen, die sie jetzt zur Selbsthilfe empfehlen.

Die Plattform

Zuerst kam Feingold mit seiner Theorie, dass die Verhaltensstörungen durch Lebensmittelzusätze hervorgerufen würden. Sein Verdienst war es, die Aufmerksamkeit auf die Ernährung zu richten und damit eine konkrete Plattform für weitere Beobachtungen zu geben. Ich werde noch auf ihn zurückkommen.

Deutschland

In Deutschland gibt es den Verein „Arbeitskreis Hyperaktives Kind“. Da behandelt man seine Kinder effektiv mit einer phosphatreduzierten Kost. Phosphate gehören nämlich zu den Stoffen, die eine gewisse Rolle bei der Zusammenarbeit zwischen Signalsubstanzen im Gehirn spielen. In den letzten Jahrzehnten ist der Phosphatgehalt in unseren Lebensmitteln durch eine Reihe von Zusätzen kräftig angestiegen. Man glaubt, dass deshalb immer mehr hyperaktive Kinder geboren werden.[11] Damit kommen wir wieder zur Basisallergie: Kuhmilch enthält nämlich pro Energieeinheit achtmal soviel Phosphor wie Muttermilch; Weizen enthält anderthalb und Hafer fünfmal soviel. Aber viele hyperaktive Kinder sind schon vor der Geburt unruhig. In diesem Fall versahen ihre Mütter sie über ihr Blut mit unbearbeiteten, artfremden Phosphaten. 90% der verhaltensgestörten Kinder reagieren positiv auf phosphatreduzierte Nahrung. Diese Kost enthält weder Milch noch Vollkornbrot. Vielleicht würden auch die übrigen 10% positiv reagieren, wenn sie eine vollständige Basisallergiediät hielten, also Getreide, Hefe und Glutamat ebenfalls ganz ausschlössen.

Hertha Hafer hat beobachtet, dass Zitronensäure einen ähnlichen Effekt wie Phosphate hat. Darum rät sie von größeren Mengen Obst ab. Zitronensäure gibt es auch als Zusatz im Muttermilchersatz und gehört also zu Basisallergenen. Hertha Hafer meint, dass die Disposition für die Krankheit auf erblichen Faktoren beruht.[12] Ich glaube jedoch, dass die Basisallergie dahinter steht.

England

Eines der Mitglieder im Verein gegen chronische Beschwerden hat die Theorie der Basisallergie ins Englische übersetzt, so dass ich sie einigen Englisch sprechenden Personen zuschicken konnte, u.a. Verfassern interessanter Artikel und Bücher. Der bekannteste von diesen, Leon Chaitow, referierte daraufhin über die Theorie in drei englischen Zeitschriften.[13] Unter allen Briefen, die ich daraufhin nicht nur aus England bekam, befand sich auch einer von Brenda O`Reilly, einer tüchtigen, intelligenten Dame und Mutter eines autistischen Kindes. Sie hatte beobachtet, dass phenylhaltige Nahrung Verhaltensstörungen herbeiführen kann und schrieb eine eigene, gut untermauerte Theorie darüber. Sie gründete den Elternverein AiA, Allergy-Induced Autism Support And Self-Help Group.

Viele dieser Kinder haben auch eine Allergie gegen Milch und leiden unter Koliken, Anschwellungen, Irritabilität. Sie wollen eine sehr einseitige Kost essen, die aus Lebensmitteln besteht, auf die sie krankhaft reagieren, vor allem auf Brot, Milch, Spaghetti und gefärbte Getränke (maskierte Allergie). Diese Nahrung enthält Phenyl, Phenylverbindungen oder ihre Derivate, u.a. Phenylalanin. Die Aminosäure Tyrosin, die auch dazugehört, nimmt an der Bildung von Dopamin teil und beeinflusst die Balance zwischen den Signalsubstanzen im Gehirn und damit die Entstehung der Verhaltensstörungen.[14] Auch australische Versuche haben einen Zusammenhang zwischen Milch und Hyperaktivität der Kinder gezeigt und bewiesen, dass das Tyrosin eine spezielle Rolle spielt.[15] Kuhmilch enthält gut dreimal soviel Tyrosin und Phenylalanin wie Humanmilch.

In japanischen Studien hat man autistische Kinder mit Erfolg mit einem Enzym, Tetrahydrobiopterin, das bei der Phenylketonurie fehlt, behandelt. Ein Mangel daran verursacht eine Anhäufung von Phenylalanin, der Vorstufe der Aminosäure

Tyrosin, und führt zu Gehirnschäden.[16] Die japanischen Studien sind nur einige von vielen, die zeigen, dass Brenda O`Reilly auf dem richtigen Wege mit ihrer Theorie von dem Zusammenhang zwischen Phenyl und Verhaltensstörungen sein kann. Auch sie denkt darüber nach, warum nicht alle Kinder auf Phenyle reagieren und vermutet wie alle anderen: Erbfaktoren.[17] Die Diät, auf welche ihre Kindergruppe positiv reagiert, ist jedoch fast identisch mit der Basisallergiediät. Damit sind wir wieder bei der Theorie der Basisallergie und können die Erbfaktoren ausschließen.

Der Waschrand

Brenda O`Reilly nennt in ihrer Schrift die Phenylketonurie, eine angeborene schwere Krankheit, die auf Unverträglichkeit von Phenylalanin beruht. Diesen Kindern fehlt ein Enzym, das die Aminosäure Phenylalanin zur Grundsubstanz in dem braunen Pigment der Haut transportiert. Die Kinder haben helles Haar, helle Haut und blaue Augen. Die Behandlung geht darauf hinaus, den Gehalt an Phenylalanin in der Kost zu senken. Hyperaktive Kinder haben im Allgemeinen auch eine hellere Haut- und Haar-Farbe als ihre Geschwister und verfügen also über weniger Pigment.

Als Ingeborgs Mann von schwerem Rheumatismus heimgesucht wurde und gezwungen war, strenge, milchfreie Diät zu halten, schloss sie sich ihm aus Solidarität an. Da änderte sich die Farbe an ihren Händen! Schon lange hatte sie sich über diese hässlichen, sonnenempfindlichen, weißen Flecke, Vitiligo, geärgert. Nach der Ernährungsumstellung kam das Pigment wieder. Die Grundursache für diese beiden Erscheinungen kann also auch artifizielle Säuglingskost und die der Mütter und Großmütter sein.

Nach meiner Desensibilisierungskur mit Rhinoplex gegen Getreide und Milch ist die Pigmentierung in meinem Gesicht gleichmäßiger und intensiver geworden. Die Sommerfarbe bleibt länger bestehen, bis weit in den Herbst hinein. Viele Jahre lang hatte ich einen Farbenrand am Übergang vom Hals zur Wange, der etwas ärgerlich an den Waschrand meiner Brüder erinnerte, wenn sie ins Badezimmer zurückgeschickt wurden, um sich den Hals richtig zu waschen. Jetzt ist der Rand verschwunden. Während der Kur wurde er langsam ausgeglichen. Das bestätigt, dass die Pigmentierung, oder besser der krankhafte Mangel an ihr, offenbar auch mit der Basisallergie zu tun hat. Finden Sie nicht auch die Kette aus Basisallergiediät, Desensibilisierung, Pigmentbildung, Gehirnfunktionen interessant?

Dänemark

Der dänische Arzt Ole Bentzen hat im Laufe der Jahre ungefähr 20 hyperaktiven Kindern geholfen, indem er Butter aus ihrer Kost ausschloss.[18]

In Schweden

In Schweden ist Lilly Johanssons Diät wegen ihrer gesundheitsbringenden Wirkung auch auf hyperaktive Kinder bekannt und wird in weiten Kreisen akzeptiert. Die Kost ist vollvegetarisch, enthält also keine Milch, außerdem rät Lilly von Getreide ab. Lilly Johanssons Kost ist basenbildend. Dieses und die Tatsache, dass Milch ursprünglich nicht für erwachsene Individuen gedacht ist, nennt man als Ursache für diesen phantastischen Effekt. Aber diese Erklärung genügt nicht; denn die Nomaden in Afrika vertragen Milch, und die Kartoffelpflanze produziert ihre Knollen auch nicht für uns Menschen.

USA und Norwegen

Nach der Theorie des amerikanischen Kinderarztes Dr. Feingold sind Hyperaktivität und andere Verhaltensstörungen bei Kindern Überempfindlichkeitsreaktionen auf Lebensmittelzusätze und Salizylsäure sowie auf Nahrungsmittel mit einem natürlichen Gehalt an Salizylsäure. Hierzu gehören Obst und Beeren. In Norwegen verbessert sich mit der Feingolddiät der Zustand bei 60% der Kinder.[19] Nach Dr. Feingold selbst werden in Amerika 50% der Kinder ganz gesund, während sich bei 25% der Zustand etwas verbessert und bei 25% unverändert bleibt.[20] Die betroffenen Eltern in den USA und in Norwegen haben sich in Feingoldvereinen zusammengeschlossen. Ich bezweifle nicht, dass die Feingolddiät diesen Effekt haben kann, finde aber das Resultat nicht zufriedenstellend. In dem deutschen Verein „Arbeitskreis hyperaktives Kind“ hat man diese Diät ausprobiert und gefunden, dass sie nicht ausreichte. Andere teilen diese Ansicht.[21] Man hat dort auch festgestellt, dass diese Kinder nicht auf Salizylsäure in Aspirin reagieren. Man darf darum nicht ausschließen, dass die Reaktionen amerikanischer Kinder auf Aspirin in Wirklichkeit Reaktionen auf die Maisstärke in diesem Medikament sind – in Amerika enthält Muttermilchersatz Mais – und dass man in Norwegen Salizylsäure in laktosehaltigen Präparaten geprüft hat. Dass einige Kinder auf Obst reagieren, liegt nach Hertha Hafer nicht an der Salizylsäure, sondern an der Zitronensäure im Obst.

Zusatzstoffe?

Wir wollen uns einmal die Lebensmittelzusätze näher ansehen: Viele Kinder reagieren auf Süßigkeiten, und wir wissen, dass diese viele Zusatzmittel enthalten. Darum liegt es nahe, diese zu verdächtigen. Es besteht doch die Gefahr, dass wir uns der chemischen Zusätze (und Luftverunreinigungen) als Sündenbock für alle unsere Zivilisationskrankheiten bedienen und uns bei der Suche nach Krankheitsursachen damit begnügen. Hyperaktivität kam schon lange vor den Zusatzmitteln vor. Außerdem gibt es viel zu viele solcher Stoffe, um sie zu einer einzigen Einheit zusammenfassen zu können.

Ich habe etwas im Süßigkeitsberg geforscht und festgestellt, dass es keine Sorte gibt, die garantiert frei von Basisallergenen ist, auch in den Fällen, wo keine Milch und kein Weizen auf der Verpackung angegeben sind. Die Produkte hinter den E-Nummern 1400 bis 1442 habe ich schon im Kapitel „Kost für Kranke“ kommentiert. Viele Zusätze sind Phosphate, was auch nicht aus dem Text auf der Verpackung hervorgeht. In meiner Liste finde ich, dass das für folgende E-Nummern der Fall ist: 442, 450a, 450b, 450c, 1410, 1411, 1412, 1413, 1414, 1442. Andere Zusätze können auf eine andere Weise mit der Basisallergie zusammenhängen. Diese entsteht ja durch unnatürliche, artfremde Nahrung vor dem Alter von sechs Monaten. Muttermilchersatz enthält nicht nur Milch und Getreide, sondern auch zugesetzte Vitamine und Mineralien, Zitronensäure, Lezithin, (von Soja), verschiedene Sorten Fett (Schmalz, Palmfett, Sonnenblumenöl). In der Theorie der

Basisallergie können wir also auch für Überempfindlichkeitsreaktionen gegen diese Stoffe eine Erklärung finden.

Dass ein hyperaktives Kind mit einer strengen milch- und getreidefreien Diät auf Süßigkeiten reagiert, braucht nicht unbedingt zu bedeuten, dass es allgemein auf Zusatzstoffe reagiert, sondern diese Stoffe können auch mit der Basisallergie zusammenhängen. Ich finde es unerhört wichtig, eine logische Erklärung, einen roten Faden, für unsere Erfahrungen zu finden. Das ist doch wohl das Ziel aller wissenschaftlichen Forschung und eine Voraussetzung bei der Suche nach effektiven Behandlungsformen und Vorbeugungsmaßnahmen. Aber am wichtigsten ist doch für uns, dass wir leider ohne logische Erklärung überhaupt keine Chance haben, bei den Verantwortlichen auf dem höchsten wissenschaftlichen Gipfel Gehör für unsere Erfahrungen zu finden.

Autismus

Autismus soll u.a. auf einem Mangel an Glutaminsäure beruhen. Getreide und Milch enthalten viel davon. Wenn man autistischen Patienten Glutaminsäure in synthetischer Form gibt, verbessert sich ihr Zustand.[22] Der Organismus fasst sie also in synthetischer Form als einen *neuen*, fremden Stoff auf und passt sie darum seiner „inneren Identität" an. Das geschieht bei Basisallergikern dagegen nicht mit der natürlichen Glutaminsäure in der Kost. Glutaminsäure wird für die Funktion des Gehirns gebraucht. Trotzdem nehmen die autistischen Symptome ab, wenn man den Patienten eine glutaminarme Diät gibt; wahrscheinlich weil dadurch der Organismus *selber arteigene* Glutaminsäure bildet. Als man Personen mit autistischen Merkmalen Rhinoplex 15 gab, die Desensibilisierungsmedizin gegen Gluten, wurden sie plötzlich kontaktfähig und freundlich. Die Veränderung trat schon nach wenigen Minuten ein. Diese Erfahrung deutet wieder an, dass nicht die chemischen Eigenschaften der Glutaminsäure gebraucht werden, sondern ihr Frequenzspektrum.

Eltern haben keine Schuld

Feingold schuf eine neue Grundlage für die wissenschaftliche Forschung und öffnete damit auch das Tor für die Aspekte und Erfahrungen, die Sie in diesem Kapitel finden. Man konnte jetzt verstehen, dass Verhaltensstörungen nicht von sozialen und psychischen Verhältnissen verursacht werden. Das war vielleicht der wichtigste Schritt in der Geschichte der Psychiatrie. Im Mai 1989 fand in Göteborg eine internationale Konferenz über Autismus statt, in der sich sämtliche Teilnehmer hinter ein Dokument stellten:[23]

Ohne Zurückhaltung wurde erklärt, dass Autismus ein biologischer Behinderungszustand sei. Außerdem herrschte große Einigkeit darüber, dass diese Erkenntnisse auf die Erwachsenenpsychiatrie übertragen werden müssen.

Lennart Sjöberg bestätigt: „Es ist sogar schwer, Prognosen von offenbar dramatischen und sehr kraftvollen Erlebnissen in der Kindheit zu stellen ... Es existieren weitverbreitete Vorstellungen, dass Erlebnisse in der Kindheit für die Entwicklung von Psychosen im Erwachsenenalter ausschlaggebend sind. Diese Vorstellung hat in der Forschung keine Bestätigung gefunden."[24] Die ungünstigen

Verhältnisse in der Kindheit, die oft bei Kriminellen vorliegen, dürften in vielen Fällen auf ihrer Krankheit beruhen, die sie unfähig macht, Freundlichkeit und Fürsorge entgegenzunehmen. Weder ihre Eltern noch ihr Erziehungspersonal wurden mit den Problemen fertig, und darum wurden sie oft als Kind von einer Pflegefamilie zur anderen geschickt.

Das Sammelsurium

Wie können aber Verhaltensstörungen so verschiedene Ursachen haben? In Deutschland sind es die Phosphate; in England die Phenole; in Dänemark Butter; in Lilly Johanssons Patientenkreis säurebildende Stoffe und Milch; in Amerika und Norwegen Lebensmittelzusätze; bei der kleinen Maria Basisallergene und bei autistischen Personen Glutaminsäure. Wenn wir dieses Sammelsurium aus nicht verträglicher Nahrung zu einer Einheit zusammenrühren, so bekommen wir eine Suppe, die aus dem Inhalt der Säuglingsflaschen der heutigen Kinder, ihrer Mütter und Großmütter besteht. Viele – vielleicht sogar alle – Kinder mit Verhaltensstörungen sind übrigens Allergiker.

Die schlimmsten Übeltäter

Dozent Sten Levander sagte im Herbst 1989 in einem Radioprogramm, dass so gut wie alle Schwerverbrecher schon als Kind Störungen gezeigt hätten. Tatsächlich sind nur sehr wenige Kriminelle älter als 18 Jahre, wenn sie zum ersten Mal straffällig werden.[25] Das sind also Kinder und Jugendliche mit Verhaltensstörungen, Kinder, denen dieses Kapitel gewidmet ist. Statistisch gibt es in Schweden ein solches Kind in jeder Schulklasse. Hodkins führt an, dass man die Tendenz zu aggressivem Verhalten schon früh merken kann. Schlechte verbale Ausdrucksfähigkeit, Hyperaktivität und Reizbarkeit erhöhen das Risiko. „Je aggressiver ein Junge in den frühen Pubertätsjahren ist, desto größer ist das Risiko für Kriminalität später im Leben."[26] Nach Dr. Alexander Schauss, USA, beruht Kriminalität auf Blei- oder Kupfervergiftung oder einem Überkonsum von Kuhmilch. Eine der wichtigsten Maßnahmen, Kriminalität vorzubeugen, dürfte sein, für eine neue, gesunde Generation zu sorgen. Werdende und stillende Mütter sollten die Basisallergiediät einhalten.

„Ich wollte nur, dass sie still wurde", sagte Helenes Mutter, als sie eingestand, dass sie ihre Tochter im September 1990 in Göteborg getötet hatte. „Helene war schwierig – oft Geschrei und Streit. Ich glaubte, dass sie vielleicht einen kleinen Gehirnschaden hatte. Ich wurde nicht mehr mit ihr fertig."[27] Offenbar hatte Helene Verhaltensstörungen. Vielleicht hat die Misshandlung von Kindern zugenommen, weil diese Störungen jetzt häufiger vorkommen? Es kann nicht leicht sein, Verantwortung für ein Kind zu haben, das nie zuhört und nie stillsitzt, vor allem dann, wenn die Eltern durch ihre eigene Basisallergie selber nicht ganz gesund sind. Vielleicht würde Helene jetzt noch leben, wenn die Eltern und ihre Ratgeber die Basisallergiediät gekannt hätten?

In London führte man nach allen wissenschaftlichen Regeln eine Untersuchung an 76 hyperaktiven Kindern durch, die mit überwältigender Sicherheit zeigte, dass Hyperaktivität eine Reaktion auf einen oder mehrere Nahrungsstoffe ist.[28] Diese Untersuchung wurde 1985 in einer der angesehensten medizinischen Zeitschriften, The Lancet, veröffentlicht, um der Psychiatrie ein Instrument für die Behandlung von hyperaktiven Kindern in die Hand zu geben. Aber in der Schulmedizin behandelt man hyperaktive Kinder trotzdem mit Zentralstimulanzien (Ritalina), deren wirksamer Faktor mit Amphetamin verwandt ist.

So eine Klaue!

Kann Ihr Kind in der Schule nicht stillsitzen? Macht es nur Dummheiten und läuft es in der Klasse herum? Finden Sie in seinem Schreibheft Krähenfüße statt Buchstaben? Wie schreiben Sie selber? Haben Sie jemand in der Familie, der stottert oder der es nicht sein lassen kann, Grimassen zu ziehen? Dann können Sie an Basisallergie als Ursache denken. Ich bekam in der Schule immer wieder zusätzliche Schreibaufgaben, um meine Handschrift zu verbessern – ohne Resultat. Nach einer Rhinoplexkur konnte ich plötzlich deutlicher schreiben, da war ich 56 Jahre alt.

Was die Fachleute sagen

Marshall Mandell empfiehlt bei Allergietests, nach den Testmahlzeiten in Zehnminutenintervallen einige Zeilen auf ein Papier zu schreiben. Veränderungen der Handschrift sind ein Zeichen für allergische Reaktionen auf das Nervensystem.[29]

So gut wie jede Mutter eines hyperaktiven, gestillten Babys entdeckt, dass sie als Säugling selber sehr früh die Flasche bekommen hat.[30]

Epilepsie

Viele der Kinder mit Verhaltensstörungen leiden an Epilepsie. Nach Hallert kommen außer psychischen Beschwerden auch oft Epilepsie und andere Krampfbefunde parallel mit Glutenintoleranz vor.[31] Mandell konnte mit Weizenextrakt unter der Zunge Epilepsiesymptome hervorrufen.[32] Ein elfjähriges Mädchen litt an Epilepsie. Als sie eine kurze Zeit Rhinoplex eingenommen hatte, rief sie plötzlich: „Ich bin so froh, so froh! Und früher weinte ich manchmal und wusste nicht warum."

Der Brief an alle Psychiater in Schweden

Folgender Brief wurde an sämtliche Psychiater, die 1986 in der schwedischen Ärzteliste registriert waren, geschickt, außerdem an den Diätassistenten jeder der Institutionen.

…

Eine Frau des Jahrgangs 1927 hatte seit ihrer Kindheit an Angstgefühlen und Depressionen gelitten, als sie Anfang 1984 feststellte, dass ihre Beschwerden auf Überempfindlichkeit gegen Getreide und Milch beruhten, also nicht nur auf Gluten und Laktose. Als sie diese Nahrungsstoffe ausschloss, ging es ihr zum ersten Mal in ihrem Leben psychisch richtig gut.

Ein gutes halbes Jahr später wurde ihr mitgeteilt, dass sie einen mehrere Jahre alten Tumor hätte, Nierenkrebs. Trotzdem ging es ihr psychisch weiterhin gut;

ihre Angst und die Depressionen kamen nicht zurück, solange sie ihre Diät hielt. Da sie der Meinung war, dass auch andere Patienten mit psychischen Problemen, Forscher und Ärzte über dieses Phänomen informiert werden müssten, engagierte sie sich trotz ihrer Krankheit in dieser Frage. Sie starb im Herbst 1985.

Hätte man schon in der Kindheit der Frau den Zusammenhang zwischen dieser Art der Überempfindlichkeit und psychischen Krankheiten gekannt, hätte die Frau ein erträgliches Leben gehabt.

Eine andere Frau ungefähr im selben Alter bekam Ende der fünfziger Jahre Schizophrenie. Seitdem war sie auf Psychopharmaka angewiesen und litt an den Nebenwirkungen. Außerdem hat sie lange Perioden in Institutionen zubringen müssen. Die Familie stellte 1983 fest, dass sie an derselben Überempfindlichkeit litt und dass es ihr besser ging, wenn sie auf Getreide und Milch verzichtete.

Wenn man in der Psychiatrie in den fünfziger Jahren diese Krankheitsursache gekannt hätte, wäre ihr Dasein nicht zerstört worden und ihrer Familie wäre viel Leid erspart geblieben.

Wir können noch viele andere Fälle aufzählen, in denen psychische Beschwerden einen Zusammenhang mit der genannten Überempfindlichkeit haben. In der Fachliteratur gibt es darüber eine Reihe von Arbeiten.
Einige Beispiele:

- Dr. Mackarness „Not all in the mind“, AAA, 43 The Downs, London SW 20, Engl.
- Dohan, F.C.: „Cereals and Shizofrenia“, Acta Psychiatrica Scandinavia 42, S. 125-152, 1966.
- Dohan, F.C.: „Relapsed Shizofrenics More Rapid Improvement of Milk and Cereal Free Diet“, British Journal of Psychiatry 115, S. 585-596, 1976
- Philipsson, W.: „Brain Allergy – the psychometriant Connection“, New Haven, Klats 1980

und „Schizofren psykobild avklingade när patienten gavs glutenfri kost“ von Bengt Jonsson, Einar Kristiansson, Lars Nilsson, Läkartidningen 6/1984. Im Anschluss an diesen Artikel finden Sie weitere Literaturhinweise.

Wir wollen uns mit diesem Brief mit der Bitte an Sie wenden, die Initiative dazu zu ergreifen, dass Ihre Patienten in den Krankenhäusern und Heimen eine Kost bekommen, die ihre Gesundheit verbessern kann. Eine solche Diät darf auch kein Glutamat und keine Hefe enthalten. Unser Verein hat eine Sammlung mit 150 Rezepten für die vorgeschlagene Diät zusammengestellt. Wir stehen mit weiterer Information, Diskussionen und Vorträgen zur Verfügung.

Der Verein gegen chronische Beschwerden wurde gegründet, um Kenntnisse über die Überempfindlichkeit gegen Getreide und Milch als Krankheitsursache zu verbreiten und um diese Kenntnisse in der Medizin praktiziert zu bekommen. Heute gibt es genug Erfahrungen darüber. Die Diätmethode ist außerdem billig und ungefährlich. Wir wollen doch darauf hinweisen, dass einige Patienten in den ersten fünf Tagen Entzugsbeschwerden bekommen können.

Die Ministerin Gertrud Sigurdsen antwortete auf eine Nachfrage u.a. dieses: „Es ist also durchaus möglich für die Regierung Ihres Landes, einen Versuch mit einer milch- und getreidefreien Kost, wie Sie vorschlagen, durchzuführen."

Das Pflegepersonal interessiert sich im Allgemeinen für Kostfragen. Darum glauben wir, dass es gern mithilft. Die meisten kennen ihre Patienten sehr gut, so dass sie eventuelle Veränderungen nicht nur in der Psyche, sondern auch an den neurologischen und anderen somatischen Krankheiten entdecken würden.

Für die Forschung dürfte das Projekt eine billige und konkrete Unterlage bilden, die aufgrund ihres Umfanges eine nahezu vollständige statistische Sicherheit garantieren kann.

Wir wären für eine Antwort dankbar, wenn Sie über unsere Bitte nachgedacht und sie mit ihren Mitarbeitern diskutiert haben.

Mit freundlichen Grüßen.
Föreningen mot Kroniska Besvär — Bollstabruk im Mai 1986

Wir bekamen 13 Antworten. Einige Auszüge daraus:

- Präfekt: Vielen Dank für den freundlichen Brief mit sehr richtigen Ratschlägen an die Psychiater in Schweden. Das Gebiet ist wichtig, und ich werde gern mit mehr Kenntnissen für unser Personal dazu beitragen.
- Professor: Ich teile die Auffassung, die Sie anführen. In meiner eigenen psychiatrischen Ärztepraxis kommt es ziemlich oft vor, dass ich als ein Glied in einer Behandlung, sowohl bei Depressionen, als auch Angst oder beidem in Kombination, Diätanweisungen gebe... Mehr allgemein betrachtet, können psychische Krankheiten einen biologisch-metabolischen Hintergrund haben, etwas, das seit Hippokrates' Tagen vor 2400 Jahren bekannt ist. Leider muss ich sagen, dass hier der Streit besteht mit der von Massenmedien gestützten Laienauffassung, die „alles das" auf frühe Erlebnisse in der Kinderzeit im Elternhaus und Kameradenkreis schiebt.
- Dozent: Vielen Dank für den Brief hinsichtlich Diät und psychischer Krankheit. Für mich persönlich sind diese Kenntnisse seit mehreren Jahren bekannt und ich bin auch der Literatur auf diesem Gebiet gefolgt. Ich habe auch schizophrene Patienten mit glutenfreier Nahrung behandelt, manchmal mit gutem Erfolg. Ein wissenschaftlich gesehen striktes Forschungsprojekt auf diesem Gebiet habe ich nicht durchgeführt, da ich schon so viele andere Forschungsprojekte habe. Ich versuche, mein Personal in diesen Fragen informiert zu halten.
- Dozent: Vielen Dank für Ihren Brief hinsichtlich Krankheit und Kost. Die Gesichtspunkte, die Sie über einen möglichen Zusammenhang zwischen psychischer Krankheit und Kost angeben, sind wichtig. Ein solcher Zusammenhang wird seit mehreren Jahren in der Psychiatrie diskutiert, aber man hat Schwierigkeiten, die Natur der Zusammenhänge zu verstehen.... Wir planen, wenn möglich, eine Studie durchzuführen,

die auf die Kost Rücksicht nimmt, und haben darum Interesse an Ihren Rezepten, um Gluten, Hefe und Glutamat auszuschließen.

- Oberarzt: Mit großem Interesse habe ich festgestellt, dass der Verein gegen chronische Beschwerden existiert. Meine alte Erfahrung spricht dafür, dass Kost und Kostgewohnheiten eine sehr große Bedeutung für die Entstehung von sowohl psychischen als auch körperlichen Krankheiten haben. Einzelne Fälle mit erfolgreicher glutenfreier Behandlung wurde u.a. in der Läkartidning bei Behandlung von Schizophrenie beschrieben. Ich kann mich selber an eine Patientin mit manisch-depressiven Schwingungen erinnern, die beinahe beschwerdenfrei wurde, als ihre Laktoseintoleranz festgestellt und sie mit geeigneter Diät behandelt wurde... Ich werde die Information weiter verbreiten und ich wäre für weitere Information über Ihre Arbeit dankbar.
- Psychiater: Danke für den Informationsbrief, den ich im Mai bekam und den ich mehrere Male gelesen habe, wenn auch das Thema nicht ganz neu für mich ist. In den letzten Jahren habe ich Gelegenheit gehabt, aus der Nähe den Krankheitsverlauf eines Studienkameraden zu verfolgen. Er litt sowohl unter psychischen Beschwerden (Depression mit nicht geklärter Ätiologie) als auch an Glutenallergie und ist nach und nach so gut wie genesen. Eine verdienstvolle Arbeit, die Sie offenbar niederlegen auf diesem allzu wenig beachteten Gebiet.

Eigentlich dürfte es in den schwedischen Institutionen heute keinen einzigen psychisch Kranken geben, der nicht die Basisallergiediät probiert hat, ganz unabhängig davon, ob Zöliakie oder andere Darmkrankheiten vorliegen. Obwohl ich mich mit dieser Frage so lange befasst habe, habe ich noch keinen einzigen Fall angetroffen, bei dem dieser Zusammenhang nicht vorliegen könnte.

Da wir in Schweden nicht weiterkommen, suchen wir jetzt Forscher, in anderen Ländern für das Projekt. Es dürfte kaum ein Forschungsprojekt mit einer sichereren Prognose geben.

Valborg

Im Sommer 1991 rief Valborg an. „Kennen Sie den Verein gegen chronische Beschwerden? Vor mir liegt ein Ärzteblatt (Läkartidning), eine alte Nummer von 1986 mit dem Artikel über Schizophrenie und Gluten. Sie erinnern sich sicher. Da wird Ihr Brief an alle Psychiater diskutiert.“ Aber von dem Artikel in dem Ärzteblatt hatte ich nichts gehört. „Wir müssen uns zusammenschließen, alle, die durch eine milch- und getreidefreie Kost gesund geworden sind. Die Psychiater MÜSSEN uns zuhören.“ setzte Valborg fort.

Valborg war als Kind sehr fröhlich gewesen, aber plötzlich verschwand ihre Fröhlichkeit. Sie erinnerte sich noch an das ewige „Wo ist denn unser fröhliches Mädchen geblieben?“ ihrer Eltern. Es dauerte 60 Jahre, bevor das fröhliche Mädchen zurückkam. Da entdeckte Valborg nämlich, dass sie laktoseintolerant war. Sie hatte jahrelang an Durchfall und furchtbarem Übergeben gelitten. Eine Biopsie zeigte aber, dass sie nicht an Zöliakie litt. Sie könnte Brot essen, hatte der Arzt gesagt. Aber bei der milchfreien Kost verschwand nur das Übergeben, der

Durchfall blieb. Darum versuchte sie auch eine getreidefreie Kost. Und siehe da! Der Durchfall verschwand. Die Depressionen, an denen sie fast ihr ganzes Leben lang gelitten hatte, waren auch weg. Ihre psychischen Beschwerden verschwanden jedoch nicht ganz. Sie war immer noch nervös, und ihre Phobien wollten nicht aufhören. Darum nahm sie Valeriana ein, bis ihr eines Tages jemand, eine neue glutenfreie Brotmehlmischung, empfahl. Bis dahin hatte Valborg ihr Brot mit der in Schweden üblichen glutenfreien Mehlmischung aus Weizenstärke gebacken. Nach zehn Tagen mit der neuen Mehlmischung fiel ihr Blick plötzlich auf ihre Valerianapillen, die sie vergessen hatte. Natürlich kauft sie jetzt nie mehr Weizenstärke, und Valeriana gehört auch der Vergangenheit an.

Mindestens zwanzig Jahre hatte Valborg sich über schwarze Flecken im Blickfeld geärgert. Mit dem neuen Mehl wurden sie weggejagt. Und diese ewige Müdigkeit! Auf der 185 km langen Reise zu ihrem Sohn musste sie jedes Mal dreimal parken, um zu schlafen. Jetzt braucht sie nicht mehr Schlaf als andere.

Ihre zwei Töchter litten auch an psychischen Beschwerden, die jüngere wie sie an Depressionen. Bei ihr kommt nicht nur die Depression wieder, wenn sie Getreide isst, sondern es bilden sich auch Blasen im Mund. Dasselbe geschieht, wenn sie Lakritz isst. Die ältere Tochter leidet an einer Psychose. Beide Töchter werden gesund, wenn sie Valborgs Diät halten. Sie haben auch beobachtet, dass die ältere Tochter einen Rückfall bekommt, wenn das Essen Sojasoße (enthält Glutamat) enthält. Als Valborg mich anrief, befand sich die Tochter in einer Nervenheilanstalt, wo sie unter Zwang Neuroleptika bekam, die zwar einerseits vielen Patienten helfen können, aber andererseits gefährliche Nebenwirkungen haben können. Sie können die Nieren, das Blut und andere Organe schädigen, und sie können unheilbares und invalidisierendes Schütteln hervorrufen (u.a. tardive Dyskinesie). Valborg weiß, dass ihre Tochter ohne diese Medikamente auskommt, solange sie ihre Diät ohne Milch, Getreide, Hefe und Glutamat einhält. Aber da es unmöglich war, die Ärzte davon zu überzeugen und sie im Krankenhaus Speisen bekam, von denen sie krank wurde, floh die Tochter eines Tages und versteckte sich acht Wochen mit Hilfe ihrer Mutter vor der Polizei. Mehrere Jahre hat sie nun keine Medizin benötigt. Valborg findet, dass auch alle anderen Patienten mit psychischen Krankheiten die Diät ausprobieren sollten.

Wenn man die Medizin gegen die Diät austauschen will, muss man folgendes wissen: Starke Entzugserscheinungen können nach Neuroleptika auftreten. Die Symptome sind individuell und ähneln oft der ursprünglichen Krankheit. Darum muss man die Dosis *nach und nach* senken. Die Entzugssymptome können noch ein Jahr nach der Behandlung auftreten, es werden sogar zwei Jahre genannt.

Valborg erzählte auch von einer Frau, die wegen Muskelrheumatismus zu milch- und getreidefreier Kost übergegangen war. Nicht nur ihre Schmerzen waren verschwunden, sie hatte auch gleichzeitig über ihre heftige Laune Kontrolle bekommen. „Jetzt brause ich nicht mehr so auf", hatte sie erzählt.

Was die Fachleute sagen

Aus dem Lehrbuch „Psykiatri"[33]:

Seite 366: „Schizophrene Symptome können somatogen sein. .... Einwirken auf das Gehirn durch das Blut."

Seite 384: „Diese Umstände sprechen also für einen hyperdopaminergen Zustand bei schizophrenem Syndrom.... Das braucht nicht zu bedeuten, dass das eine ausreichende pathophysiologische Unterlage ausmacht, auch nicht, dass das eine primäre Störung sein muss. Andere pathophysiologische Störungen können genauso gut vorliegen, wobei ein hyperdopaminerger Zustand sekundär entstanden ist. Bei der Behandlung sind nicht unbedingt antidopaminerge Mittel nötig..."

Das bedeutet:

Die Behandlung von Schizophrenie ist vielleicht gar nicht richtig, wie der Verfasser hier zeigt.

Seite 364 unter der Überschrift „Periodische Katatonie": „Durch proteinarme Kost und Tyroxin kann den Krankheitsattacken vorgebeugt werden." Mein Kommentar hierzu: Da finden wir einen Anfang zur Einsicht, dass die Nahrung einen Einfluss ausüben kann.

Lennart Wetterberg drückt dasselbe aus. Er nennt u.a. eine angeborene Stoffwechselstörung und Enzymmangel.

Sogar Freud, der Vater der Psychoanalyse, verstand, dass seine Methode nur eine Symptombehandlung war. Er meinte, dass man sie als symptomatische Behandlung proben könne, bis der biologische Hintergrund der Psychosen klargelegt sei.[34]

„Bei aller Feinfühligkeit bin ich mir daher der Sterilität der traditionellen psychiatrischen Therapie im Umgang mit Psychosen sowie der Blindheit des Berufstandes gegenüber dem Einfluss des Körpers auf den Geist bewusst."[35]

Aus unserer Briefernte

„In meiner Arbeit als Psychiater seit bald 20 Jahren – sowohl mit Kindern als auch Erwachsenen – bin ich immer stärker zu der Überzeugung gelangt, dass viele psychische Krankheiten gerade von Basislebensmitteln beeinflusst werden können. Theorien von Basisallergien – ein Name, den ich selber in meinen eigenen Überlegungen angewandt habe – die auf einer biologisch negativen Eigenschaft bei gewissen Individuen beruhen sollten. In Psychiaterkreisen akzeptiert man ein solches Denken nicht richtig – leider."

Gertrud und die Depression

Gertrud fand selber, dass sie alles hatte, was sie sich wünschte: eine glückliche Ehe, gutentwickelte Kinder und eine kreative, selbstständige Arbeit. Ihr Mann hatte eine hohe, gutbezahlte Stellung in der Industrie. Er teilte mit ihr eine Neugierigkeit und Unternehmungslust, die das Paar an viele interessante Plätze auf unserem Planeten geführt hatte. In ihrer Arbeit bekam sie viele Erfolgserlebnisse. Aber trotzdem war sie nie zufrieden. Wenn der Herbst und das Frühjahr kamen, verwandelte sich diese unberechtigte Unzufriedenheit in eine tiefe und dunkle Depression. Woher kam ihre Angst? Gertrud war eine intelligente Frau, sie akzeptierte ihre eigene Unzufriedenheit und destruktiven Gefühle nicht; denn ihr Verstand sagte ihr, dass sie krankhaft sein müssen. Die einzige Hilfe, die sie bekommen konnte, waren Psychopharmaka, und daran wollte sie sich nicht gewöhnen.

Sie las alles, was sie auf dem Gebiet in die Hand bekam, und suchte Jahr für Jahr nach einer Erklärung. An einem schönen Herbsttag traf ich sie, und sie erzählte von ihrer Hölle. Aber gerade in jenem Herbst äußerte sich die Depression weniger heftig als in anderen Jahren, und darüber grübelte sie auch. Wir kamen zu folgendem Gedankengang: Gertrud vertrug offenbar keine Milch. Sie hatte im Sommer zusammen mit ihrem Mann einige Wochen in Lateinamerika zugebracht, wo sie weder Milch getrunken noch Käse gegessen hatte. Während dieser Zeit hatte sich ihr Körper von der Milch „erholt". Die Zeit in Südamerika hatte denselben Effekt wie Fasten. Der negative Einfluss der Milch nach der Reise war noch nicht genauso stark wie vor dem „Milchfasten" – eine Parallele zum Saftfasten vieler Allergiker vor der Pollenperiode. Klar, dass Gertrud sofort alle Milch ausschloss – und die Depression ließ nach. Gleichzeitig verschwand auch ihre ewige Müdigkeit und periodische Kraftlosigkeit. Ihr Selbstvertrauen wuchs, und sie fing an, überhaupt positiver zu denken. Sie brauchte jetzt auch weniger Schlaf und wurde von ihren qualvollen Alpträumen, die sie den größten Teil ihres Lebens verfolgt hatten, befreit.

Was die Fachleute sagen

„Ein schwerwiegender Effekt der Glutenintoleranz sind psychische Beschwerden, die man früher nicht mit Störungen im Darm in Zusammenhang brachte." So schreibt Hallert.[36] Dozent Leif Lindström schreibt: „Vor kurzem hat man entdeckt, dass schizophrene Personen in höherem Grad als gesunde so genannte Antikörper gegen gewisse Proteine in unserer täglichen Kost haben. Die Proteine, gegen die Schizophrene Antikörper bilden, sind vor allem Gluten in einigen Mehlsorten und Kasein in Milch."[37] Mein Kommentar: Die Antikörper deuten auf Überempfindlichkeit gegen Milch und Getreide, also Basisallergie hin. Wie alle anderen Psychiater in Schweden bekam auch Dozent Leif Lindström 1986 unseren Brief mit der Bitte, seinen Patienten eine Diät ohne Getreide und Milch zu geben, zugeschickt.

„Man weiß jetzt auch, dass man bei Zöliakie stark dominierende Symptome außerhalb des Darmkanales haben kann, nicht zuletzt psychische, die ja in diesem Zusammenhang wichtig sind.... Anderes Material hat (bei Schizophrenen) Überrepräsentation vor allem von Depressionen und auch rein zentralnervösen, mehr somatischen Krankheiten, z.B. Epilepsie gezeigt. Leider sind die Depressionen nicht immer verschwunden, wenn man ihnen glutenfreie Kost gegeben hat."[38] Mein Kommentar: Das letzte beruht wahrscheinlich darauf, dass die Patienten außerdem auf andere Bestanteile im Getreide und auf Milch reagieren.

„Empfindlichkeit und schlechte Laune sind bei Glutenintoleranz normal."[39] „Verschiedene Symptome sind beim Testen mit gewöhnlicher Kost und mit Schimmel und Dampf von Haushaltschemikalien aufgetreten."[40]

Nach „Sanity", einem Patientenverein für psychisch Kranke in England, stützen Artikel in Lancet und in der übrigen Presse die Behauptung, dass eine lange Reihe von chronischen Krankheiten auf Überempfindlichkeit gegen Nahrungsstoffe beruhen.[41] Man hat bei Mentalpatienten mehr Antikörper gegen Nahrungsstoffe als normal im Blutserum gefunden.[42] „Psychische Symptome kommen vor, das ist eindeutig gezeigt. Nach Allan Bock in der Denvergruppe treten sie gleichzeitig mit anderen allergischen Reaktionen auf."[43] Viele Aminosäuren, z.B. die Glutaminsäure, Tryptophan, Phenylalanin, Thyrosin, haben zusammen mit Mineralien, Vitaminen und anderen Vitalstoffen Einfluss auf die Funktion des Gehirns. Störungen in ihrem Zusammenspiel können zu psychischen Krankheiten führen.[44] Mein Kommentar: Kuhmilch enthält viel mehr Aminosäuren als Muttermilch, sie gehört also zu den Basisallergenen.

Bowerman gab fünf Patienten mit psychiatrischen Krankheiten (Schizophrenie und Depression) eine milchfreie Diät, was nach vier Tagen zur Genesung führte... Die Symptome, die verschwanden, waren Agitation, Halluzinationen, schlechtes Gedächtnis, Verwirrung, Schlaflosigkeit, Kopfschmerzen, Depression, Müdigkeit, Gedächtnisverlust, Lernschwierigkeiten, Temperamentsausbrüche.[45] Andere Forscher haben einen Zusammenhang zwischen diesen Krankheiten und Weizen festgestellt. Buist referiert einige wissenschaftliche Forschungsresultate.[46]

Der freiwillige Gefangene

Eines Tages rief mich eine Heilpraktikerin an. „Ich muss Ihnen etwas Schönes erzählen“, begann sie. „Ich habe viel Nutzen von meiner Mitgliedschaft im Verein gegen chronische Beschwerden und von den Schriften, die Sie schicken. Zum Beispiel kam ein 23-jähriger Mann zusammen mit seiner Mutter zu mir. Seit mehreren Jahren hatte er nicht gewagt, von zu Hause wegzugehen und wenn er absolut dazu gezwungen war, musste seine Mutter ihn begleiten. Seine Phobie hatte ihn in seinem Heim gefangen gehalten. Keiner hatte ihm helfen können, weder Psychiater oder Psychotherapeuten. Ich empfahl ihm Ihre Basisallergiekost und wissen Sie was? Gerade jetzt befindet er sich auf einer Auslandsreise – allein.“

Falsche Ahnungen und Depressionen

1944 erzählte ich einem Nachbarn von einem Brief, den ich an meinen Bruder an der Front geschrieben hatte. Sein Kommentar „Wenn er den mal überhaupt kriegt“, löste bei mir eine tiefe und lange andauernde Depression aus. Ich war danach lange Zeit davon überzeugt, dass auch mein letzter Bruder noch sein Leben in diesem sinnlosen Krieg opfern müsse. Hermann, der älteste in unserer Geschwisterschar war 1942 vor Stalingrad gefallen. Ich bildete mir ein, dass ich nach meinem Bruder an der Reihe war zu sterben, so dass die ganze Familie ausstarb. Meine Eltern hatten schon ihre ersten beiden Kinder bald nach der Geburt verloren; Hermann, ihr drittes Kind, war 1942 gefallen. Auch meine Tante hatte ihre drei Kinder verloren. Die Depression war schwer. Ich weinte immer und überall, wo ich allein war; aber ich vermied, meine Eltern etwas merken zu lassen. Erst als mein Bruder im Sommer 1945 zurückkam, ließ die Depression nach.

Ich glaube, dass sie eine natürliche Erscheinung war; sie gehörte zu der Entwicklung eines jungen Menschen. Damals lernte ich, mich niemals im Voraus zu grämen. Natürlich habe ich in meinem Leben, wie alle anderen Menschen auch, durch mehrere dunkle Perioden gehen müssen. Enttäuschungen, Sorgen, Fehlschlägen kann man nicht entkommen, denn sie gehören zum Leben und düstere Stimmungen sind nicht krankhaft.

Es gibt zwei verschiedene Arten von Depressionen und Angstgefühlen, die endogene, an der Gertrud litt, und die exogene, an die meine eigene erinnert. Doch nicht immer sieht man die Ursache so deutlich. Die exogene ist nicht chronisch, sie wird durch äußere Umstände geschaffen, die man in den meisten Fällen beeinflussen kann. Mit anderen Worten: Sie ist nicht biologisch, sondern psychosozial bedingt. Sie wird durch negative Gefühle, die der Patient nicht beherrscht, ausgelöst. Wie Schmerz sind auch exogene Angst und Depressionen Warnsignale. Irgendetwas in unserem Dasein ist falsch. „Die häufigste Form von Angst entsteht als eine natürliche Folge psychischer Belastungen im Leben“, schreibt Johan Cullberg. „Man nennt sie reaktive oder psychogene Angst. Man spricht auch von Realangst und meint damit, dass sich die Person selber der Ursache bewusst ist. Bei heftigen und dramatischen Ereignissen, wie Todesfall oder plötzlicher Krankheit, kann die Angst sich in einer akuten Krise oder Schockreaktion äußern.

Reaktive Angst hängt also deutlich mit Problemen oder Konflikten in der äußeren Lebenssituation eines Menschen zusammen. Die Angst kann z.B. Ausdruck für eine langwierige psychische Abnutzung und Überforderung sein, Angst durch Überbelastung... Einige gewöhnliche Ursachen einer solchen inneren psychischen Aufladung sind z.B. verdrängter Zorn oder Unrecht, Enttäuschungen im Arbeits- oder Familienleben, Hindernisse, Bedürfnisse, Ambitionen verwirklichen zu können. Es kann sich auch um verdrängte Trauer handeln, die nicht genug aufgearbeitet wurde. Ehescheidungen, Einsamkeit und Isolierung sowie anhaltende sexuelle Unzufriedenheit sind andere häufig vorkommende Ursachen... Schuldgefühle und Gewissensbisse geben oft Veranlassung zu Angst", sagt er weiter. „Schuldgefühle können mehr oder weniger berechtigt sein."[47] Natürlich ist es nicht immer leicht, die Ursachen aus dem Wege zu räumen, z.B. berechtigte Schuld- und Schamgefühle; nicht alle Taten kann man rückgängig machen. Ich glaube, dass wir diese Gefühle brauchen, um in Gemeinschaft leben zu können, so dass wir weder anderen schaden, noch uns unterdrücken lassen. Aber ich bezweifle, dass es natürlich ist, davon *chronisch* krank zu werden. Ich glaube, dass uns die Natur für solche Situationen die Fähigkeit, zu vergessen und zu verdrängen, gegeben hat.

Es ist nicht immer leicht, festzustellen, ob es sich um eine exogene oder endogene Depression handelt. Ich finde, dass man die Basisallergiediät versuchen sollte, wenn man die Ursachen einer Depression und Angst nicht finden kann und wenn diese zu lange anhalten. Wenn sie nicht hilft, muss man weiter an sich selbst arbeiten, seine Lebenssituation ändern oder akzeptieren. Wahrscheinlich kommen Kombinationen beider Formen, der exogenen und endogenen Depression, recht häufig vor.

Dornröschen erwacht

Als sie zum ersten Mal Tante wurde, war sie selber noch ein Kind. Eigentlich hieß sie Stina, aber aus Moster Stina, auf Deutsch „Tante Stina" (eigentlich „Mutters Schwester Stina") wurde bald „Mosti" und alle nannten sie so. Alle mochten sie leiden, und als sie erwachsen war, zog es die Kinder zu ihr hin, denn sie konnte einmalig gut Spiele spielen und auf dem nahe gelegenen Strand Burgen bauen. In der großen Schublade unten in ihrer Kommode sammelte sie alle Muscheln und schönen Steine, die die Kinder zu ihr hinaufbrachten. Meistens folgte sie ihnen mit den Augen, wenn sie zum Meer liefen und versuchten, die Wellen zu besiegen. Mit dem Wind schickte sie Grüße zu den Schiffen, die wie ein Traumbild am Horizont vorbeipassierten, und mit den Schiffen in die große Ferne, mit der sie durch ihre Bücherwelt bekannt geworden war.

Sie war ihr ganzes Leben lang krank gewesen und hatte darum auf der einen Seite des Hauses bei ihren Eltern gewohnt. Auf der anderen Seite wohnten ihre Schwester und ihr Schwager mit ihren beiden Kindern. Da es nahe zwischen den Türen war, man brauchte nicht einmal aus dem Haus zu gehen, war es ein einziges Hin- und Herlaufen zwischen den Wohnungen, zur Freude Mostis und der Kinder. Eigentlich wohnte in dem Haus nur eine einzige Familie, wenn auch mit zwei Haushalten.

Mit 33 oder 34 Jahren bekam sie zu allen ihren körperlichen Krankheiten auch noch eine psychische, die Schizophrenie. Als ihre Eltern von ihr gingen und die Kinder aus dem Nest flogen, schickte ihr die Gemeinde Hilfe zum Essenkochen und Saubermachen. Nachbarn besuchten sie oft, und ihre Geschwister teilten so viel Zeit mit ihr, wie sie eben vermochten. Man aß alle Zwischenmahlzeiten zusammen, saß zusammen vor dem Fernseher, tauschte Zeitungen, erörterte Neuigkeiten und Pläne und reiste zusammen. Im Laufe der Jahre litt sie immer mehr an den Nebenwirkungen der Psychopharmaka, die sie bekam. Leider weigerte sie sich jedoch, ihre Kost zu ändern. Darum gab ihr ihre Schwester Rhinoplex 13, 14 und 15 und schon nach kurzer Zeit verbesserte sich ihre Laune wesentlich. Nach einigen Monaten konnte sie anfangen, weniger Medizin zu nehmen, und ein Jahr später benötigte sie keine Neuroleptika mehr. Ihr „Aufwachen" war ein phantastisches Erlebnis für die Familie. Sie hatte 25 Jahre ihrer persönlichen Entwicklung verloren, und ihr Wissensdurst war enorm. Sie entdeckte ihre Umgebung, fragte nach ihren Freunden aus der Jugend, interessierte sich für Politik und soziale Fragen. Zu Anfang las sie jedes Wort in der Zeitung. Nun ist es lange her, dass sie die letzte Tablette nahm.

Alles wäre gut gewesen, wenn da nicht die Flasche gestanden hätte. Sie hatte bei Mosti nach dem Tode der Eltern ihren Platz eingenommen und wurde ab und zu erneuert. Die Geschwister machten sich deswegen Sorgen, aber da Mosti nie berauscht zu sein schien, sprach man nur selten darüber. Aber wenn die Flasche mal genannt wurde, stand sie dort eine Zeitlang leer, bevor Mosti sie austauschte. Als die Flasche ungefähr zehn Jahre dort gestanden hatte, und immer öfter erneuert wurde und man nicht länger mit Mosti über sie sprechen konnte, fürchteten die Geschwister, dass Mosti abhängig werden könnte. Sie baten die Gemeindehilfe, keine neuen Flaschen mehr zu besorgen. Aber nein! Dafür bekamen sie kein Gehör. Allmählich änderte sich Mostis Verhalten. Sie trank nie so viel, dass sie betrunken war; aber ihre Laune verschlechterte sich. Es machte immer weniger Spaß, die Fernsehabende mit ihr zu teilen. Eines Tages, als die Hilfe Urlaub hatte und die Flasche mehrere Tage leer gewesen war, passierte es: Mosti bekam einen Wutanfall, als ihre Schwester ihr keine neue besorgen wollte. Sie machte eine unbeschreibliche Szene. Aber das weiße Gesicht und die verwirrten Augen schrieen etwas ganz anderes als ihr Mund. Sie riefen um Hilfe: „Befreit mich von der Teufelsflasche; aber fragt mich nicht, ob ich es will!" Die beiden verstanden in diesem Augenblick, dass sie chemisch abhängig geworden war. Es machte ihnen das Herz schwer; denn Mostis schwerem Leben war noch ein Leiden auferlegt worden. Natürlich beschlossen sie, Mosti soviel wie möglich beizustehen.

Als der Arzt kam, zeigte sie sich fügsam und freundlich auf die Art von Alkoholikern, und der Arzt schimpfte die Geschwister aus und sagte, dass sie lögen. Mosti könne schon ab und zu einen Schluck gebrauchen bei einem solchen Leben, fand er. Die beiden hätten übrigens nichts mit ihr zu tun; sie sollten die Tür zu ihr zunageln und sie in Ruhe lassen. Mostis Geschwister gehorchten dem Arzt natürlich nicht. Aber die Laune wurde immer schlechter und ging in Hass über. Ein Schluck oder ein Bier konnte ihre Laune vorübergehend etwas verbessern; doch einige Stunden später wurde sie unerträglich. Allmählich kam auch noch eine kräftige Verwirrung hinzu. Die Gemeindehilfe besorgte auch weiterhin Bier und Schnaps mit dem Einverständnis der Ärzte.

Eines Tages weigerte sich Mosti, die Gemeindehilfe, ihre Verwandten und andere Besucher hereinzulassen. Nicht einmal den Kindern und Großnichten und -neffen, die nach Hause eilten, gelang es, zu ihr hereinzukommen. Sie nahm auch kein Essen entgegen, und als man mehrere Tage keinen Kontakt mit ihr hatte herstellen können, schrieb der Arzt eine Zwangseinweisung aus, denn er behauptete, dass Mostis Verhalten nichts mit ihrem Alkoholverbrauch zu tun hätte, sondern auf einer Schizophrenie beruhte. An die homöopathische Behandlung glaubte er nicht. Das geschah kurz vor einem der langen Feiertage, und darum dauerte es mehrere Tage, bis sie geholt wurde. Als sie dann endlich ins Krankenhaus kam, war sie nicht nur lange ohne etwas zu essen gewesen, sondern sie hatte auch einige Tage nichts zu trinken gehabt, und ihre Entzugspsychose und Verwirrung hatten schon etwas nachgelassen. In Mostis Krankenhaus untersuchen die Ärzte routinegemäß neue Patienten erst mehrere Tage nach der Einlieferung. Als Mosti nach weiteren vier Tagen endlich einen Arzt zu sehen bekam, ging es ihr so viel besser, dass er sie ohne Behandlung nach Hause schicken konnte. Aber schon nach wenigen Tagen mit nur einem täglichen Bier stellten sich die Psychose und Verwirrung wieder ein, aber nicht der Arzt. Stattdessen schickte man einen Fürsorger, der versuchte, sich in langen Gesprächen der Geschwister anzunehmen, statt mit Mosti und den Gemeindehilfen über ihre Alkoholabhängigkeit zu sprechen.

Mosti kam jedenfalls mehrere Male in eine Nervenheilanstalt, insgesamt brachte sie dort ungefähr zwei Jahre zu. Da servierte man ihr Bier zu den Mahlzeiten, so dass sie trotz medikamentöser Behandlung mehrere Rückfälle bekam. Vergebens erzählten die Geschwister dem Psychiater und dem Personal, dass Mosti kein Bier vertrüge. Man war davon überzeugt, dass Mosti immer noch an Schizophrenie litt und ignorierte den Bericht der Geschwister von ihrer Genesung einige Jahre vorher.

Jetzt hat sie zur Freude der Familie ohne Alkohol und Psychopharmaka und ohne Rückfall fast ein Jahr zu Hause zubringen können. Wie früher konnte sie jetzt wieder die herrliche Aussicht von ihrem Fenster genießen mit dem Meer, den Wellen, den Schiffen und badenden Kindern. Als ich vor kurzem Ihre Geschwister wiedersah, sprachen wir drei die halbe Nacht von Mosti: Da hatten sie alles, was sie über Alkoholismus und psychische Krankheiten finden konnten, gelesen und bestätigt bekommen, dass auch Alkohol psychische Krankheiten verursachen kann, u.a. Schizophrenie und dass in solchen Fällen durch den Gifteffekt des Alkohols ein Schaden im Gehirn entstanden ist. In ca. 10% der Fälle gehen die Symptome in ein schizophrenes Verhalten und 10% in Demenz über. Wie man die Krankheit auch nennt, so kann sie also durch Alkohol entstehen.[48] Ein Artikel in unserer Lokalzeitung 1988 handelte von einem Parallelfall, einem trockenen Alkoholiker, der 1978 aus einer Nervenheilanstalt entlassen worden war, nachdem er dort die meiste Zeit einer neunjährigen Periode zugebracht hatte. „Zum Schluss sahen die Ärzte ein, dass der Sprit und nicht die Nerven mein Problem war", sagte der Mann.

Tipps

Man behandelte Alkoholiker mit den Präparaten Efamol. Sie milderten die Abstinenzbeschwerden, also die Am-Tage-danach-Reaktion und ermöglichte das Entgiften und die Wiederanpassung in sehr kurzer Zeit.[49] Mit Akupunktur kann man bei Alkoholikern die Abstinenzzeit von 1-2 Wochen auf 1-2 Tage abkürzen, was die Erfolgschance erhöht, wenn man mit dem Trinken aufhören will.[50]

Was die Fachleute sagen

„Chronischen Alkoholikern kann man mit Akupunktur helfen.... das zeigt die erste wissenschaftlich durchgeführte Untersuchung von Akupunktur gegen Alkoholmissbrauch. Der neue Bericht, der in Lancet publiziert wurde, zeigt, dass der Effekt mindestens sechs Monate vorhält."[51]

Leon Chaitow nennt einen Zusammenhang zwischen Glutamin und Alkoholabhängigkeit.[52] Dr. Randolph, ein bekannter Vertreter in der klinischen Ökologie in den USA, machte eine interessante Entdeckung, als er trockene Alkoholiker behandelte, die noch nach mehreren Jahren Enthaltsamkeit von unbehaglichen Entzugserscheinungen geplagt wurden. Wenn sie gewisse Nahrungsstoffe ausschlossen, verschwand gleichzeitig der Durst auf Alkohol. Es soll Alkoholiker geben, die gegen das Getreide und die Hefe in ihren Lieblingsgetränken allergisch sind.[53]

Aus unserer Briefernte

„Ich konnte mir ein Dasein ohne Wein und Bier nicht vorstellen. Meine Gedanken kreisten um den Einkauf, Rückgabe leerer Flaschen usw. Das ist jetzt vorbei. Ich rauche auch weniger." Dieses schrieb eine junge Frau nach mehreren Kuren mit Rhinoplex 13, 14 und 15. Anderthalb Jahre später schrieb sie: „Ich habe Bier probiert und finde, dass mein Verhalten dazu recht gleichgültig ist. Ich kaufte zwei Flaschen, trank eine aus und entdeckte nach über einer Woche, dass die zweite noch da war."

„Mein Mann litt lange unter Alkoholproblemen, aber auch an einer Reihe anderer Krankheiten, die in Ihrer Theorie der Basisallergie beschrieben werden. Darum versuchte er die Desensibilisierungskur. Und können Sie es sich denken? Er wurde auch seine Alkoholabhängigkeit, den Durst, los. Als es ihm gelang, eine Pause einzulegen und er die Abstinenzperiode hinter sich hatte, fühlte er sich zum ersten Mal zufrieden. Auf einem Fest einige Monate später glaubte er darum, dass er jetzt vielleicht ein Glas Wein trinken könnte. Aber er bekam furchtbare Entzugssymptome; u.a. kam die schlechte Laune wieder, so dass wir erschraken und uns verstecken mussten. Es gelang uns jedoch, ihn nach einigen erniedrigenden Tagen von weiterem Trinken abzuhalten. Jetzt ist alles wieder gut, der Durst ist nicht wiedergekommen. Er hat gelernt, dass nur der Durst verschwinden kann, dass aber die physiologische, oder, wie man auch sagen kann, die chemische Abhängigkeit unheilbar ist."

Siebter Teil

DIE BASISALLERGIE UND IHR HERZ

Bei uns

Wir wohnen in einem Paradies – auf einem Bauernhof in Nordschweden, naturnahe und typisch nordländisch mit langen Tagen und kurzen Nächten im Sommer – und Mücken in großen Mengen. Möchten Sie wissen, ob sie uns belästigen? Natürlich, aber mein Mann hat sich nie etwas daraus gemacht und mich stechen sie viel seltener, seitdem ich von meiner Basisallergie befreit bin. Im Gegensatz zu früher jucken die Stiche kaum und verschwinden schon nach wenigen Minuten.

Früher hatten wir Kühe und jeden Tag frische fette Milch; aber als wir sie gegen Jungtiere austauschten, waren wir gezwungen, Milch aus Tüten zu trinken. Wir wählten unhomogenisierte Vorzugsmilch, solange es diese gab. Da diese etwas mehr Fett als Standardmilch enthält, wagten nur wenige Aufsässige wie wir, sie zu kaufen, und darum liefern jetzt die Molkereien keine mehr. Ich betrachtete wehmutig eingehend das letzte Paket. Darauf stand: „Fettgehalt 3,8% bis 4,2%" und „Matlagningsmjölk", das bedeutet „zum Anrichten von Speisen gedacht". Welche Reklame! Wer braucht wohl eine spezielle Speisemilch? Da wir vor allem Homogenisierten und Unnatürlichen Angst haben, nahmen wir wie die meisten anderen dünne, magere Milch zur Morgengrütze; aber nach sieben Monaten tapferer Versuche mit diesem weißgefärbten Wasser schlug der Bauer die Faust auf den Tisch und sagte: „Von jetzt ab gibt es nur RICHTIGE Milch!" Der Kater stimmte ein.

Jetzt kaufen wir 3-prozentige homogenisierte Standardmilch. Aber jedes Mal, wenn wir eine Tüte öffnen, fühlen wir uns machtlos und bitter – in diesem so großen milchtrinkenden Lande kann man nicht einen einzigen Tropfen RICHTIGE Milch auftreiben. Die Enttäuschung war groß, denn ich hatte mich gefreut, dass ich nach neun veganen Jahren endlich nach meiner Desensibilisierungskur Milch trinken kann, ohne Gefahr, krank zu werden. Obwohl wir immer die fetteste Milch gewählt haben und obwohl wir keine Angst haben, Butter aufs Brot zu streichen, haben wir bisher keinen Anlass gehabt, uns der Herzkrankheit zu verdächtigen. Keiner unserer Freunde unter den Milchbauern hat übrigens diese Krankheit.

Folgenden Brief bitten wir, nach unserem eventuellen Tod durch Herzinfarkt an das Gesundheitsamt zu schicken: „Hiermit beantragen wir, zu untersuchen, wer die Verantwortung für die Entwicklung trägt, die dazu führte, dass wir keine unhomogenisierte Milch kaufen konnten, obwohl wir davon überzeugt waren, dass Homogenisierung in hohem Grade zur Entstehung von Herzinfarkt beiträgt"

Das Pflaster für Ihre Gefäße

Arterienverkalkung

„In der Medizin weiß man heute in Wirklichkeit sehr wenig von den eigentlichen Grundursachen der Arterienverkalkung."[1] So kann man in dem Buch „Hjärtinfarkt" von 1970 lesen. Heute weiß man immer noch nicht viel mehr. Jeder Gefäßforscher hat seine eigene Theorie; einig sind sie sich eigentlich nur in einem Punkt, nämlich, dass die Vererbung eine wichtige Rolle spielen soll. Diese Einigkeit befreit die Verantwortlichen von der Aufgabe, nach einer echten Heilung der Krankheit zu streben.

Arterienverkalkung und Herzinfarkt sind nicht identisch; aber da Arterienverkalkung oft zum Herzinfarkt führt, muss ich im Folgenden auch einiges nennen, das sich auf ihn bezieht, um an der Frage arbeiten zu können.

Unumstritten

Zuerst einige unumstrittene Faktoren:

1. Arterienverkalkung beginnt früh. Schon bei verstorbenen Neugeborenen hat man eine beginnende Verkalkung gefunden, sogar in der Nabelschnur.[2]
2. Die Arterienverkalkung ist vor allem in den westlichen Industrieländern verbreitet, aber in unterschiedlichem Umfang; die nordischen Länder sind am meisten betroffen.[3]
3. Die Verbreitung der Koronarkrankheiten ist in Afrika, Asien, bei den Eskimos und gewissen Indianerstämmen sehr gering und in den Mittelmeerländern ein wenig größer, aber viel geringer als bei uns.[4]
4. Bei asiatischen Immigranten in London kommt es trotz unveränderter P/S-Quote in ihrer Ernährung sehr oft zu Herzinfarkten. (Die P/S-Quote drückt das Verhältnis zwischen gesättigten und ungesättigten Fettsäuren in der Kost aus.)[5] Die dritte Generation zeigt im Allgemeinen das gleiche Krankheitsbild wie Einheimische.

Wie es anfing

Im Koreakrieg untersuchte man junge, gefallene Soldaten und stellte bei so gut wie allen amerikanischen Soldaten, aber nicht bei den Koreanern eine beginnende Arterienverfettung/-verkalkung fest. Bei 12% der amerikanischen Soldaten lag ein 50%iger und bei 5% ein 90%iger Verschluss der Kranzgefäße vor, aber kein erhöhter Cholesteringehalt im Serum oder andere Risikofaktoren wie Hypertonie, Fettsucht, Rauchen oder mangelnde Bewegung. Die Ablagerungen in den Gefäßwänden bestanden u.a. aus gesättigten Fetten und Cholesterin. Daher nahm man an, dass die Ursache der Krankheit in dem großen Verbrauch von gesättigten Fetten in Amerika zu suchen sei. In Korea sind der Fettkonsum und der Anteil animalischen Fettes mit gesättigten Fettsäuren in der Kost sehr gering.

Epidemiologische Forschung – von hinten

Mit dieser Hypothese als Ausgangspunkt wurde eine umfassende epidemiologische Forschung in Gang gesetzt, wobei verschiedene Bevölkerungsgruppen miteinander verglichen wurden. Solche Untersuchungen stellen ganz besondere Anforderungen an den Ausüber: Er muss unaufhörlich alle verfügbaren Details der Lebensverhältnisse in vielen verschiedenen Ländern sammeln und berücksichtigen. Die *Ausnahmen* von den vom Forscher aufgestellten Regeln sollten als Wegweiser und Instrument dienen, wenn er nicht in erster Linie die Bestätigung seiner Theorie, sondern die Wahrheit sucht und sich für die *Grundursache* interessiert.

Geeignete Fragen aufwerfen und die eigenen Schlussfolgerungen in Frage stellen zu können, sind die wichtigsten Eigenschaften eines Forschers.

Es gibt unzählige Arbeiten, die versuchen, die Fett-Theorie zu bestätigen. Tatsache ist, dass Gefäßkrankheiten in Ländern mit niedrigem Fettkonsum kaum existieren. Ich werde mich hier auf die Ausnahmen konzentrieren, und dafür muss ich die Frage umkehren: Herrschen Gefäßkrankheiten in allen Bevölkerungsgruppen mit hohem Verbrauch an animalischen Fetten? Die Antwort muss „nein" lauten:

1. Schwedische Landwirte werden in viel geringerem Ausmaß von Herzinfarkten betroffen als andere Berufsgruppen. Man stellte 393 Herzinfarkte (pro Zeiteinheit und geeigneter Anzahl) fest, statt 613 in anderen Berufsgruppen. Der Unterschied ist beträchtlich und wird durch vergleichbare Ergebnisse in anderen Industrieländern bestätigt.[6] Trotzdem konsumieren die meisten Landwirte fette Milch aus der eigenen Produktion mit 4,5% bis 5% Fett und sehr viel gesättigten Fettsäuren.
2. Die Behauptung, dass der Fettverzehr in Schweden in den letzten Jahrzehnten markant gestiegen sei und hinter der Zunahme der Gefäßkrankheiten stehen soll, kann nicht zutreffen, jedenfalls nicht für nordschwedische Verhältnisse. Vor der Herrschaft der Herzinfarkte hatten die meisten Familien auf dem Lande ihre eigenen Haushaltsschweine, die man versuchte, so fett wie möglich zu mästen, und man verwendete jedes Gramm Schmalz. Ich habe viel von fettem Speck aus Amerika gehört, der einen großen Anteil der Kost ausmachte. Auch die fette Milch mit Rahm wurde in so gut wie allen Haushalten getrunken. Die Kötter und kleinen Siedler hatten eine eigene Kuh, die fette Milch gab. Man darf auch nicht vergessen, dass die heutigen 90-jährigen von dieser alten fetten Hausmannskost lebten.
3. In der früheren Bundesrepublik widerlegen statistische Daten die Behauptungen, dass ein Zusammenhang zwischen der Zunahme der Gefäßkrankheiten und einer eventuellen Zunahme des Fettverbrauchs bestehe. Danach ist der Fettkonsum in den ersten drei Jahrzehnten nach dem Kriege unverändert geblieben (spätere Daten habe ich nicht zur Verfügung), der Verbrauch von Kohlenhydraten sank um 40%, während der Anteil an Proteinen (Fleisch) um 90% stieg.[7]
4. In Frankreich liegt die Zahl der Todesfälle an Herzinfarkten weit unter dem Durchschnitt, obwohl man dort genauso viel tierisches Fett konsumiert wie in Finnland, dem Land mit der höchsten Anzahl Herztoter.[8] Hier raucht man

auch viel mehr als in Schweden.

5. Bei den Nomadenstämmen in Ostafrika kennt man kaum Gefäß- und Herzkrankheiten, obwohl 66% der Kalorieneinnahme bei den Massai[9] und 60% bis 65% bei den Somali- und Samburustämmen[10] aus animalischem, gesättigtem Fett besteht. In Schweden ist die entsprechende Prozentzahl 38. Das Gesundheitsamt will sie auf 30% herunterbekommen.
6. Goms ist der Name eines Tales in der südlichen Schweiz an der Quelle der Rhône. Dort war (und ist heute noch) die Bevölkerung für ihre phantastische Gesundheit bekannt, Herzbeschwerden kannte man nicht. Aus dieser Gegend stammten die besten Soldaten, die zuverlässigsten Arbeiter und berühmte Wissenschaftler. Die Basisnahrung bestand aus ungesäuerter, fetter Milch, Käse und Getreide. Die Männer in Goms rauchen sehr viel.[11]
7. Auch im Lötschental in der Schweiz isst man fett- und kalorienreich mit viel Milch und Käse. Der Cholesterinwert der Bevölkerung ist niedrig und Herzinfarkte sind selten.[12]
8. Wir haben aus einem Gebiet in der südlichen Türkei Berichte bekommen, wo ungesäuerte, fette Milch und Weizen ebenfalls den hauptsächlichen Anteil an der Nahrung ausmachen. Auch dort sollen Gefäßkrankheiten selten vorkommen. Leider haben wir keine offiziellen Daten von dort bekommen können, die diese Angaben bestätigen oder widerlegen. Unsere Anfrage an die WHO in Uppsala blieb unbeantwortet.
9. Die Urbevölkerung auf den Südseeinseln lebt seit Urzeiten von Kokos als Basisnahrung. Der enthält 83% Fett mit 90% gesättigten Fettsäuren und mit 12, 14 oder 16 Kohlenstoffatomen. Das soll das gefährlichste Fett für das Herz sein. Aber ich habe nie etwas von Gefäßkrankheiten in diesen Kulturen vor dem Einfluss der westlichen Zivilisation gehört, obwohl ich dieser Frage viel Zeit gewidmet habe, viele Bücher las, an Forschungsreisende, Journalisten, Gesundheitsministerien usw. geschrieben habe. Keiner antwortete.
10. Juden in Jemen essen eine fettreiche Kost, bekommen aber selten Herzinfarkte.[13]

Das gesättigte Fett in unserer Kost kann also nicht die Grundursache der Arterienverkalkung sein.

Cholesterin

Ein hoher Cholesteringehalt ist an und für sich keine Krankheit, sondern einer der ca. 346 Risikofaktoren für Arterienverkalkung.[14] Aber die positive Bedeutung einer Senkung des Cholesteringehaltes im Blut hat man übertrieben, während das Risiko für andere Krankheiten, das sie mitführt, unterschätzt wird. Das geht u.a. aus Folgendem hervor:

Das Dreijahresresultat der MONICA-Studie der WHO zeigte eine schlechte Korrelation (Zusammenhang) zwischen den Cholesterinwerten und der Sterblichkeit an Herzinfarkt. Das Material umfasste fast 60 Zentren mit 15 Millionen Menschen als Grundlage.[15]

Im British Medical Journal wird von einem Versuch mit 1200 finnischen Männern berichtet. Alle waren Raucher und hatten Übergewicht. Die Hälfte setzte man auf eine Diät mit mehrfach ungesättigtem Fett, wie Fisch, Hähnchen und Gemüse um den Cholesteringehalt zu senken. Die anderen 600 aßen wie sie gewohnt waren. Nach fünf Jahren waren in der gesund lebenden Gruppe 34 gestorben und in der anderen Hälfte nur 14.

Was sagen die Fachleute?

Den Grenzwert für den Cholesteringehalt im Blut hat man auf 5,2 – 6,3 mmol/l festgestellt, das heißt, dass man mit Rücksicht auf ein Infarktrisiko einen Wert unter 5,2 haben soll aber nicht über 6,3. In der amerikanischen Studie MRFIT über Männer, die im Alter von 55 bis 57 Jahren an Herzinfarkt gestorben waren, hatte nur knapp ein Drittel, nämlich 169 von 523, einen Wert über 6,3 gehabt. Ein Viertel hatte sogar einen Idealwert unter 5,2.[16]

Cholesterin ist ein wichtiger Bestandteil der Zellmembran. Es gehört außerdem zu den Bausteinen des Vitamins D und der Geschlechtshormone, es wird im Gehirn und bei der Verdauung gebraucht und zu vielem anderen.[17] Cholesterin muss also in gewissen Mengen im Blut vorhanden sein; man berechnet 5,2 mmol/Liter. Niedrige Werte können sogar negative Effekte haben, behaupten mehrere Forscher.[18] So hat eine sehr umfassende Untersuchung – eine so genannte Mega-Analyse – an 24847 Individuen gezeigt, dass die Senkung des Cholesteringehaltes zwar zu wenigeren Todesfällen an Herzinfarkt führte, aber dass statt dessen viele einen Tod durch Gewalt erlitten, besonders durch Selbstmord, Mord, Verkehrsunfälle, so dass die totale Anzahl der Todesfälle unverändert blieb. „In der Behandlungsgruppe notierte man 590 Todesfälle gegenüber 557 in der Kontrollgruppe... man spekuliert..., dass gesenkte Cholesterinwerte zu veränderten Zusammensetzungen der Membranen im zentralen Nervensystem führen könnten, was den psychischen Status der Patienten beeinflussen kann." So schreibt Karpe.[19] „Offenbar kann ein Senken des Cholesteringehaltes psychisches Ungleichgewicht und Depressionen zur Folge haben", kann man in anderer Literatur lesen.[20] Man hat bei Schwerverbrechern niedrige Cholesterinwerte gefunden. Für die Personen mit mäßig erhöhten Werten, bis zu 8, kann ein Senken gefährlich sein; mit steigendem Alter geht der Cholesteringehalt spontan herunter, und Personen mit den höchsten Werten leben im Allgemeinen am längsten.[21] Bei Lungen- und Gastrointestinalkrebs ist im Allgemeinen der Cholesteringehalt sehr niedrig. Ebenso bei rheumatischen Krankheiten, Sepsis und Malaria.[22] Behandlung mit Pharmaka für Lipidsenkung kann gichtartige Nebenwirkungen haben.[23]

Die Apfelbäuche

Ich denke oft darüber nach, wie man darauf gekommen ist, dass Übergewicht zu den Ursachen für Herzinfarkte gehören soll. Die Behauptung, dass gerade wir mit „Apfelfiguren", wie man in Schweden sagt, die Statistik für Herzinfarkte belasten sollen, hört sich mystisch und fast kindlich unwissenschaftlich an. Ich gehöre nämlich zu den Frauen, die auf einem Apfelbaum gewachsen sind. Das bedeutet, dass mir keine langen Hosen in unseren Geschäften passen; denn wie sehr ich mich auch bemühe und in welches Geschäft ich auch gehe, finde ich nur lange Hosen, die für „Birnenfiguren" vorgesehen sind und die ich über den Schenkeln einnähen muss, wenn die Taille weit genug sein soll. Ich bin offenbar das einzige weibliche Apfelgeschöpf in unserer Provinz, alle anderen wuchsen auf Birnbäumen.

Ich möchte also die Tatsachen kennen lernen, die die Infarktpeitsche zu unserer Verfolgung veranlassen. Wiegt und misst man alle Infarkte? Oder hat man alle Übergewichtige gefragt, ob sie schon mal einen Infarkt hatten? Wie findet man alle Dickerchen und wo findet man diese Statistik? Mich hat man jedenfalls nicht gefragt. Weiß man überhaupt, wie viele Personen der Bevölkerung in dem aktuellen Alter apfelgeformt sind, um eventuelle Daten vergleichen zu können?

Übergewicht bei apfelförmigem Körper, also Fettlager sowohl über als auch unter der Bauchdecke, soll also gefährlich sein. Nach Anita Bjurman[24] soll man das Taillenmaß durch die Hüftweite dividieren und wenn das Resultat größer als 0,8 ist, befindet man sich in Gefahr. Warum gerade 0,8? Was hat der liebe Gott gegen die Acht?

Also her mit dem Zentimetermaß, Papier und Bleistift! Und – uff – 0,801, Hilfe! Ist es nicht genug, dass ich mein ganzes Leben lang halbfasten, meine Hosen selber nähen und Mauerblümchen spielen musste? Und dass... und dass... Soll ich jetzt auch noch mit ständiger Angst herumlaufen, eines Tages – bums – einen Herzinfarkt zu bekommen, einfach so, ohne Voranmeldung? Und das mein Leben lang? Soll ich vorsichtshalber aufhören, Auto zu fahren? Außerdem wird es ja meine eigene Schuld sein, denn Anita Bjurman meint, dass die einfachste Maßnahme gegen die Drohung sei, ein Auge auf den Bauch zu halten, ja, die einfachste! Ich glaube, ich nehme mich lieber des Stutzes an und versuche, etwas auf ihn draufzulegen, dann verschwindet die kleine eins da am Schluss von selber.

Ich möchte auch gern wissen ob Herz- und Gewichtsforscher ein Kartell gebildet haben. Nach einer anderen Gewichtsliste befinde ich mich in genau der gleichen Risikozone; aber das gilt auch für alle meine Birnenschwestern, und darum fühle ich mich in dem Zusammenhang nicht so allein und so ungerecht behandelt wie hier.

Mein Mann und ich versuchten, uns an unsere Herzinfarktfreunde zu erinnern und sie aufzuzählen, und es fielen uns spontan 17 ein: Gunnar, Gustaf, Torsten, Ture und Ture, Filipp, Kalle, Sigge..... Drei von ihnen waren auffallend mager, vier nannten wir schlank, sechs beurteilten wir als normalgewichtig, zwei waren übergewichtig mit dem Fettlager über den ganzen Körper gleichmäßig verteilt und zwei mit Apfelbauch.

Sigge kannten wir am besten, schlank, Nichtraucher, trank aus Prinzip überhaupt keinen Alkohol, kratzte die Butter aufs Brot, bewegte sich viel, und konnte als Pensionär nicht so vielem Stress ausgesetzt sein, dass er davon krank werden konnte. Er bekam Blutverdünnungsmedizin und starb an einem Schlaganfall. Über einen anderen dieser Freunde mit normalem Gewicht können wir ungefähr dasselbe berichten. Keiner ihrer Eltern, Geschwister oder Vettern hat einen Herzinfarkt gehabt.

Im statistischen Jahrbuch 1985 von Schweden kann man lesen, dass Herzinfarkte in Schweden 50% häufiger sind als in Deutschland, trotz aller Bierapfelbäuche in Bayern. Gönnen Sie uns doch unsere Apfelbäuche! Bitte!

Die Massai

Ein wissenschaftlicher Artikel in einer Referenzliste erregte meine Neugierde. Darum bestellte ich ihn durch unsere Bibliothek in unserem kleinen Ort. Allen meinen molligen, runden Apfel- und Birnengeschwistern empfehle ich, folgendes aufmerksam zu lesen:

Die Massai sind ein außergewöhnlich gesundes Nomadenvolk in Afrika mit niedrigen Cholesterinwerten und ohne Arterienverkalkung, obwohl sie unglaubliche Mengen fette, unhomogenisierte, leicht gesäuerte Milch trinken, ungefähr 4 Liter täglich. Sie bekommen 66% aller Kalorien in Form von tierischem Fett mit gefährlichen, gesättigten Fettsäuren. Der folgende Versuch handelt von 24 jungen Massai-Männern, von denen die Hälfte Milch mit einem Zusatz bekam, der den Cholesteringehalt im Blut erhöht (Tween 20 = Polyoxyethylen-(20)-Sorbitanmonolaurat). Alle tranken in der Zeit durchschnittlich 8,33 l pro Mann und Tag und nahmen so viel zu, dass die Versuchsleitung sich gezwungen sah, schnell einen Fußballplatz zu besorgen, wo die Männer ihre überschüssigen Kalorien ablaufen konnten; aber nicht alle hatten dazu Lust. Als sich die Gewichtszunahme fortsetzte und niemand die Männer hindern konnte, sich an der Milch totzutrinken, fürchtete man, dass der Cholesteringehalt zu stark ansteigen würde, und beendete den Versuch aus ethischen Gründen nach drei Wochen. Alle hatten zugenommen, acht Männer hatten über 6 pounds (1 pound = 454 Gramm), im Durchschnitt 8 pounds, auf ihr Gewicht gelegt, also 3,6 kg.

Später zeigten die Blutanalysen, dass der Cholesteringehalt in beiden Gruppen gesunken war. Der Zusatz hatte keinen Effekt gehabt. Unabhängig von der Gruppe, der sie angehörten, war der Cholesteringehalt bei den acht Dickerchen im Durchschnitt viel stärker gesunken, als bei denen, die weniger als 5 pounds zugenommen hatten.[25]

Es geht aus dem Bericht nicht hervor, ob sich das Fett auf den Bauch, den Popo oder die Oberschenkel gelegt hatte. Übrigens – wachsen Apfel- und Birnenbäume bei den Massai?

Ursachen statt Risikofaktoren

In der Ärzteschaft ist man sich in der Fettfrage nicht einig, und im schwedischen Ärzteblatt fand ein regelrechter Debattenkrieg zwischen den verschiedenen Gruppen statt. Einmal wagte ein Artikelverfasser zu fragen, ob Arterienverkalkung vielleicht ein natürlicher Schutz des Körpers sei, sozusagen ein „Wundpflaster“?[26] Russel Ross sprach auf einer Konferenz in Boston über die Bedeutung von Gefäßschäden für die Entwicklung der Arterienverkalkung und über die Theorie, dass die erste Veränderung in einer Schädigung der Innenseite der Arterien besteht. Es gibt immer noch viele Fragezeichen, u.a. über die Bedeutung von Infektionen und über immunologische Verhältnisse.[27]

Hat die Fettschicht die Aufgabe, unsere Gefäßwände wie ein Pflaster zu schützen? Sind es also Schädigungen der Gefäßwände, die wir verhindern müssen? Wie entstehen sie?

Homogenisierung

Einmal stellte jemand im schwedischen Ärzteblatt die vorsichtige, kurze Frage, ob vielleicht die Homogenisierung der Milch hinter der Arterienverkalkung stehen könne.[28] Ich könnte mir denken, dass das Ärzteblatt eine Reihe von Kommentaren zu der Frage zugeschickt bekommen aber nicht veröffentlicht hat. Mein kleiner Artikel kam jedenfalls zurück.

Oster, Herzspezialist und Pharmakologe in den USA, hat eine Antwort auf diese Frage. Er weiß auch etwas über Schäden in den Gefäßwänden.[29] 1970 stellte er eine neue Ursachentheorie für Arterienverkalkung auf. Er behauptet, dass homogenisierte Milch Arterienverkalkung hervorrufen kann, und stützt sich teils auf epidemiologische Daten, teils auf klinische Studien. Er stellte fest, dass in Ländern mit einem großen Verbrauch von homogenisierter Milch eine hohe Sterblichkeit durch Herzinfarkt vorlag, z.B. in Finnland, während sie in Ländern mit geringem Konsum oder Ländern, in denen man die Milch kocht, z.B. in der Schweiz, Italien und Frankreich, niedriger ist. Beim Homogenisieren presst man die Milch unter hohem Druck durch einen Spalt, wobei die Fettkugeln zerschlagen werden. Da die Anzahl der Kugeln dadurch steigt, wird die Fläche der Membran, die die Kugeln umschließt, sechs bis sieben mal größer. In dieser Membran sammelt sich das Enzym Xanthinoxidase. Wenn die Fettkugeln kleiner werden, wird die biologische Zugänglichkeit der Xanthinoxidase also erhöht und richtet auf folgende Weise Schaden an:

Normal bildet der Körper selber Xanthinoxidase. Sie kommt reichlich in der Schleimhaut des Dünndarmes und in der Leber vor, aber an Gefäßwänden und in der Herzmuskulatur hat sie nichts zu suchen. Dort befindet sich dagegen ein Fettstoff, Plasmalogen, der die Aufgabe hat, die Gefäßwände elastisch zu halten. Wenn jetzt die Xanthinoxidase sozusagen aus Versehen in den Blutkreislauf gerät, reagiert sie mit dem Plasmalogen, oxidiert es und fällt zusammen mit ihm als oxidiertes Fettaldehyd aus. So entsteht Mangel an Plasmalogen, das ja die Gefäßwände elastisch halten soll. Um die empfindlichen Gefäßwände zu schützen entstehen zuerst Fettstreifen, die man schon bei jungen Menschen entdecken kann. Später folgt dann die Ablagerung des Cholesterins und eine Gefäßverfettung anstelle des Plasmalogens – also eine Art Pflaster. Das geschieht auch in den Arterien der Herzmuskulatur. Auch Geschlechtshormone beeinflussen das Plasmalogen.[30] Das weibliche erhöht und das männliche senkt den Plasmalogengehalt, was die niedrigere Herzinfarktrate bei Frauen im fertilen Alter erklären kann.

Oster ist also der Ansicht, dass Arterienverkalkung ein natürlicher Reparaturmechanismus ist. Eine Bestätigung kann man in der Tatsache finden, dass schon wenige Jahre nach Bypass-Operationen neue Ablagerungen Verschlüsse in den neuen Gefäßen verursachen. Wahrscheinlich stimulieren die Operationswunden in den Gefäßen dazu, schnell ein „Pflaster“ zu bilden.

Mehr über das Cholesterin

Oster will die Cholesterintheorie abschaffen. Da Kinder große Mengen Milch trinken, die in den USA seit 1938 homogenisiert wird, ist es, nach Oster, wahrscheinlicher, dass die Milch die frühen Arterienschäden verursacht. In Schweden wurde das Homogenisieren nach und nach zwischen 1950 und 1963 eingeführt.[31]

Im Hinblick auf die Rolle des Cholesterins als wichtiger Bestandteil in dem „Pflaster“ der Gefäßwände ist es weniger überraschend, dass Männer zwischen 35 und 57 Jahren, mit Cholesterinwerten unter 160 Milligramm pro dl Blut einem dreimal so großen Risiko ausgesetzt sind, einen Schlaganfall zu bekommen. Die kleinen, zarten Gefäße im Gehirn gebrauchen sicher ihren Fettschutz, wenn sie ihres natürlichen Plasmogens beraubt werden, vor allem wenn gleichzeitig die Koagilationsfähigkeit gesenkt wird. Die Warnung vor Schlaganfall kommt von vielen Seiten. Welche Behandlungsmethode man auch anwendet, Lebertran, Alkohol,[32] Acetylsalicylsäure,[33] Betablocker, fettarme Kost usw.: die Anzahl der Schlaganfälle steigt.[34]

Doppelblindtests

Oster konstatierte durch wissenschaftliche Doppelblindtests das Vorhandensein von Antikörpern gegen Xanthinoxidase und *Milchprotein* im Blut von Patienten, die alle möglichen Symptome von Arteriosklerose aufwiesen, schwere Herzarrhythmie, Arterienverkalkung in den Beinen, periphere Gefäßkrankheiten mit drohendem Brand und Gehirnsyndrom. Oster schlägt darum vor, die Konzentration von Xanthinoxidaseantikörpern im Blutserum zu testen, als Screening auf Arterienverkalkung. Er hält dies für sinnvoller als die Bestimmung des Cholesterinwertes im Serum.

Dies ist äußerst interessant für das Thema dieses Buches: Antikörper werden im Blut nur gegen für den Körper gefährliche Stoffe gebildet, also solche, die der „Identität des Körpers" nicht angepasst sind. Die Theorie von der Auswirkung des Homogenisierens und die Theorie der Basisallergie komplettieren sich.

Ist alle Milch gefährlich?

In aller Milch, außer Kamelmilch, gibt es Xanthinoxidase. Aber Humanmilch enthält im Gegensatz zu Kuhmilch nur Spuren davon. Käse, Butter, Schlagsahne werden aus unhomogenisierter Milch hergestellt. Eine Ausnahme bilden Weichkäse und Fetakäse, für die man, wie auch für das übrige Molkereisortiment homogenisierte Milch benutzt.

Erwärmung der Milch

Wenn man die Milch kocht oder wenn man sie 3 bis 5 Sekunden über 81°C bis 84°C erhitzt, macht man die Xanthinoxidase unschädlich. Pasteurisierung geschieht bei höchstens 78°C 15 Sekunden lang. Gesäuerte Produkte werden dagegen mindestens 15 Sekunden lang einer Wärme von 85°C ausgesetzt; das genügt, um die Xanthinoxidase unschädlich zu machen. Milchpulver im Muttermilchersatz ist homogenisiert und wird bis zu einem Wärmepunkt von höchstens 82°C erwärmt und wird unmittelbar danach abgekühlt. Xanthinoxidase gehört also in homogenisierter Milch zu den Basisallergenen.[35]

Das übersehene Frankreich

In Frankreich kommen Gefäßkrankheiten viel seltener vor als in Schweden und Finnland, obwohl man genauso viel gesättigte Fette konsumiert. Frankreich hat nur ein Drittel soviel Todesfälle an Herzkrankheiten hat wie Schweden.[36] In Frankreich kann die Xanthinoxidase in der Milch keinen größeren Schaden anrichten, weil man dort im Allgemeinen die Milch abkocht. Dadurch wird das Enzym inaktiviert.

So heilt Oster Arterienverkalkung

Oster behandelt seine Patienten mit hohen Dosen des Vitamins Folsäure, ca. 80 mg täglich, in Kombination mit einer geeigneten Dosis Ascorbinsäure. Folsäure hemmt Xanthinoxidase und fördert die Bildung von Plasmalogen. Er berichtet über gute Resultate ohne Nebenwirkungen.[37]

Oster steht nicht allein hinter dieser Forschung und Theorie.[38] Natürlich wird er stark angegriffen, und obwohl fast 30 Jahre seit seiner ersten Publikation vergangen sind und der Gesundheitszustand der Landwirte seine Theorie bestätigt, beachtet man sie nicht – auf Kosten der Volksgesundheit. Auch Leon Chaitow nennt Milch, die man Säuglingen gibt, als eventuelle Ursache für späteren erhöhten Cholesteringehalt im Blut.[39]

Noch einmal die Säuglingsflasche

In Frankreich und anderen Ländern, wo man die Milch abkocht, und bei den schwedischen Landwirten sind Herzinfarkte zwar weniger häufig als bei der übrigen Bevölkerung in Schweden und Finnland, aber doch viel häufiger, als in Bevölkerungen mit einer positiven Stillkultur, zum Beispiel bei den Nomaden in Ostafrika, in Goms und in der Türkei.

Auf die Blutgefäße asiatischer Immigranten dürfte die homogenisierte Milch wie ein Schock wirken. Wie schon genannt, hat man auch in Asien das Stillen fast aufgegeben. Viele werden dadurch Basisallergiker, was aber in ihrer Heimat keine Bedeutung hat, weil dort Milch nicht zur Kostkultur gehört. Erst hier bekommen sie unsere chronischen Krankheiten, u.a. Herzinfarkte.

Die Artillerie des Immunsystems

Wie im Kapitel über Allergien ausführlich beschrieben, können in der Tat Schäden entstehen, wenn das Immunsystem bei allergischen Reaktionen in den Gefäßen in Gang kommt und mit Histamin schießt. Dabei werden die Gefäßwände durchlässiger.

Man deutet in der Literatur auch an, dass diese allergischen Reaktionen sogar größere Blutgefäße im Herz angreifen können.[40] Die Ablagerungen sollen wahrscheinlich die Gefäße davor schützen, in „Siebe“ verwandelt zu werden.

Was die Fachleute sagen

Göran Holm, Stockholm, ist der Meinung, dass die Blutgefäße die erste Instanz für Attacken immunologischer Prozesse sind.[41] Jan Nilsson fragt sich: „Wird die Arteriosklerose von einer Immunreaktion verursacht?“ und fährt fort: „Dass gleichzeitig mit der Entwicklung der Arteriosklerose oft ein variierender Grad entzündlicher Reaktionen in den Gefäßwänden vorkommt, ist seit langem ein Faktum... Wenn die immunologische/entzündliche Reaktion im Plaque (Ablagerungen) durch Antikörperbildung gegen ein besonderes Antigen verursacht wird, wird das natürlich von unerhört großer Bedeutung für das Verständnis der Ätiologie der Krankheit und unseren Möglichkeiten, ihr vorzubeugen, werden. In diesem Zusammenhang widmet man auch dem oxidierten LDL als möglichem Kandidaten für dieses Antigen wieder größeres Interesse.“[42] Mein Kommentar: Darf ich die Basisallergene und Infektionsherde als Gegenkandidaten nominieren? „Immunologische Phänomene treten in einer bestimmten Phase im Arteriosklerosenprozess auf... In Tierversuchen hat es sich gezeigt, dass Endothelschäden durch mechanisches Einwirken oder infektiösen Angriff Arteriosklerose initiieren (in Gang bringen) können...“[43] „Das erste Zeichen bei einer beginnenden Arteriosklerose ist ein entzündungsähnlicher Prozess in der Intima, der innersten Schicht der Arterienwände. Diese ist ödematös.“[44] Professor Wendt hat festgestellt, dass artfremdes Protein im Blut sowohl Arterienverkalkung als auch Bindegewebskrankheiten wie Rheumatismus und Gicht verursachen kann. Er beschreibt ausführlich den Mechanismus. Mit artfremdem Protein meint er vor allem Viren und Bakterien. Ich glaube, dass Basisallergene die gleiche Rolle spielen können.[45]

Herzinfarkte

Der Reisauflauf

Eines Tages rief mich eine ältere Dame an. Sie hatte früher Angina pectoris und einige Herzinfarkte und außerdem eine Reihe anderer Wehwehchen gehabt. Darum hatte sie sich auf Vegankost (ohne Milch) umgestellt und war seitdem von ihren Herzbeschwerden verschont geblieben. Aber eines Tages, als sie sechs oder sieben Jahre Milch gemieden hatte, hatte sie bei Bekannten einem Reisauflauf nicht widerstehen können, eine große Portion gegessen – und einen Herzinfarkt bekommen.

Der Mechanismus hinter der Herzarbeit ist kompliziert. Störungen verschiedener Art können auftreten und dazu führen, dass der Sauerstoffbedarf nicht befriedigt wird. Wenn aber die Blutzufuhr zur Herzmuskulatur nicht für die Herzarbeit ausreicht, tritt ein so genannter ischämischer Herzinfarkt ein. Ich werde versuchen, einige der Störungen zu beschreiben und weniger bekannte Gesichtspunkte hervorzuheben; solche, die für das übergreifende Thema dieses Buches interessant sind und die in der wissenschaftlichen Forschung anwendbar sein dürften.

Es ist die Aufgabe der roten Blutkörperchen, den Sauerstoff von der Lunge zum Herz zu transportieren. Bei Blutarmut besteht im Allgemeinen Mangel an diesen Blutkörperchen, was verschiedene Ursachen haben kann.

Wie aus der Fallbeschreibung „Im Bus" mit Karin, hervorgeht, kann Basisallergie auch Überempfindlichkeit gegen Milch Blutarmut verursachen. Hallert spricht von Glutenintoleranz als Ursache. Wenn seine Patienten alles Getreide aus ihrer Kost ausschließen, verschwindet die Blutarmut.[46]

In der Muskulatur der Gefäßwände können Spasmen (Krämpfe) den Blutdurchfluss und damit die Sauerstoffzufuhr hindern. Sie dauern im Allgemeinen 20 Minuten. Ein solcher Krampf kann einen Herzinfarkt auslösen, auch wenn die Gefäße normal relativ offen sind. In der etablierten Forschung weiß man offenbar nicht worauf die Spasmen beruhen. Also spricht man von erblichen Faktoren. Krampf gehört aber zu den Reaktionen auf Milch und Getreide. Claes Hallert schreibt, dass Krämpfe verschiedener Art bei Glutenintoleranz vorkommen können, u.a. das Raynaudsche Syndrom, das heißt Zusammenziehung der Gefäße.[47]

Rauchen senkt die Zufuhr von Sauerstoff, weil das Kohlenmonoxid, das beim Rauchen entsteht, auf den roten Blutkörperchen den Platz einnimmt, der für den Transport von Sauerstoff vorgesehen ist. Nikotin zieht außerdem die Gefäße zusammen.[48] Das ist also normal, wird aber natürlich noch gefährlicher, wenn gleichzeitig eine Arterienverkalkung vorliegt.[49] Darum werden viele Infarktpatienten von weiteren Infarkten verschont, wenn sie zu rauchen aufhören.

Dass das Herz bei physischer Anstrengung mehr Sauerstoff gebraucht, wissen alle. Wie bekannt, stimuliert Koffein die Herztätigkeit. Darum sollten Herzkranke keinen koffeinhaltigen Kaffee trinken.

Wer weiß, ob Herzinfarkte nicht auch nach Mahlzeiten mit Glutamat durch erhöhtes Herzklopfen ausgelöst werden können?[50]

Aber manchmal schlägt das Herz ohne sichtbaren Anlass schneller als normal.

Dahinter steht ein komplizierter Mechanismus, in dem u.a. der Sympathikusnerv, die Hormone Adrenalin und Noradrenalin wichtige Komponenten sind. Im Kapitel „Empathie“ sahen wir, dass Phosphate und Aminosäuren der Milch diese Arbeit beeinflussen. Erhöhtes Herzklopfen wird in vielen Allergiezusammenhängen genannt[51] und ist eines der häufigsten Symptome bei Basisallergie.

Aus unserer Briefernte

„Meine Tochter bekommt Depressionen, wenn sie falsch isst. Ich habe auch gesehen, wie sie nach vier Scheiben Brot innerhalb von 15 Minuten Herzattacken bekam.“

Was die Fachleute sagen

Man kann oft im Zusammenhang mit Herzinfarkt von erhöhter Sympathikustätigkeit lesen, die zu gesteigerter Herzarbeit führt.[52] „Hohe Herzfrequenz ist ein immer wichtigerer Risikofaktor für die Entwicklung von Herzinfarkt geworden .... Hohe Herzfrequenz kann stärkere Turbulenz und andere Störungen im Blutstrom ergeben, die schädlich für die Gefäßwände sind.“[53] Hertha Hafer ist der Ansicht, dass die Phosphate in der Nahrung, nicht zuletzt in der Milch, die Herzkrankheiten fördern, und weist auf 14 Arbeiten von Selue von 1958 hin.[54]

Der Reisauflauf (Teil 2)

Die ältere Dame im Abschnitt „Reisauflauf“ vertrug keine Milch und bekam einen Herzinfarkt, nachdem sie mit Milch gekochten Auflauf gegessen hatte. Das war wahrscheinlich eine allergische oder allergieähnliche Reaktion auf Milch, eine Kombination aus allergischem Krampf und allergisch erhöhter Herzfrequenz aufgrund von Basisallergie.

Basisallergie und Homogenisierung der Milch können wahrscheinlich Gefäß- und Herzkrankheiten verursachen.

Das japanische Wunder

Den Japanern gelang das Kunststück, die am höchsten entwickelte Industrialisierung mit der besten Gesundheit und größten Lebensdauer zu kombinieren. Die seit langem etablierte Theorie, dass die Industrialisierung an sich die Ursache der chronischen Krankheiten sein soll, wird damit umgeworfen, wie so viele andere etablierte medizinische Theorien in der Geschichte. Darum müsste man eigentlich den Begriff „Zivilisationskrankheiten“ gegen einen anderen Ausdruck austauschen.

Schlaganfälle und hoher Blutdruck

Eine unserer Krankheiten, der Schlaganfall, plagt auch die Japaner, sogar in größerem Ausmaß als uns. Außerdem kommt er in den Mittelmeerländern[55] und bei den Eskimos recht häufig vor.[56] Man gibt dafür genetischen Faktoren die Schuld. Andere meinen, dass Kostfaktoren eine Rolle spielen und weisen auf Immigrations- und Urbanisierungsstudien hin.[57] Vielleicht kann ein Vergleich mit den Jäger-Sammler-Kulturen einen Anhaltspunkt geben? Diese Menschen sind nämlich noch gesünder als die Japaner, denn hoher Blutdruck und Schlaganfälle bleiben ihnen erspart. Sie konsumieren im Gegensatz zu den Japanern keinen Alkohol, auch kein Glutamat oder Salz in größeren Mengen, und Fisch ist kein Hauptbestandteil ihrer Ernährung.[58]

In der Fachliteratur über Gefäßkrankheiten findet man einen deutlichen roten Faden. Viele Mittel, die das Risiko für Herz- und Gefäßkrankheiten mindern, erhöhen das Risiko für Gehirnblutung. (Es ist Fakt, dass jetzt viel weniger Menschen an Herzinfarkt sterben und viel mehr Gehirnblutungen bekommen als früher, wahrscheinlich der blutverdünnenden Medikamente wegen.) Es wird hier auch davor gewarnt, neben diesen Medikamenten Naturpräparate einzunehmen.

Was die Fachleute sagen

Alkohol inhibiert die Thrombozytaggregation (d.h. er verhindert Klumpenbildung).[59] Er verdünnt also das Blut. Schon mäßige Mengen erhöhen das Risiko für Gehirnblutung.[60] Mit größeren Mengen wächst das Risiko sowohl für Herzinfarkt als auch Schlaganfall. Alkohol, selbst in Maßen genossen, erhöht auch den Blutdruck.[61] Die Forscher Beevers und Potter, Birmingham, fanden 1984 heraus, dass der Blutdruck bei Personen mit mäßigem Alkoholverzehr sank, wenn diese aufhörten zu trinken. Man nimmt an, dass der Alkohol das Blutdruckzentrum im Stammhirn beeinflusst.[62]

Sarris warnt vor ERA (Eisosaptentaensäure) im Lebertran. Er kann auch toxische Mengen der Vitamine A und D enthalten,[63] was auch einen verdünnenden Effekt hat. Fischtran kann zu Mangel an Vitamin E führen, weil seine Omega-3-Fettsäuren gern auf Sauerstoff reagieren (Oxidation) und dazu Vitamin E als Antioxidans gebraucht wird. Ein niedriger Cholesteringehalt im Blut bringt die Gefahr für Gehirnblutung mit sich. Der oft angeführte Framingham-Bericht bestätigt, dass Männer zwischen 35 und 57 Jahren mit einem Cholesterinwert unter 160 mg pro dl Blut dreimal so großem Risiko für Gehirnblutung ausgesetzt sind.[64]

Hallo, alle Politiker und Unternehmer!

Sie haben die Verantwortung für das Wirtschaftwachstum und für den Lebensstandard der Bevölkerung. Nun ist es an der Zeit, Anforderungen an die medizinische Forschung zu stellen. Die Konkurrenz vom Osten wird wachsen, ohne Behinderung durch Zivilisationskrankheiten. Und nicht nur in Japan – ganz Asien ist auf dem Wege.

Der Kampf ist ungleich. Wie sollen wir in der Westwelt konkurrieren können, wenn die heutigen Kinder mit Asthma und anderen Allergien zu der tragenden, arbeitenden Generation aufgewachsen sind und jeder einen sanierten Arbeitsplatz und eine individuelle Speisekarte braucht? Über 50% der schwedischen Schulkinder sind allergisch. Bei der Musterung der Wehrpflichtigen in Schweden hat man zwischen 1971 und 1981 eine Zunahme der Anzahl der Asthmafälle um 47% festgestellt.

Die Ätiologieforschung ist bei uns in eine Sackgasse geraten. Man folgt beinahe blind der Theorie, dass unsere Volkskrankheiten mehr oder weniger genetisch bedingt und damit unheilbar sein sollen, obwohl Hunderte von Generationen nötig sind, um Anlagen in einer Population zu verändern. Zwar forscht man, aber fast nur um es uns zu ermöglichen, mit unserer „angeborenen“ Kränklichkeit leben zu können, ein viel zu niedriges und unwürdiges Ziel, vor allem wenn man an den hohen wissenschaftlichen Status denkt, den unsere Forscher genießen, und an die hohen Kosten, die unsere Krankheiten bedingen.

Status und Prestige sind oft Treibkraft der Forscher und steuern sogar die Auslegung wissenschaftlicher Arbeiten. Auch richtiger Betrug kommt vor. Ich finde, dass wir daran denken sollten, wenn wissenschaftliche Behauptungen praktischer Erfahrung und gesundem Verstand widersprechen. Der Redakteur des Medical Journal wandte sich an Professoren in Medizin und Chirurgie und an Redakteure medizinischer Zeitschriften, insgesamt an 80 Personen, wovon 79 antworteten. Über die Hälfte konnte mindestens einen Fall von Forscherbetrug in Großbritannien, USA, Australien und anderen Ländern nennen. Oft hatte der Schuldige eine hohe Position.[65]

In der medizinischen Forschung müsste man auch verstehen, dass man sich irrt, wenn man glaubt, dass wir Menschen unsere Nahrung nicht so essen können, wie die Natur sie für uns geschaffen hat.

Claes-Göran Westin sagt:

„Besondere Initiative ist nötig, um die Forscher zu stimulieren, sich solcher Kenntnislücken anzunehmen, die für die Volksgesundheitsarbeit wichtig, deutlich und *beeinflussbar* sind. Interdisziplinäre Wissenschaft und Zusammenarbeit über Sektoren- und Disziplingrenzen müssen stimuliert werden.“[66]

Die Hoffnung

Ein Leben ohne chronische Krankheiten ist selbst in den westlichen Industrieländern keine Utopie. Die Theorie der Basisallergie weist den Weg zur Gesundheit:

- **Werdende Mütter können aktiv zu der Gesundheit ihrer Kinder beitragen, indem sie während der Schwangerschaft und der Stillzeit auf Milch und Getreide verzichten und mindestens sechs Monate voll stillen.**
- **Die meisten chronisch Kranken können sich von ihren Symptomen befreien, indem sie auf Milch, Getreide, Hefe und Glutamat verzichten.**
- **Mit homöopathischen Desensibilisierungspräparaten gegen Milch und Getreide und mit Nosoden können die meisten chronisch Kranken eine nahezu vollständige Heilung erreichen.**

Ich danke allen, die zu diesem Buch beigetragen haben. Das sind alle, die von sich selbst und ihren Nächsten erzählt haben; der Vorstand des Vereins gegen chronische Beschwerden, vor allem die Kassiererin Inger Alm, die so oft ihre Zeit zum Diskutieren von Details zur Verfügung stellte; das Personal unserer Bibliothek; mein Mann Martin Jonsson, der mich die lange Zeit, in der ich mich beinahe nur für die Theorie der Basisallergie interessieren konnte, ertragen hat.

Achter Teil

REZEPTE UND TIPPS

Am Kochtopf und Grill

- *Gemüse-, Fisch-, und Fleischgerichte* können Sie wie früher anrichten, wenn Sie geeignetes Mehl zum Andicken und Reismehl zum Panieren wählen.
- Vorsicht vor Gewürzen mit Glutamat.
- Auch Zitronenpfeffer enthält Glutamat.

TIPP

Anmerkung zu den folgenden Rezepten: Die Bezeichnung **dl** steht für das Volumenmaß Deziliter, also 100 ml. Es darf nicht generell mit dem Gewichtsmaß 100g gleichgesetzt werden und sollte mit einem Messbecher abgemessen werden.

Wie Sie ohne Kuhmilch kochen können

Milchfett ersetzen Sie durch milchfreie Margarine oder Öl, 2 Esslöffel pro Liter entsprechen ungefähr 3% Milchfett. Statt Milchzucker nehmen Sie Rohrzucker oder Honig, nur so viel, dass die Milch einen fülligen, aber nicht süßen Geschmack bekommt. In dem Buch „milch-frei" von Anja Weygandt finden Sie außerdem umfangreiche Listen für den Einkauf milchfreier Lebensmittel in deutschen Supermärkten.

*1. Trinkmilch

Die Herstellung von Sojamilch ist recht umständlich. Am besten kaufen Sie sie. Hier kommt aber doch ein Rezept zum Selbermachen:

a) Sojamilch: 2,5 dl Sojabohnen über Nacht in Wasser legen, Wasser abgießen und Bohnen spülen. Mit 5 dl Wasser 3 Minuten lang im Mixer zerkleinern. 1 Liter Wasser in einem großen Kochtopf aufkochen lassen, den Sojabrei hineingeben, die ganze Zeit umrühren, aufkochen lassen, durch ein Seihtuch geben und die Milch herauspressen. (Um die Bohnen besser auszunützen, kann man 4 dl heißes Wasser auf den ausgepressten Brei schütten, seihen und noch einmal auspressen und wringen.) Die Milch weitere 5 Minuten kochen lassen. Vorsicht! Die Milch kann überkochen und anbrennen. Schnell abkühlen und 2 Essl. Honig oder gut 2 Essl. Zucker zusetzen. Der etwas bittere Geschmack soll verschwinden, aber die Milch nicht süß schmecken. Sojamilch benimmt sich wie Kuhmilch: Sie kocht über, brennt an, bildet eine Haut beim Erkalten, sie wird auch sauer. (Sojakäse, „Tofu", kann man im Reformhaus kaufen.)

b) Andere Milchsorten: Man kann fast aus allem „Milch" machen, z.B. aus Sesamsamen, Mandeln, Nüssen, Sesam und Mandeln oder Nüssen, Melonenkernen. Man zerkleinert zuerst 2 dl der Zutaten trocken 2 Minuten im Mixer, setzt dann 8 dl Wasser in kleinen Portionen zu und mixt noch weitere 2 Minuten. Durch ein feines Sieb geben und mit 1,5 Essl. Honig süßen.

Milch zum Kochen

Die Süßkraft des Milchzuckers ist nur schwach, weshalb man beim Zubereiten von Speisen kaum Rücksicht darauf zu nehmen braucht. Aus folgenden Vorschlägen können Sie den wählen, der hinsichtlich Geschmack, Konsistenz und der zur Verfügung stehenden Zeit am besten passt.

*2. Speisemilch

a) Nur Wasser

b) 1 l Wasser plus 2 Essl. Fett

c) Kartoffelmilch: Zerkleinern Sie im Mixer: 250 g gekochte Kartoffeln, 7,5 dl Wasser, 2 Essl. Fett (eventuell 0,5 Essl. Zucker oder Honig)

d) Maizenamilch: 1,5 Essl. Maizena (Maisstärke) in 1 l kaltem Wasser verrühren, unter Umrühren aufkochen lassen, von der Platte nehmen, 2 Essl. Fett (und 0,5 Essl. Zucker oder Honig) zugeben.

e) Sojamilch: 1 dl Sojamehl, 1 dl heißes Wasser, 8 dl kochendes Wasser, 1 Essl. Honig oder Zucker, Sojamehl und das heiße Wasser mischen, die Creme in das kochende Wasser rühren, 10 Minuten kochen lassen, süßen.

f) Man kann Sojamilchpulver zum Kochen und Trinken kaufen.

*3. Butter und Sahne

Butter und Sahne ersetzt man beim Kochen durch milchfreie Margarine, Öl, Schmalz oder Kokosmilch.

*4. Geschlagene Sahne zum Lockern

Geschlagene Sahne zum Lockern ersetzt man mit hart geschlagenem Eierschaum.

*5.Geschlagene Sahne zum Garnieren

a) Agaragar-Sahne: Agaragar ist ein Algenprodukt, das wie Gelatine verarbeitet wird. 1 dl Wasser und 1 Tl. Agaragar mischen, über Nacht quellen lassen, 1 Avocado mit 1 dl Wasser (oder Wasser plus Zitronensaft) im Mixer zerkleinern. Agaragar bei sehr schwacher Wärme schmelzen lassen, mit der Creme vermischen, im Kühlschrank steif werden lassen, schlagen.

b) Einfache Avocadosahne: 15 geschälte Mandeln, 2 dl Wasser, 1 reife Avocado, 0,5 dl Honig. Die Mandeln zuerst trocken im Mixer zerkleinern, dann Wasser zugeben und weiter mixen. Die geschälte Avocado in Stücken und den Honig zugeben, fertig mixen.

c) Sesamsahne: Sesam enthält viel Calcium. 2 dl Sesamsamen, 2 dl eingeweichte Aprikosen. Zuerst den Sesamsamen trocken im Mixer zerkleinern, dann Aprikosen zugeben.

d) Sonnenblumensahne: Wie Sesamsahne, jedoch mit Sonnenblumenkernen statt Sesam.

Käse in der Küche

Käse lässt man einfach weg. Sie können geriebenen Käse für Gäste auf den Tisch stellen. Wenn man will, kann man Gerichte mit „Erbsenkäse" überbacken. Man breitet ihn über Pizzas und Aufläufe 10 bis 15 Minuten, bevor das Gericht aus dem Ofen genommen wird.

*6. Erbsenkäse:

a) Käse aus Kichererbsen: 1 dl Kichererbsenmehl, 4 dl kochendes Wasser, 3 Essl. Öl, Salz, Selleriesalz, Thymian. Das Mehl unter Rühren in das kochende Wasser geben, einige Minuten kochen lassen, abschmecken.

b) Erbsenkäse: Gekochte Erbsen zerquetschen, auf 5 dl Erbsenmus 3 Essl. Öl einmischen, mit Salz, Selleriesalz und Thymian würzen.

Kartoffelgerichte für Zwischenmahlzeiten

*7. Geschälte Kartoffeln

Geschälte Kartoffeln 10 Minuten kochen lassen, mit einer Kartoffelpresse direkt in die Bratpfanne in heißes Fett hineinpressen, etwas verteilen, Salz draufstreuen, auf beiden Seiten braten. Einfach und lecker als Zwischenmahlzeit.

*8. Kartoffelpuffer:

a) Kartoffeln schälen und grob reiben oder im Mixer zerkleinern, salzen. Fett in einer Pfanne erhitzen. Den Teig löffelweise hineingeben, auf beiden Seiten hellbraun und knusprig braten.

b) Wie oben, Eier, feingehackte Zwiebeln, Gewürze nach Geschmack zugeben. Mit Mehl bekommen die Puffer einen brotähnlichen Charakter.

Bereiten Sie ab und zu eine Riesenportion Kartoffelpuffer und frieren Sie diese ein. Sie können sie mit Aufstrich wie Brot essen. In anderen Kochbüchern finden Sie mehr Kartoffelgerichte.

*9. Nudeln

Nudeln kochen Sie nur, wenn Sie viel Zeit haben. Wenn die Familie Nudeln isst, kochen Sie für sich selbst Kartoffeln, Reis oder Hirse. Wenn Ihnen das zu lange dauert, können Sie übriggebliebene Kartoffeln vom Vortag braten, Buchweizen oder Hirseflocken kochen oder Avorioreis (30 Minuten Kochzeit) oder rote Linsen (10 Minuten) nach dem Rezept auf der Verpackung, oder Sie nehmen gekochte weiße Bohnen aus der Gefriertruhe.

Bandnudeln: 1 Ei, 2 Essl. Wasser, mindestens 2 dl Reismehl. Einen sehr festen

Teig kneten, den Teig zu Bandnudeln schneiden. Die Nudeln müssen mindestens 15 Minuten in gesalzenem Wasser kochen. Man kann sie auch einfrieren oder trocknen. Zur Haushaltsmaschine von Bosch gibt es einen Nudelzusatz.

*10. Pfannkuchen

a) 200g gekochte, zerquetschte Kartoffeln, 2 Eier, 2 Tl. Zucker oder Honig, 3 dl Reismehl, Salz, etwas Fett. Alles mischen, glattrühren und quellen lassen. Wie üblich backen.

b) Reisplätzchen: 2,5 dl Reismehl, 1 dl Buchweizenmehl, 0,5 dl Sojamehl, 5 dl Wasser, 1 Essl. Öl, Salz, evtl. etwas Sesampaste. Mehl und Flüssigkeit mischen, quellen lassen, alles andere hineinrühren, löffelweise wie Kartoffelpuffer backen.

c) Maisplätzchen: 3 dl Maismehl, 1 dl Buchweizenmehl, 0,5 dl Sojamehl, 50 bis 100 g ausgelassene Margarine, Salz. Alles mischen, glattrühren, quellen lassen, wie Reisplätzchen backen.

*11. Waffeln

2 dl Wasser, 1,5 dl Reismehl, 1,5 dl Sojamehl, 2Essl. Öl, 0,5 Tl. Salz. Alles mischen, glattrühren, quellen lassen und wie üblich backen.

*12. Pizza

a) Kartoffelpizza: Teig wie Rezept *8. Im Ofen kurz anbacken, dann wahlfreie Füllung darauf ausbreiten. Eventuell mit Erbsenkäse (Rezept *6) überbacken, bei 225°C backen. Auf venezianische Art geriebenen Käse für die Gäste auf den Tisch stellen.

b) Pizza: 150 g Margarine, 200g kalte, gekochte, gequetschte Kartoffeln, 4 dl Mehl einmischen, etwas stehen lassen, auf einem Blech ausbreiten (*unter* Pergamentpapier ausrollen), wahlfreie Füllung draufgeben, bei 225°C backen.

c) Bohnenpizza: 1,5 gekochte, im Mixer zerschlagene oder zerquetschte weiße Bohnen, 1,5 Essl. Öl, 0,5 bis 1 Tl. Salz, gut 1 dl Wasser, 1,5 dl Reismehl. Alles mischen, mindestens 30 Minuten quellen lassen, 0,5 dl Buchweizenmehl mit 1 Tl. Backpulver gemischt dazugeben. Konsistenz wie Kartoffelbrei. Dann weiter wie oben!

*13. Reisomelett

Eier kurz schlagen, etwas mit Wasser gekochten Reisbrei dazurühren, wie französisches Omelett in der Bratpfanne backen.

*14. Italienisches Polentagericht

3,5 dl Wasser, 1 dl Polentagrieß, Salz, etwas Öl (verhindert Anbrennen), Tomaten-Hackfleisch- oder Linsensoße (Rezept in den meisten Kochbüchern). Wasser und Salz aufkochen, von der Kochplatte nehmen, Polentagrieß vorsichtig hineinrühren, 10 bis 15 Minuten auf schwacher Wärme kochen lassen. Auf Porzellanplatte oder eingefettetem Pergamentpapier ausbreiten, steif werden lassen. Soße auf dem Boden einer feuerfesten Form verteilen. Polentamasse in 2 bis 3 cm große Stücke schneiden, mit 0,5 bis 1 cm Abstand in die Soße legen, den Rest der Soße darüber gießen, überbacken, geriebenen Käse für die Gäste dazu servieren.

*15. Warme Soßen

a) Werden wie üblich gekocht. Zutaten: Mehl aus Kichererbsen, Reis, Mais, Kartoffelmehl oder Maizena, Wasser oder Speisemilch (Rezept *2), Suppe ohne Hefe oder Glutamat. Man nimmt die gleiche Menge Mehl wie bei Weizenmehl.

b) Warme Faulenzersoße: 1 große gehackte Zwiebel, 1 Dose zerquetschte Tomaten, Gewürz nach Geschmack (Basilikum, Oregano, Suppe ohne Hefe oder Glutamat), Öl. Zwiebeln im Öl leicht bräunen, alles andere zusetzen, auf schwacher Wärme 20 Minuten ziehen lassen.

*16. Kalte Soßen

Dafür gibt es reichlich Rezepte in Kochbüchern. Kaufen Sie keine „Leichte Mayonnaise" (fettarm mit Milch).

a) Echte Mayonnaise können Sie kaufen oder selber machen.

b) Verlängerte Mayonnaise: Eine Creme aus Wasser und Maizena kochen, abkühlen lassen, mit Mayonnaise verrühren.

c) Kartoffelmayonnaise: 100 g kalte, gekochte Kartoffeln mit 3 Essl. Öl und so viel Wasser im Mixer zerkleinern, dass Mayonnaisenkonsistenz entsteht. Recht viel Wasser, die genaue Menge richtet sich nach der Kartoffelsorte! Nach Geschmack würzen.

d) Kalte Faulenzersoße: 2 Teile Öl, 1 Teil Wasser, Zitronensaft, Gewürze nach Geschmack. In eine Salatschale geben, mit einer Gabel einige Sekunden schaumig schlagen, die Schale dabei etwas schief halten. Die Soße passt zu „allem".

Breie und Grützen

*17. Polentabrei

8 dl Wasser, 50 g Margarine, 1,5 dl Polenta, 1 Essl. Zucker, 0,5 bis 1 Tl. Salz, (eventuell Rosinen). Wasser aufkochen lassen, Polentagrieß vorsichtig hineinrühren, alles andere hinzugeben, unter Rühren wieder aufkochen lassen, 7-8 Minuten auf schwacher Wärme ziehen lassen, ab und zu umrühren.

*18. Hirsegrießbrei

Wie oben, Hirsegrieß statt Polentagrieß.

*19. Brei aus Vollkornreis

6 dl Wasser, 2 dl Vollkornreis, 2 dl gehacktes Trockenobst. Reis und Obst über

Nacht in Wasser quellen lassen, 40 bis 50 Minuten auf schwacher Wärme kochen.

*20. Hirsebrei

1 l Wasser, 2 dl geschälte Hirse, 2 dl gehacktes Trockenobst. Das Obst über Nacht im Wasser quellen lassen, aufkochen, Hirse hineinrühren, mindestens 20 Min. bei schwacher Hitze kochen lassen.

*21. Buchweizengrütze

10 bis 12 dl Wasser, 3 dl (grob geschroteter) Buchweizen, 2 dl gehacktes Trockenobst. Obst über Nacht im Wasser quellen lassen. Aufkochen, Buchweizen hineinrühren, auf schwacher Wärme 30 Minuten kochen lassen.

Blitzgrütze und -breie

*22. Reismehlgrütze

1 dl Reismehl, 6 dl Wasser, Salz. Wasser aufkochen, Mehl einrühren, 5 Minuten kochen lassen.

*23. Kartoffel- und Hirsebrei

1 l Wasser, 1 dl Rosinen, 1,5 dl Hirseflocken, 3 bis 4 grob geriebene rohe Kartoffeln, eventuell etwas Salz, Honig oder Zucker nach Geschmack. Wasser mit Rosinen aufkochen, Kartoffeln hereinrühren, dann die Hirseflocken. Abschmecken, Kochzeit: 3 bis 4 Minuten.

*24. Kartoffelgrütze

1 l Wasser, 1 dl Rosinen, 4 dl rohgeriebene Kartoffeln, Wasser und Rosinen aufkochen, Kartoffeln hineingeben, 2 bis 5 Minuten kochen lassen.

*25. Hirsebrei und Buchweizengrütze (schnell)

Ersetzen Sie in den Rezepten *20 und *21 Hirse und Buchweizen durch Hirse- oder Buchweizenflocken. Kurze Kochzeit.

*26. Phantasiebrei

Lassen Sie Ihrer Phantasie freien Lauf!

Zum Brei

*27. Milch

Siehe Rezept *1

*28. Saft, Nektar

*29. Hagebuttensuppe

***30. Süße Suppe**

Dicken Sie aufgekochten, Saft, Nektar mit Maizena an.

***31. Apfelbrei**

***32. Eingeweichtes Trockenobst**

Feigen, Aprikosen, Rosinen usw.

***33. Beeren**

***34. Beeren- oder Obstmus**

Im Mixer.

Nachtisch

***35. Aufläufe**

Nach den weiter oben angeführten Rezepten Brei kochen. 2 bis 3 leicht geschlagene Eier, Margarine, Gewürz nach Geschmack (Zimt, gehackte Mandeln, Zucker) einrühren, bei 200° bis 250°C im Ofen 30 bis 40 Minuten backen.´

***36. Reis à la Malta**

Reisbrei ohne Obst mit Soja- oder Maizenamilch (*2) kochen, abkühlen lassen. 0,5 bis 0,75 dl Margarine schaumig rühren, den Brei löffelweise einrühren. Abschmecken.

***37. Obstsalate**

Vorsicht mit Bananen, sonst sind alle Obstsorten zugelassen

***38. Süßigkeiten**

Rezepte gibt es reichlich in vegetarischen Kochbüchern, Eis kann man unter dem Namen Tofuline im Reformhaus kaufen. (Achtung: Dieses enthält aber viel Glutamin, ist also für Getreide-Basisallergiker nicht geeignet.)

In der Bäckerei

Kein Bäcker hat es in Ihrer Situation leicht; aber auch für mich ist es nicht gerade ein Kinderspiel, Ihnen mit Rezepten zu helfen. Sie müssen sich schon ein wenig umgewöhnen, wenn sie nicht allzu tief ins Portemonnaie greifen wollen.

Weizen hat von allen Getreidearten wegen seines hohen Glutengehaltes (Kleber) die besten Backeigenschaften. Im Reformhaus kann man glutenfreie Brotmehlmischungen kaufen; sie enthalten als meist Glutenersatz Guarakernmehl, Fruchtkernmehl und Xantangummi. Sie sind aber relativ teuer. Rezepte stehen auf der Verpackung. Das Brot wird jedoch meistens mit Hefe gebacken, und wenn es Ihnen nicht bekommen sollte, kann das an der Hefe liegen. Auch fertiges glutenfreies Brot gibt es im Reformhaus zu kaufen; meist enthält es jedoch ebenfalls Hefe. Es ist also schwer, normales Brot (Laibe) zu backen; flaches Brot ist viel leichter herzustellen.

Eine andere Lösung ist es, Reiswaffeln als Brotersatz zu verwenden.

*39. Brot

1,5 kg rohe Kartoffeln, 650 g Mehlmischung aus verschiedenen Sorten, 6 Tl. Backpulver. Kartoffeln im Mixer zerschlagen, alles mischen, Kastenformen mit Backblechpapier auslegen, den Teig hineingeben, bei 175°C ca. 5 Stunden backen, abkühlen lassen, in Scheiben schneiden.

*40. Annelis Brot

1 dl Vollkornreis, 4 dl kochendes Wasser, 2 mittelgroße, gekochte Kartoffeln, 2 Essl. Sirup, 2 Essl. Öl, 1 Essl. Brotgewürz (Anis, Kümmel, Fenchel), 4 dl Buchweizenmehl, 3 Tl. Backpulver. Den Reis im Mixer fein zerkleinern, das kochende Wasser drübergießen, mindestens 4 Stunden quellen lassen, Kartoffeln reiben und hineinmischen, alles dazugeben, zuletzt das mit dem Backpulver gemischte Mehl. Vielleicht etwas mehr Mehl dazugeben. Den Teig auf einem Tisch geschmeidig kneten, in 12 Stücke schneiden, zu Bällen formen, diese zu flachen, ein paar Millimeter dicken, runden Kuchen ausrollen. Bei 225°C ca. 10 Minuten backen.

*41. Buchweizenbrot 1

5 dl Buchweizen, 1dl Leinsamen, 0,5 bis 1 dl Rosinen, 3 bis 4 Essl. Wasser. Buchweizen über Nacht ins Wasser legen, gut abspülen, zusammen mit Leinsamen und Rosinen ca. eine Minute im Mixer zerkleinern, mit gerade so viel Wasser, dass der Mixer arbeitet. Mit einem Esslöffel in kleinen Portionen auf ein geöltes Blech setzen. Ca. 15 Minuten bei 200°C backen.

*42. Buchweizenbrot 2

3 mittelgroße Kartoffeln, 5 dl Wasser, 7 dl Buchweizenmehl, Gewürze nach Geschmack, Kartoffeln mit dem Wasser im Mixer zerkleinern, alles andere dazugeben, auf gefettetem Blech knapp 1 cm dick ausbreiten. Bei 225°C backen, in Vierecke schneiden.

*43. Nordländisches dünnes Knusperbrot

10 dl gemischtes Mehl (gleiche Teile Mais-, Reis- und Buchweizenmehl), 1,5 Tl. Salz, 0,5 Tl. Hirschhornsalz, 4 dl Wasser. Den Backofen auf 300°C stellen, ein ungefettetes Blech in die Mitte schieben. Alles zu einem Teig mischen, in 12 Stücke teilen, auf mit Mehl bestäubtes Backblechpapier legen, platt drücken,

unter Pergamentpapier zu 15 bis 20 cm großen runden Kuchen ausrollen. Das obere Papier wegnehmen, die Kuchen mit dem unteren Papier auf das heiße Blech legen. Backzeit ca. 2 Minuten auf jeder Seite.

In der Konditorei

*44. Reismehlkuchen

175 g Margarine, 3 dl Zucker, 3 Eier, 4 dl Reismehl, 1 Tl. Backpulver, (5 Bittermandeln,) Margarine und Zucker schaumig rühren, Eier nach und nach dazugeben, zwischendurch gut rühren, geriebene Bittermandeln dazugeben, Reismehl mit Backpulver mischen und einarbeiten. In einer gefetteten und mit Reismehl bestäubten Form (1,5 l) bei 175°C ca. 1 Stunde backen.

*45. Buchweizenkuchen

2,5 dl Buchweizenmehl, 3 Tl. Backpulver, 50 g Margarine, 3 bis 4 Essl. Zucker, 2 Eigelb, 1,5 dl Wasser, 2 bis 3 dl leichtgezuckerter Apfelbrei, 2 Eiweiß. Fett, Eigelb und Zucker schaumig rühren, das mit dem Backpulver gemischte Mehl einrühren, Eiweiß zu steifem Schaum schlagen, unter den Teig ziehen. In einer 1 Liter großen Form bei 225°C ca. 25 bis 30 Minuten backen.

*46. Topfkuchen

4 Eier, 2 dl Zucker, 1 dl Reismehl, 0,5 dl Kartoffelmehl, 1 Tl. Backpulver. Eier und Zucker schaumig rühren, das Mehl mit dem Backpulver hineinsieben, in einer gut eingefetteten und mit Reismehl bestäubten, runden Form (ca. 2 l) bei 200° bis 225°C ca. 25 bis 30 Minuten backen.

*47. Blechkuchen, Grundrezept

100 g gekochte, zerquetschte Kartoffeln, 200 g Reismehl, 2 Tl. Backpulver, 75 g Margarine, 1 dl Zucker, 1 Ei. Margarine und Ei schaumig rühren, alles andere dazugeben, zuletzt das mit dem Backpulver gemischte Mehl. In einer gefetteten Springform ausbreiten, Kokosraspeln, gehackte Mandeln oder Nüsse drüberstreuen. Bei 225°C ca. 15 bis 20 Minuten backen.

a) Butterkuchen: Mit dem Daumen viele Vertiefungen eindrücken, 50 g ausgelassene Margarine, 50 g gehackte Mandeln und 2 Essl. Zucker verteilen.

b) Schokoladenkuchen: Dem Teig 1 dl Kakao und 1 dl Zucker zusetzen.

c) Pfefferkuchen: Dem Teig 4 Tl. Zimt, 3 Tl. Ingwer, 1 Tl. gemahlene Gewürznelken und 10 – 15 gehackte Mandeln zusetzen.

d) Carobkuchen: Dem Teig 1 dl Carobpulver (aus Johannisbrot) zugeben.

e) Mandelkuchen: Glasur: 100 g Margarine, 1 dl Zucker, 2 Essl. Mehl, 1 Essl. Wasser, 2 Tüten Mandelspäne oder 100 g gehackte Mandeln. Den Kuchen nicht ganz fertig backen. Alle Zutaten mischen, unter Umrühren vorsichtig erwärmen, bis alles gut vermischt und etwas eingedickt ist. Nicht kochen!

Auf dem halb fertig gebackenen Kuchen verteilen. Weitere 10 Minuten backen oder solange, bis der Kuchen eine schöne Farbe bekommen hat.

*48. Apfelkuchen

4 dl Reis- oder Buchweizenmehl, 4 Tl. Backpulver, 4 dl gekochter Avorioreis, 1 dl Öl, 1dl Honig, ca. 2 dl Wasser, 1 kg Äpfel. Zutaten zu einem Rührteig verarbeiten, im Backblech verteilen, dünne Apfelscheiben drauflegen, Zucker drüberstreuen. Bei 200° bis 250°C backen, bis der Kuchen Farbe bekommen hat.

*49. Hirsekuchen

1 l Wasser, 10 bis 15 Feigen in kleinen Stücken oder anderes getrocknetes Obst, 2 dl geschälte Hirse, 0,5 dl Sojamehl, 4 Tl. Zitronensaft, 2 Tl. Zimt, 4 Tl. Vanillezucker, 2 Eier. Wasser und Obst aufkochen, Hirse und Sojamehl einrühren, 15 bis 18 Minuten kochen, abschmecken, Eier hineinrühren. Die Masse in 2 feuerfeste Formen geben und bei 225°C ca. 45 Minuten backen. In der Form erkalten lassen.

Torten

In Backbüchern kann man einige Rezepte für Tortenböden ohne Weizenmehl finden. Dr. Oetkers Tortenguss besteht aus Tapioka-Stärke aus der Wurzel der tropischen Maniok-Pflanze.

*50. Obsttorte

Einen Teig aus 100 g kalten, gekochten, gequetschten Kartoffeln, 100g Margarine, 100 g Reismehl. Bei 250° 10 bis 15 Minuten backen. Wie andere Obsttorten mit Obst und Tortenguss versehen. Ohne Sahne servieren oder Sahne für die Gäste auf den Tisch stellen.

*51. Weihnachtstorte

200 g Margarine, 3 dl Reismehl, 1 dl Maismehl, 200 g gekochte, kalte, gequetschte Kartoffeln. Füllung: Beeren- oder Obstbrei, im Mixer hergestellt. Garnierung: Im Mixer zerkleinerte Aprikosen oder rotes Gelee. Mehl und Kartoffeln auf den Tisch legen, Fett obendrauf ausbreiten und in das Mehl zu einer körnigen Masse hineinhacken. Den Teig zusammenkneten, eine Weile kalt stellen, in 4 Teile teilen, zwischen zwei Schichten Pergamentpapieren zu runden Böden ausrollen. Mit dem unteren Papier auf ein Blech legen und bei 200°C backen. Erkalten lassen, die Böden, mit Obstmus dazwischen, zusammenlegen, zuoberst Aprikosenmus.

*52. Geburtstagstorte

100 g Mandeln, 1,5 dl Zucker, 4 Eiweiß. Mandeln mahlen, Eiweiß leicht schlagen, alles mischen. Den Teig auf gefettetem Backblechpapier zu 2 runden Böden ausbreiten, bei 175°C ca. 20 Minuten backen. Mit Buttercreme nach Rezept *55 oder Rezept *56 schichten.

*53. Schwedische Buttercreme

4 Eigelb, 1 dl Sojamilch, gut 1 dl Zucker, 150 g Margarine. Eigelb, Milch und Zucker in einem Kochtopf mischen, unter kräftigem Umrühren auf schwacher Wärme zu einer dicken Creme kochen lassen, erkalten lassen. 150 g Margarine weich rühren und vorsichtig in die Creme geben.

*54. Deutsche Buttercreme

5 dl Wasser, 3,5 Essl. Maizena, 100 g Zucker, 250 g Margarine, Vanillezucker. Aus Wasser, Maizena und Zucker eine Creme kochen. Zur gleichen Temperatur wie die Margarine (Zimmertemperatur) erkalten lassen. Margarine schaumig rühren, in kleinen Portionen die Creme hineinrühren.

a) 2 Essl. Kakao oder Carob in die Creme rühren.

b) 1 Essl. Kakao oder Carob in die Hälfte der Creme rühren.

*55. Tortenboden

3 Eigelb, 3 bis 4 Essl. warmes Wasser, 150 g Zucker, 2 Tl. Vanillezucker, 3 Eiweiß, 100 g Mehl (kein Maismehl), 100 g Maizena, 2 Tl. Backpulver. Am besten benutzen Sie ein elektrisches Rührgerät. Das Eiweiß zu Schnee schlagen, ein Viertel des Zuckers zugeben und weiter zu sehr festem Schnee schlagen. Eigelb und Wasser zu einer Creme schlagen, den Rest des Zuckers nach und nach zugeben. Den Schaum auf der Creme verteilen, das Maizena auf den Schaum streuen, das mit dem Backpulver gemischte Mehl auf dem Maizena verteilen, dann vorsichtig alles in den Schaum rühren. Sofort in einer mit Papier ausgelegten Springform bei 175°C ca. 20 bis 30 Minuten backen.

*56. Apollotorte

100 g Mandeln, 100 g weiche Margarine, 1 dl Zucker, 2 Tl. Backpulver, 0,5 dl Maizena, 1 Essl. Zitronensaft, 3 Eiweiß. Die Mandeln ungeschält auf Aluminiumfolie auf einem Blech 5 Minuten in den Backofen bei 200°C legen, sie dann in der Mitte teilen und auf den Boden einer nicht zu großen, runden eingefetteten Form verteilen. Margarine und Zucker schlagen, dann Maizena, Backpulver, Zitronensaft und Eiweiß in dieser Reihenfolge dazugeben, über die Mandeln geben und bei 250°C ca. 15 Minuten backen.

*57. Blättertorte

0,75 dl gehackte Mandeln oder Nüsse, 75 g Margarine,1 dl Zucker, 1,5 dl Kokosflocken, 1 Essl. Reismehl. Alles in einen Kochtopf geben und unter Umrühren erwärmen. Den Teig zu 3 Böden in einer Pfannkuchenpfanne in der Mitte des Ofens bei 200°C ca. 10 Minuten backen. Eine Creme zwischen die Böden breiten.

*58. Faulenzertorte

Auf Reisknusperwaffeln (zum Weichmachen) etwas Saft träufeln, als Tortenboden benutzen.

Kleingebäck

In gewöhnlichen Backbüchern gibt es auch einige geeignete Rezepte ohne Weizenmehl. Sie enthalten Mandeln, Nüsse, Kokos, Eier und Zucker.

*59. Grundrezept

200 g Reismehl, 200 g gekochte, zerquetschte Kartoffeln, 150 g Margarine. Alles zu einem Teig verarbeiten, eine Weile kalt stellen, *zwischen 2 Papierblättern* ausrollen.

a) **Marmeladenplätzchen**
Den Teig ausrollen, mit einem Trinkglas ausstechen, etwas Marmelade auf die eine Hälfte legen, die andere Hälfte drüberklappen, Kanten zusammendrücken, bei 175°C 8 bis 10 Minuten backen.

b) **Feine Plätzchen**
Teig ausrollen, mit Kuchenformen ausstechen, Hagelzucker oder gehackte Mandeln drüberstreuen, bei 200° bis 225°C 5 Minuten backen.

c) **Finnische Stäbe**
50 g gemahlene Mandeln und 5 bis 6 gemahlene Bittermandeln in den Teig arbeiten. Den Teig zu fingerdicken Rollen formen, dicht aneinanderlegen, mit Eiweiß bepinseln, Hagelzucker oder gehackte Mandeln drüberstreuen, die Rollen in 4 bis 5 cm lange Stücke schneiden, diese auf ein gefettetes Blech legen, bei 175°C ca. 12 bis 15 Minuten backen.

d) **Geschnittene Marmeladenplätzchen**
Den Teig zu einer Rolle formen, zu einem dünnen, ziemlich breiten Streifen plattdrücken, einen schmalen Streifen Marmelade auf die Mitte des Teigs legen, die Kanten von beiden Seiten drüberklappen, so dass sie in der Mitte fast aneinander liegen. Bei 225°C ca. 8 Minuten backen, sofort in Stücke schneiden, bevor sie erkalten.

e) **Schokoladenplätzchen**
4 Essl. Kakao und 2,5 Essl. Zucker oder 4 Essl. Carob (keinen Zucker) in den Teig arbeiten, ausrollen, mit Formen ausstechen bei 200° bis 225°C ca. 5 Minuten backen.

f) **Pfefferküchlein**
0,5 Tl. Zimt, 0,5 Tl. Ingwer, 0,5 Tl. Nelken in den Teig arbeiten. Wie Schokoladenplätzchen backen.

g) **Geschnittene Schokoladenplätzchen**
Teig wie e). Zu Rollen formen, etwas plattdrücken, bei 225°C ca. 8 Minuten backen vor dem Erkalten in Stücke schneiden.

h) **Phantasieplätzchen**
Lassen Sie Ihrer Phantasie freien Lauf!

*60. Reisstäbchen

150 g Margarine, 0,75 dl Zucker, 1 Tl. Vanillezucker oder geriebene Schale von

einer Zitrone, 1/2 Ei, 3,5 bis 4 dl Reismehl. Zum Bepinseln: 1/2 Ei, Garnierung: 4 bis 5 Essl. Hagelzucker. Margarine und Zucker geschmeidig rühren, alles andere zusetzen, den Teig über Nacht kalt liegen lassen, wie Finnische Stäbe backen.

*61. Buchweizenplätzchen

125 g Margarine, 0,5 dl Zucker oder Honig, 100 g Haselnüsse, 2,5 dl Buchweizenmehl, 1 Tl. Backpulver, Nüsse mahlen oder sehr fein hacken. Alle Zutaten auf einem Tisch vermengen, den Teig eine Stunde kalt liegen lassen. Zu einer Rolle formen und in Scheiben schneiden, auf ein Blech legen, eine Gabel in kaltes Wasser tauchen und damit die Kuchen plattdrücken und gleichzeitig Karos eindrücken. Bei 200°C 7 bis 8 Minuten backen.

*62. Siruppätzchen

2 dl Zucker, 0,5 dl Sirup, 1,75 dl Margarine, 2 dl Hirse- oder Buchweizenflocken, 2 dl Reismehl, 0,5 Tl. Backpulver, 1 Tl. Vanillezucker. Alles mischen, mit einem Löffel Häufchen auf ein Blech setzen, bei 200°C backen. Man kann die Plätzchen über einen runden Gegenstand biegen oder sie jeweils zwei mit einer Creme dazwischen zusammenlegen. Z.B. gemahlene Mandeln oder Nüsse mit Honig, Margarine oder Erdnussbutter.

*63. Studentenmützen

4 Eier, 3,5 dl Zucker, 3,5 dl Reismehl, 1 Essl. Vanillezucker. Eier und Zucker lange rühren, am besten mit einem elektrischen Rührgerät, Mehl einrühren. Mit einem Teelöffel kleine Häufchen auf ein gefettetes Blech verteilen, in einem warmen Zimmer 2 Stunden stehen lassen, bei 200° bis 225°C backen.

ANHANG

Der Verein gegen chronische Beschwerden

Föreningen mot Kroniska Besvär

Der Verein gegen chronische Beschwerden wurde im November 1984 gegründet.
Die Adresse lautet:

Movägen 15
S-873 40 Bollstabruk
Schweden
Postgiro 799 96-5
Fax 0049 612 20969
Internet: http://www.itv.se/~va219 oder
http://www.itv.se/~va219/tysk.htm

Aus der Verordnung des Vereins:

- Der Verein ist ideell und religiös und politisch ungebunden.
- Die Aufgabe des Vereins ist:
  1. Über die Überempfindlichkeit gegen Milch und Getreide zu informieren und sie zu bekämpfen.
  2. Forschung in Gang zu bringen, die dazu führen soll, dass neue Generationen ohne diese Überempfindlichkeit geboren werden und aufwachsen können, so dass medizinische Desensibilisierung und andere Behandlung nicht benötigt werden.
- Der Verein soll sich nicht mit anderen Aufgaben befassen.
- Der Verein soll aufgelöst werden, wenn das Ziel erreicht ist.

Wenn Sie die Arbeit des Vereins unterstützen wollen, können Sie einen Beitrag auf sein schwedisches Postgirokonto überweisen. Sie können auch auf Deutsch schreiben. Wir haben aber keine Möglichkeit, unsere Mitteilungen an unsere Mitglieder auch auf Deutsch zu schicken. Besuchen Sie aber unsere Homepage im Interne.

Ich habe dieses Buch im Auftrage des Vereins gegen chronische Beschwerden geschrieben. Das Material, das ich zur Verfügung hatte, bestand u.a. aus einer Reihe von Zeitschriften: „Läkartidningen“ (Das schwedische Ärzteblatt), „Näringsforskning“ (Nahrungsforschung), „Forskning och Vetenskap“ (Forschung und Wissenschaft), „Illustrerad Vetenskap“ (Illustrierte Wissenschaft), „Tidskrift för Biologisk Medicin“ (Zeitschrift für Biologische Medizin), „Hälsa“ (Gesundheit), „Må Bra“ (Wohlbefinden), mehreren deutschen Zeitschriften, z.B. „Natur und Medizin", Büchern, u.a. aus England, Schriften von verschiedenen Behörden und Wissenschaftlern, Zeitungsartikeln, die mir zugesandt wurden oder die ich durch unsere Bibliothek bestellte usw. Vor allem muss ich die vielen Berichte von Mitgliedern des Vereins gegen chronische Beschwerden und von Freunden nennen. Sie bildeten den Grundstein zu diesem Buch und stimulierten mich, es zu schreiben.

Quellenverzeichnis

Das folgende Quellenverzeichnis ist nicht als ein wissenschaftliches Literaturverzeichnis aufzufassen. Zum einen werden nämlich auch persönliche Gespräche oder Radiosendungen als Referenz aufgeführt. Zum anderen ist das ganze Buch nicht als wissenschaftliches Werk konzipiert, bei dem eine viel strengere Literatur-Handhabung erforderlich gewesen wäre.

Auch wird für deutsche Leserinnen und Leser die Vielzahl an Quellen in schwedischer Sprache nur von geringem direktem Nutzen sein. Dennoch wurden die meisten Quellen aus der schwedischen Originalausgabe des Buches übernommen, um deutlich zu machen, dass die Theorie der Basisallergie nicht aus der Luft gegriffen ist, sondern sich aus vielen wissenschaftlich gesicherten Tatsachen speist.

Zu den in Deutschland weitgehend unbekannten schwedischen Zeitschriften (z.B. „Läkartidningen“) sei auf den vorigen Abschnitt dieses Anhangs verwiesen.

Erster Teil: DIE BASISALLERGIE UND IHRE URSACHE

1 Lindeberg, Staffan: „Hjärt-kärlsjukdomar – en del av det naturliga åldrandet?“ Läkartidningen 23/1989, S. 2196, und: Liedén, Björn: „Hur förebygga hjärtinfarkt?” Verlag Friskvårdcentrum, Stockholm, 1984

2 Anwort der Fakultät für Soziales an der Universität Tokio auf einen persönlichen Brief

3 Bircher, Ralph: „Geheimarchiv der Ernährungslehre“, Bircher-Benner Verlag, Bad Homburg von der Höhe, 1986

4 Taylor, Renee: „Hunzafolkets Hemlighet“, Natur och Kultur, Stockholm, 1965

5 Fichtelius, K.E.; Wikström, B.: „Människoläkarboken“, Wahlström och Widstrand, Stockholm, 1977

6 Chaitow, Leon: „Stone Age Diet“, Macdonald Optima, London, 1987

7 Moore-Lappé, Frances: „Mat åt alla“, Verlag Askild och Kärnekull, Stockholm, 1978

8 Negussies, Birgit: „Afrikansk landsbygd“, Amningsnytt 3/1990, S. 7-8

9 Sjögren, Carina: „Kan jag amma mitt tredje barn?“ Hälsa 5/1990, S. 85-86

10 Gamlin, Linda: „Cooking up a storm“, New Scientist, July 1989, S. 45-49

11 Kramer, Michael S.: „Does breast feeding help to protect against atopic disease?“ The Journal of Pediatrics, February 1988, S. 181 – 190

12 Buist, R.: „Food Intolerance“, Prism Press, San Leandro (Calif.), 1985, und: Brostoff, J.; Gamlin, L.: „The Complete Guide to Food Allergy and Intolerance“, Bloomsbury, London, 1998, und: Minchin, Maureen: „Food for Thought“, Alma publication, George Allen & Unwin, London/Boston/Sidney, 1983

13 Chaitow, Leon: „Stone Age Diet”, Macdonald Optima, London, 1987

14 McKnew, Donald H. jr. et al.: „Varför gråter inte Johnny?“ Prisma, Stockholm, 1983

15 O`Reilly, Brenda: „The role of phenolic and related compounds as a possible causative factor in autism – a hypothesis“, AiA, Allergy-Induced Autism Support And Self-Help Group, c/o Brenda O`Reilly, 3 Palmera Avenue, Calcot, Reading, Berkshire, RG3 7DZ, England

16 Klemm, U.: „Zur Therapie der schwer verhaltensgestörten Hyperkinetiker“, Zeitschrift für Erfahrungsheilkunde 9/1985, keine Seitenangabe

[17] Fjellström, Christina: „Kosten hos spädbarn, koltbarn och småskolebarn i Sverige i historiskt perspektiv“, Näringsforskning 2/1988, S. 73-76

[18] Nycop, Margot: „Barnmat på mitt sätt“, Forum, Stockholm, 1974

[19] Minchin, Maureen: „Breastfeeding Matters“, Alma publication, George Allen & Unwin, London/Boston/Sidney, 1989

[20] Näsmark, M.: „Diabetes ökar bland barn“, ICA-kuriren 12/1990, und: Ohne Autor: „Behandling av insulinberoende diabetes mellitus“, Läkartidningen 42/1989, S. 3585-3589, und: Jülke, Dr.: „Läsarfrågor“, Antworten auf Leserfragen in MåBra 8/1990, S. 68

[21] Hambraeus, Leif: „Näringsfysiologiska aspekter på spädbarnsuppfödning“, Läkartidningen 25/1979, S. 2393-2394

[22] Chaitow, Leon: „Amino Acids in Therapy“, Thorsons, London/New York, 1985

[23] Minchin, Maureen: „Breastfeeding Matters“, Alma publication, George Allen & Unwin, London/Boston/Sidney, 1989

[24] Chaitow, Leon: „Amino Acids in Therapy“, Thorsons, London/New York, 1985, mit Hinweis auf: Davis, Adelle: „Lets Eat Right to Keep fit“, George Allen & Unwin, London, 1961 und Bland J. (Hrsg.): „Medical Applications of Clinical Nutrition“, Keats, 1983

[25] Chaitow, Leon: „Amino Acids in Therapy“, Thorsons, London/New York, 1985

[26] Kollberg, H.: „Cystisk fibros-genen identifierad. Bättre behandlingsmetoder kan skönjas“, Läkartidningen 48/1989, S. 4237-4238

[27] Neumann, C.G.; Jeliffe, E.F.P.: „Effects of infant feeding“ ; zitiert in: Minchin, Maureen: „Breastfeeding Matters“, Alma publication, George Allen & Unwin, London/Boston/Sidney, 1989

[28] Brostoff, J.; Gamlin, L.: „The Complete Guide to Food Allergy and Intolerance“, Bloomsbury, London, 1998, und: Andersson, J.: „Non-Immunologically-Mediated Food Sensitivity“, Marabou Symposium Food Sensivity, Ergänzungheft Nr. 21 zu: Näringsforskning, 1984, und: Lewis, S.: „Allergy? Think about the Food“, Wisebuy Publications, London, 1986, und: Paterson, B.: „The Allergy Connection“, Thorsons, London, 1986, und: Buist, R.: „Food Intolerance“, Prism Press, San Leandro (Calif.), 1985, und: Grundström, Elisabeth: „Överstimulering värre än syrebrist“, in: Dagens Nyheter vom 10.9.1986

[29] Chaitow, Leon: „Amino Acids in Therapy“, Thorsons, London/New York, 1985

[30] Chaitow, Leon: „Amino Acids in Therapy“, Thorsons, London/New York, 1985

[31] Minchin, Maureen: „Breastfeeding Matters“, Alma publication, George Allen & Unwin, London/Boston/Sidney, 1989

[32] Minchin, Maureen: „Breastfeeding Matters“, Alma publication, George Allen & Unwin, London/Boston/Sidney, 1989, und: Hambraeus, Leif: „Näringsfysiologiska aspekter på spädbarnsuppfödning“, Läkartidningen 25/1979, S. 2393-2394

[33] Näsmark, M.: „Diabetes ökar bland barn“, ICA-kuriren 12/1990

[34] Minchin, Maureen: „Breastfeeding Matters“, Alma publication, George Allen & Unwin, London/Boston/Sidney, 1989

[35] Borch-Johnsen, K. et al.: „Relation between brestfeeding and incidence rates of childhood diabetes mellitus“, Lancet 1984/ii, S. 1083-1086

[36] S. Auricchio, S. et al.: „Does breastfeeding protect against the development of clinical symptoms of coeliac disease in children?“ Journal of Pediatry, Gastroentrology and Nutrition 2/1983, S. 428-433; zitiert in: Minchin, Maureen, „Breastfeeding Matters“, Alma publication, George Allen & Unwin, London/Bos-ton/Sidney, 1989

[37] Bahna, S.L.; Heiner, D.C.: „Allergies to Milk“, Grune and Stratton, 1980, S. 51; zitiert in: Minchin, Maureen, „Breastfeeding Matters“, Alma publication, George Allen & Unwin, London/Boston/Sidney, 1989

[38] Udall, J.N. et al.: „Liver disease in alpha anti-trypsin deficiency : a retrospective analysis of the influence of early breast vs. bottle feeding“, JAMA 253/1985, S. 2679-2682; zitiert in: Minchin, Maureen, „Breastfeeding Matters“, Alma publication, George Allen & Unwin, London/Boston/Sidney, 1989

39 Bergstrand, O.; Hellers, G.: „Breastfeeding during infancy in patients who later develop Crohn's disease" Scandinavian Journal of Gastroenterology 18, 1983, 903-906; zitiert in: Minchin, Maureen, „Breastfeeding Matters“, Alma publication, George Allen & Unwin, London/Boston/Sidney, 1989

40 Buist, R.: „Food Intolerance“, Prism Press, San Leandro (Calif.), 1985

41 Brostoff, J.; Gamlin, L.: „The Complete Guide to Food Allergy and Intolerance“, Bloomsbury, London, 1998

42 Walker, W.A.: „Effect of colostrum on the maturation of 820 intestinal host defences“ ; zitiert in: Minchin, Maureen, „Breastfeeding Matters“, Alma publication, George Allen & Unwin, London/Boston/Sidney, 1989

43 Minchin, Maureen: „Breastfeeding Matters“, Alma publication, George Allen & Unwin, London/Boston/Sidney, 1989

44 Ohne Autor: „Information om livsmedel som kan ge överkänslighetsreaktioner“, Lebensmittel-Broschüre Nr. 7, Livsmedelsverket (schwed. Lebensmittelamt),1989

45 Ohne Autor: „Information om livsmedel som kan ge överkänslighetsreaktioner“, Lebensmittel-Broschüre Nr. 7, Livsmedelsverket (schwed. Lebensmittelamt),1989

46 Minchin, Maureen: „Breastfeeding Matters“, Alma publication, George Allen & Unwin, London/Boston/Sidney, 1989

47 Persönliche Mitteilung des Livsmedelsverket (schwed. Lebensmittelamt) an die Autorin

48 Lindfors, A.: „Underdiagnostik och underbehandling av astmasymtom det största problemet“, Läkartidningen 11/1989, S. 953-954

49 Hambraeus, Leif: Festvortrag zum 100-jährigen Jubiläum des schwedischen Molkereiverbandes, unveröffentlichtes Manuskript, 1989

50 Hambraeus, Leif: „Näringsfysiologiska aspekter på spädbarnsuppfödning“, Läkartidningen 25/1979, S. 2393-2394

51 Minchin, Maureen: „Food for Thought“, Alma, George Allen & Unwin, London/ Boston/Sidney ,1983

52 Kajosaari, M.; Saarinen, U.: „Prophylaxis of atopic disease by six month total solid food elimination. Evaluation of 135 exclusively breastfed infants of atopic families.“, Acta Paediatr. Scand. 72, 1983, S. 411-414

53 Fallström S.P. et al.: „Influence of breast feeding on the development of cows` milk protein antibodies and the IgE level“, Int. Archs. Allergy appl. Immun 75, 1984, S. 87-91

54 Brostoff, J.; Gamlin, L.: „The Complete Guide to Food Allergy and Intolerance“, Bloomsbury, London, 1998

55 Buist, R.: „Food Intolerance“, Prism Press, San Leandro (Calif.), 1985, und: Lindfors, A.: „Underdiagnostik och underbehandling av astmasymtom det största problemet“, Läkartidningen 11/1989, S. 953-954

56 Hau, Jann; Poulsen, Otto M.: „Allvarlig misstanke mot modern mjölk“, Illustrerad Vetenskap 2/1987

57 Kristoffersen, K.: „AD-droppar vav biverkningar i sex fall“, Läkartidningen 49/1989, S. 4320

58 Moore-Lappé, Frances: „Mat åt alla“, Verlag Askild och Kärnekull, Stockholm, 1978

59 Hambraeus, Leif: „Näringsfysiologiska aspekter på spädbarnsuppfödning“, Läkartidningen 25/1979, S. 2393-2394

60 Moore-Lappé, Frances: „Mat åt alla“, Verlag Askild och Kärnekull, Stockholm, 1978

61 Hanson, Lars Å.: „Betydelsen av en fullvärdig kost“, Nutrition (Forum des Lebensmittelunternehmens Findus für Ernährungsfragen) 1/1986, S. 21-22

62 Moore-Lappé, Frances: „Mat åt alla“, Verlag Askild och Kärnekull, Stockholm, 1978

63 Minchin, Maureen: „Breastfeeding Matters", Alma publication, George Allen & Unwin, London/Boston/Sidney, 1989

64 Persönliche Auskunft der Organisation Amningshjälpen (schwedische Stillhilfe)

65 Brolin, Inga: „Mor, Barn, Hälsa“, Verlag Hälsaförlaget, Lidingö, 1981

[66] Brostoff, J.; Gamlin, L.: „The Complete Guide to Food Allergy and Intolerance", Bloomsbury, London, 1998
[67] Larson, Malin: „Föda eller förlösas", Verlag Dofa Bokproduktion, Norrby 126, 763 94 Hallstavik/Schweden, 1987
[68] Tibblin, Gösta: „Sjukvård, förebyggande vård och egenvård", Läkartidningen 16/1977, S. 1587-1589
[69] Persson, Berlith: „Kängurumetoden – Medicinsk ambivalens inför naturen?", Läkartidningen 13/1990, S. 1034, und: Johnsson, K.: „Försök med naturlig förlossning", Läkartidningen 41/1989, S. 3434
[70] Persson, Berlith: „Kängurumetoden – Medicinsk ambivalens inför naturen?", Läkartidningen 13/1990, S. 1034
[71] Minchin, Maureen: „Breastfeeding Matters", Alma publication, George Allen & Unwin, London/Boston/Sidney, 1989
[72] Ingemarsson, I. et al.: „Kejsarsnittsfrekvensen sjuker i Sverige", Läkartidningen 14/1990, S. 1135-1137
[73] Lundin, Lennart: „Schizofreni är en folksjukdom", IFS-bladet/Göteborg, 2/1988
[74] Jacobson B. et al.: „Lustgas och amfetaminmissbruk", Läkartidningen 25/1989, S. 2360
[75] Belfrage P.; Irestedt L.: „Är obstetrisk smärtlindring farlig för det nyfödda barnet?", Läkartidningen 45/1990, S. 3737-3743
[76] Jacobson B. et al.: „Risker med obstetrisk smärtlindring", Läkartidningen 4/1991, S. 211
[77] Belfrage P.; Irestedt L.: „Är obstetrisk smärtlindring farlig för det nyfödda barnet?", Läkartidningen 45/1990, S. 3737-3743
[78] Ohne Autor: „Farmaceutiska Specialiteter i Sverige (FASS)" (schwedisches Medikamentenverzeichnis), Stockholm, 1983

Zweiter Teil: DIE BEFREIUNG VON DER BASISALLERGIE

[1] Larsson, Yngve; Lindquist, Bertil; Sjölin, Stig: „Att äta rätt – en grundval för barns utveckling och hälsa", Läkartidningen 7/1985, S. 502-506
[2] Hallert, C.: „Att inte tåla gluten", ICA-förlaget, Västerås, 1983
[3] Frank Eklund, AB Stadex, persönliche telefonische Mitteilung am 9.10.1990 und Lars-Olof Fahlberg, Repper Glukos, persönliche telefonische Mitteilung am 9.10.1990
[4] Ekbom, Anders: „Virus ökar risk för tarmsjukdom", im Reportagemagazin „Mixtura" des Pharmaherstellers Astra Nr. 5, Dezember 1990
[5] Lundin, Lennart: „Schizofreni är en folksjukdom", IFS-bladet, Göteborg, 2/1988
[6] Näsmark, Margareta: „Diabetes ökar bland barn", ICA-kuriren, Nr .12, 21.3.1990
[7] Pascoe (Hrsg.): „Nosoden-Komplexe", Pascoe pharmazeutische Präparate GmbH, 1987
[8] Pascoe (Hrsg.): „Nosoden-Komplexe", Pascoe pharmazeutische Präparate GmbH, 1987
[9] Helgetun, Håkan: „Tänderna", Mintera, Västervik, 1985

Dritter Teil: DIE BASISALLERGIE UND DIE WISSENSCHAFT

[1] Brody, Sam: „Medicin och samhälle i samverkan, motstånd mot nya ideer vållar debatt", Läkartidningen 15/1989, S. 1401
[2] Lynöe, Niels; Bygren, Lars O.: „Vetenskaplig revolution i grundvetenskaper krävs om homeopatin skall kunna förklaras", Läkartidningen 44/1989, S. 3777
[3] Lynöe, Niels, Bygren, Lars O. „Empiriska data skall kunna sättas in i en teoretisk ram", Läkartidningen 11/1990, S. 829

[4] Lovett Cline, B.: „Fysiker frågar", Beckmans, 1967
[5] Ahlrot-Westerlund, Britt: „Psykiatrimissbruket inom sjukvården – ett utslag av dålig diagnostik?", Läkartidningen 10/1990, S. 738
[6] Hallert, Claes: „Att inte tåla gluten", ICA-bokförlag, Västerås, 1983
[7] Ohne Autor: „Ökningen störst utanför regionslandstingen", Läkartidningen 39/1989, S. 3239
[8] Ohne Autor: „Nytt i korthet", Läkartidningen 44/1991, S. 3633
[9] Brenckert, E.: „Karin var dödssjuk – ny kost räddade henne", Hälsa 2/1991, S. 73-74
[10] Wetterberg, L. „Genlokalisation kan ge möjlighet att förebygga schizofreni" Läkartidningen 23-90-2028-2033
[11] Lindberg, Dick, „Schizofreni – finns det ett svar?", eine Informationssschrift des IFS
[12] „Rapport" (schwedische TV-Nachrichten) am 27.6.1990, ausgestrahlt von Sveriges Television, Kanal 2
[13] Kollath, Werner: „Die Ernährung als Naturwissenschaft", Haug-Verlag, Stuttgart, 1978, S. 47
[14] Price, Weston: „Nutrition and Physical Degeneration", Price – Pottenger Nutrition Foundation, 1937, neu gedruckt 1971, zitiert in: Chaitow, Leon: „Stone Age Diet", Macdonald Optima, London, 1987
[15] Schnitzer, J.G.: „Nie wieder Zahnweh" Schnitzer Verlag, Georgen/Schwarzwald –Ohne Jahresangabe
[16] Forsgren, M.; Eriksson, M.: „Infektioner som yrkesrisk och inverkan på graviditetsutfall", Läkartidningen 7/1988, S. 513-518
[17] Axelsson, G. et al.: „Goda forskningsförutsättningar i Sverige men de metotologiska problemen måste lösas", Läkartidningen 4/1988, S. 222-226

Vierter Teil: ALLERGIEN

[1] Foucard, Tony: „Anamnes och elimination hörnstenar vid diagnostik av överkänslighetsreaktioner", Läkartidningen 35/1990, S. 2685-2687
[2] Hanson, Mats: „Miljögift i tänderna", Biologisk Medicin 3/1982, S. 21 -26
[3] Brostoff, J.; Gamlin, L.: „The Complete Guide to Food Allergy and Intolerance", Bloomsbury, London, 1998
[4] „I Dagens Eko" (Radio-Nachrichten) vom 20.5.1990, 17 Uhr, ausgestrahlt von Sveriges Radio
[5] Anwort der Fakultät für Soziales an der Universität Tokio auf einen persönlichen Brief
[6] Nilsson, G.; Eriksson, I.; Palmqvist, M.; Skårvik, K.; Ström, G.; Sävenstrand, I.; Hejdenberg, K.: „Att förebygga Allergi", Verlag Allmänna Förlaget, Stockholm, 1989
[7] Nycop, Margot: „Barnmat på mitt sätt", Forum, Stockholm, 1974
[8] Brostoff, J.; Gamlin, L.: „The Complete Guide to Food Allergy and Intolerance", Bloomsbury, London, 1998
[9] Lindahl, Olov: „Seminarium om El-allergi", Biologisk Medicin 1/1990, S. 18-20.
[10] Lindahl, O.; Lindwall, L.; Spångberg, A.; Stenram, Å.; Öckerman P.A.: „Vegenkost vid astma bronchiale", Journal of Asthma 22, S. 45-55, 1985
[11] Lindahl, Olov: „Föllingeprojektet", Hälsokostrådet, Stockholm, 1982
[12] Ohne Autor: „Från Riksstämman", Biologisk Medicin 1/1989, S. 17
[13] Melin, Birgitta: „Äta rätt när man är överkänslig", Nutrition (Forum des Lebensmittelunternehmens Findus für Ernährungsfragen) 1/1986, S. 16-19
[14] Zetterström, Olle: „Äta rätt när man är överkänslig", Nutrition (Forum des Lebensmittelunternehmens Findus für Ernährungsfragen) 1/1986, S. 16-19

[15] von Hofsten, Bengt: „Äta rätt när man är överkänslig", Nutrition (Forum des Lebensmittelunternehmens Findus für Ernährungsfragen) 1/1986, S. 16-19
[16] Schüssler, W.H.: „Homeopatisk handbok om biokemiska vävnadssalter", Thorsons, London, Ohne Jahresangabe
[17] Hallert, Claes: „Att inte tåla gluten", ICA-förlaget, Västerås, 1983
[18] Lerner, U.: „Effekter av östrogen på skelett", Läkartidningen 43/1989, S. 3642-3648
[19] Recker, R.: „The effect of milk supplements on calcium metabolism, bone metabolism and calcium balance", American Journal of Clinical Nutrition 41, S. 254, 1985; zitiert in: Sandström, Kenneth: „Mjölk saknar värde för kalkbalansen" Hälsa 6/1988
[20] Näsmark, Margareta: „Bensköret vår nästa stora folksjukdom", ICA-Kuriren 35/1990
[21] Chaitow, Leon: „Stone Age Diet", Macdonald Optima, London, 1987
[22] Ljunghall, Sverker: „Hur mycket kalcium behövs i kosten?", Läkartidningen 3/1991, S. 103-104
[23] Faith, Ell Olov; Lindahl, Olov: „Oral galvanism" Biologisk Medicin 1/1990, S. 6-10
[24] Brostoff, J.; Gamlin, L.: „The Complete Guide to Food Allergy and Intolerance", Bloombury, 1998
[25] Atterstam, Inger: „Brist på enzym ökar risken för alkoholism bland män", Svenska Dagbladet vom 6.5.1986
[26] „Rapport" (schwedische TV-Nachrichten) am 22.11.1990, ausgestrahlt von Sveriges Television, Kanal 2
[27] „Rapport" (schwedische TV-Nachrichten) am 22.11.1990, ausgestrahlt von Sveriges Television, Kanal 2
[28] Brostoff, J.; Gamlin, L.: „The Complete Guide to Food Allergy and Intolerance", Bloombury, 1998

Fünfter Teil: VERSTECKE DER BASISALLERGIE

[1] Hallert, Claes: „Att inte tåla gluten", ICA-förlaget, Västerås, 1983
[2] Lindskog, B.I.; Zetterberg, B.L.: „Medicinsk Terminologilexikon", Nordiska Bokhandelns Förlag, Stockholm, 1988
[3] Buist, R.: „Food Intolerance", Prism Press, San Leandro (Calif.), 1985
[4] Persönliche Aufzeichnungen der Autorin einer Sendung im schwedischen Radio; genauere Angaben leider nicht verfügbar
[5] Carstens, Monica: „Liebe Mitglieder und Freunde", Natur und Medizin, 4/1990 S. 2
[6] Socialstyrelsen (Hrsg.): „H-Rapport Nr 18", Socialstyrelsen (schwed. Gesund-heitsamt), Stockholm, 1982
[7] Socialstyrelsen (Hrsg.): „H-Rapport Nr 18", Socialstyrelsen (schwed. Gesund-heitsamt), Stockholm, 1982
[8] Pascoe (Hrsg.): „Nosoden-Komplexe", Pascoe pharmazeutische Präparate GmbH, 1987
[9] Ohne Autor: Besprechung der Radiosendung „Vetandets Värld" (Die Welt des Wissens), Nya Norrland vom 11.9.1990
[10] Lindahl, Olov: „Från rullstol till arbete efter Föllingekost och fasta", Biologisk Medicin 4/1988, S. 22
[11] Nordsröm, H.: „det kan bero på en `gömd´ allergi" (Referat über Marshall Mandell), HÄLSA 11/1980, S. 46-47, 52
[12] Buist, R.: „Food Intolerance", Prism Press, San Leandro (Calif.), 1985
[13] Lindahl, Olov: „Nya rön om diet och ledgångsreumatism", Biologisk Medicin 1/1990, S. 25-26

14 Åkesson, B.: „Inflammatoriska reaktioner kan ändra omsättningen och behovet av näringsämnen", Läkartidningen 52/1989, S. 4626-4628

15 Privater Brief eines Mitglieds der Hälsogruppen RMR (Gesundheitsgruppe im Rheumatikerverein) an die Autorin vom Juni 1991

16 Hanson, Lars Å.: „Andra immunologiska mekanismer", Nutrition (Forum des Lebensmittelunternehmens Findus für Ernährungsfragen) 1/1986, S. 12 -14

17 Leden, Ido: „Vardagsreumatologi", Läkartidningen 39/1989, S. 3274

18 Pascoe (Hrsg.): „Nosoden-Komplexe", Pascoe pharmazeutische Präparate GmbH, 1987

19 Brostoff, J.; Gamlin, L.: „The Complete Guide to Food Allergy and Intolerance", Bloomsbury, London, 1998

20 Minchin, Maureen: „Breastfeeding Matters, Alma publication, George Allen & Unwin, London/Boston/Sidney, 1989

21 Stenhammar, Lars et al.: „Avvakta studieresultat om celiaki innan kostrekommendationer ändras", Läkartidningen 8/1991, S. 609-611

22 Karlsson, Yngve: „Spädbarnskost bör inte provocera till sjukdom! – Tidig upptäckt gör att komplikationer undgås", Läkartidningen 24/1991, S. 2248-2249

23 Erikoinen, T., Ruisniemi, M.: „Pilotstudie", Biologisk Medicin 1/1990, S. 5

24 Lindahl, Olov: „Föllingeprojektet", Hälsokostrådet, Stockholm, 1982

25 Jonsson, U.: „Glutenintolerans vanligare än vi tror", Hälsa 3/1983

26 Buist, R.: „Food intolerance", Prism Press, San Leandro (Calif.), 1985

27 Brostoff, J.; Gamlin, L.: „The Complete Guide to Food Allergy and Intolerance", Bloomsbury, London, 1998

28 Stunkard, A.J.; Wadden A.: „Restrained Eating and Human Obesity", in: „Factors Influencing Food Intake in Man", Tagungsband des Marabou-Symposiums in Sundbyberg vom 16.6.-18.6.1989

29 G. Dahlquist in der Radiosendung „Familjeliv" am 25.9.1989, ausgestrahlt von Sveriges Radio Program 1

30 Brostoff, J.; Gamlin, L.: „The Complete Guide to Food Allergy and Intolerance", Bloomsbury, London, 1998

31 Öhlin, Agneta; Rössner, Stephan: „Rökstopp under graviditeten kan leda till kraftig viktuppgång", Läkartidningen 50/1989, S. 4443-4446

32 Rössner, Stephan: „Hur farligt är det att väga för mycket?" Forskning och Framsteg 2/1989, S. 4

33 Wendt, L.; Wendt, T.: „Über die Entstehung der alimentären Arteriosklerose durch Eiweissüberernährung und ihre Heilung durch Eiweissfasten" , Erfahrungsheilkunde, Zeitschrift für die ärztliche Praxis, acta medica empirica 29(11), 1980

34 Hallert, Claes: „Att inte tåla gluten", ICA-förlaget, Västerås, 1983

35 Johnsson, Per: „Psykopatologi och ätsjukdomar", Psykisk Hälsa 1/1989

36 Garfinkel, P. F.; Garner, D.M.: „Anorexia nervosa: Multidimensional perspective" Brunner/Mazel, New York, 1982; zitiert in Johnsson, Per: „Psykopatologi och ätsjukdomar", Psykisk Hälsa 1/1989

Sechster Teil: DIE PSYCHE UND DIE BASISALLERGIE

1 Hallert, Claes: „Att inte tåla gluten", ICA-förlaget, Västerås, 1983

2 Hallert, Claes: „Trött och sur av mjöl och mjölk", Illustrerad Vetenskap 2/1986

3 Kadesjö, Björn et al.: „Gemensamt synsätt på barn med MBD", Läkartidningen 49/1989, S. 4327-4332

[4] Christoffer Gillberg in der Radiosendung „Kropp och Själ" am 3.5.1990, ausgestrahlt von Sveriges Radio Program 1

[5] Bille; Brieditis: „MBD-barn", Verlag Liber Utbildningsförlaget, Stockholm, 1984

[6] Brostoff, J.; Gamlin, L.: „The Complete Guide to Food Allergy and Intolerance", Bloomsbury, London, 1998 und: Buist, R.: „Food Intolerance", Prism Press, San Leandro (Calif.), 1985

[7] Klemm, U.: „Zur Therapie schwer verhaltensgestörter Kinder" (nach einem Vortrag von Hertha Hafer), Zeitschrift für Erfahrungsheilkunde 9/1985

[8] Klemm, U.: „Zur Therapie schwer verhaltensgestörter Kinder" (nach einem Vortrag von Hertha Hafer), Zeitschrift für Erfahrungsheilkunde 9/1985

[9] Ohne Autor: „Präster har mindre könshormon", Illustrerad Vetenskap 2/1990, S. 69

[10] Klemm, U.: „Zur Therapie schwer verhaltensgestörter Kinder" (nach einem Vortrag von Hertha Hafer), Zeitschrift für Erfahrungsheilkunde 9/1985

[11] Klemm, U.: „Zur Therapie schwer verhaltensgestörter Kinder" (nach einem Vortrag von Hertha Hafer), Zeitschrift für Erfahrungsheilkunde 9/1985

[12] Klemm, U.: „Zur Therapie schwer verhaltensgestörter Kinder" (nach einem Vortrag von Hertha Hafer), Zeitschrift für Erfahrungsheilkunde 9/1985

[13] Chaitow, Leon: „Putting Allergies to the Test", Here's Health December/1989, S. 34-37 und: Chaitow, Leon: „Diet to a Positive Reaction", Today Newspaper vom 24.1.1990 und: Chaitow, Leon: „Stone Age Diet", Part-work magazine Natural Choice, Eating Well, November/1989, S. 81

[14] O`Reilly, Brenda: „The role of phenolic and related compounds as a possible causative factor in autism – a hypothesis", AiA, Allergy-Induced Autism Support And Self-Help Group, c/o Brenda O`Reilly, 3 Palmera Avenue, Calcot, Reading, Berkshire, RG3 7DZ, England, 1990

[15] Chaitow, Leon: „Amino Acids in Therapy", Thorsons, London/New York, 1985

[16] O`Reilly, Brenda: „The role of phenolic and related compounds as a possible causative factor in autism – a hypothesis", AiA, Allergy-Induced Autism Support And Self-Help Group, c/o Brenda O`Reilly, 3 Palmera Avenue, Calcot, Reading, Berkshire, RG3 7DZ, England, 1990

[17] O`Reilly, Brenda: „The role of phenolic and related compounds as a possible causative factor in autism – a hypothesis", AiA, Allergy-Induced Autism Support And Self-Help Group, c/o Brenda O`Reilly, 3 Palmera Avenue, Calcot, Reading, Berkshire, RG3 7DZ, England, 1990

[18] Nilsson, Lennart: „Danska läkare varnar för mjölk", Facklärarna (Zeitschrift, ohne Nummernangabe), 1988

[19] Sonefeldt, Kjellrun: „Hyperaktivitet hos barn på grunn av kunstige og syntetiske tilsetningstoffer?" Holon 9/1989, S. 13 – 14

[20] Buist, R.: „Food Intolerance", Prism Press, San Leandro (Calif.), 1985

[21] Brostoff, J.; Gamlin, L.: „The Complete Guide to Food Allergy und Intolerance", Bloomsbury, London, 1998

[22] Chaitow, Leon: „Amino Acids in Therapy", Thorsons, London/New York, 1985

[23] Gillberg, Christoffer: „Internationell enighet om autism", Läkartidningen 38/1989, S. 3131-3132

[24] Sjöberg, Lennart: „Diagnosen otillförlitlig och utan prognosvärde vid psykodynamisk arbetsmodell", Läkartidningen 11/1990, S. 851-853

[25] Marianne Håkansson: „Man ser tydligt tidigt vilka som blir värstingar" (nach einem Vortrag von Marianne Håkansson, Fokus (Mitteilungsblatt der schwedischen Zentrumspartei) 1/1990

[26] Öjesjö, Leif: „Aggressivt beteende kan bero på allt för låga halter av serotonin och 5-HIAA", Läkartidningen 39/1989, S 3263

[27] Kasvi, Leif: „I sex veckor dolde hon allt", Aftonbladet vom 15.11.1990

[28] Egger, J.; Carter, C.M.; Graham, P.J.; Gumley, D.; Soothill, J.F.: „Controlled Trial of oligoantigenic treatment in the Hyperkynetic syndrome", The Lancet vom 9.3.1985, S. 540-545

[29] Mandell, Marshall: „5-Day Allergy Relief System", Gulf and Western, New York, 1979

[30] Minchin, Maureen: „Food for Thought", Alma, George Allen & Unwin, London/Boston/Sidney, 1983

[31] Hallert, Claes: „Att inte tåla gluten", ICA-förlaget, Västerås, 1983

[32] Mandell, Marshall: „5-Day Allergy Relief System", Gulf and Western, New York, 1979

[33] Ottosson, Jan-Otto: „Psykiatri", Verlag Almquist och Wiksell, Stockholm, 1983

[34] Wetterberg, Lennart: „Schizofrenins etiologi – aktuella forskningsaspekter", Läkartidningen 46/1983, S. 4417-4418 und: Lindberg, Dick: „Schizofreni – finns det ett svar?", Informationsschrift von IFS, ohne Jahresangabe

[35] Fredericks, Carlton: „Psychonutrition", Grosset and Dunlap, 1978

[36] Hallert, Claes: „Glutenintolerans – inte bara en fråga om tarmbesvär", Biologisk Medicin 2/1982, S. 10-12

[37] Lindström, L. H.; Terenius L.: „Kroppens eget morfin kan ge schizofreni" Forskning och Framsteg 7/1988, S. 14

[38] Stenstam, Magnus: „Icke immunoligiska reaktioner", Nutrition (Forum des Lebensmittelunternehmens Findus für Ernährungsfragen) 1/1986, S. 6-9

[39] Hallert, Claes: „Att inte tåla gluten", ICA-förlaget, Västerås, 1983

[40] Nordsröm, H.: „det kan bero på en `gömd´ allergi" (Referat über Marshall Mandell), HÄLSA 11/1980, S. 46-47, 52

[41] Finn, R. et al.: „Food Allergy: Fact or Fiction", Lancet 1/1978, S. 426 und: Buisseret, P.D. et al.: „Common Manifestations of Cow's Milk Allergy i Children", Lancet 1/1978, S. 304 und: Atherton, D.J. et al.: „A Double -Blind Controlled Crissover Trial of an Antigen-Avoidance Diet in Atopic Enzema", Lancet 1/1978, S. 401

[42] Mascord, I. et al.: „Antibodies to foodstuffs in Schizophrenia", BMJ vom 20.5.1978, S. 1351; nach dem englischen Patientenverein für psychisch Kranke „Sanity"

[43] Foucard T.: „Kliniska bilder och frekvens", Nutrition (Forum des Lebensmittel-unternehmens Findus für Ernährungsfragen) 1/1986

[44] Chaitow, Leon: „Amino Acids in Therapy", Thorsons, London/New York, 1985

[45] Buist, R.: „Food Intolerance", Prism Press, San Leandro (Calif.), 1985

[46] Hemmings, G. (Hrsg.): „The Biochemistry of Schizophrenia and Addiction", MTP Press, Lancaster, 1980, S. 169-176 und: Buist, R.: „Food Intolerance", Prism Press, San Leandro (Calif.), 1985

[47] Nystrand, Anders: „Ångest, viktig skyddssignal och outhärdlig plåga", Apoteket 1/1986, S. 9-13

[48] Ottosson, Jan-Otto: „Psykiatri", Verlag Almquist och Wiksell, Stockholm, 1983, S. 368 und: Åsard, Johan: „Britt-Marie räddades undan psykvården", IFS-bladet, Göteborg, 2/1990, S. 9 und: Palmstierna, Tom: „Drogberoende psykiskt sjuka patienter går ofta miste om adekvat psykiatrisk vård", Läkartidningen 43/1991, S. 3557 und: Ingvar, David: „Att dricka", Bonniers, Stockholm, 1977

[49] Lindahl, Olov: Ohne Titel, Biologisk Medicin 1/1982, Box 15114, 104 65 Stockholm

[50] Dr. Wilhelm Jülke in einem Vortrag in Kramfors 1989 (Jülke ist der führende Homöopath in Schweden)

[51] Ohne Autor: Anmerkung in Illustrerad Vetenskap 11/1989, S. 62

[52] Chaitow, Leon: „Amino Acids in Therapy", Thorsons, London/New York, 1985

[53] Minchin, Maureen: „Food for Thought", George Allen & Unwin, London/Boston/Sidney, 1983 und: Mansfield, John: „Arthritis, The Allergy Connection", Thorsons, London, 1990

Siebter Teil: DIE BASISALLERGIE UND IHR HERZ

[1] Böttiger, Lars-Erik: „Hjärtinfarkt", Verlag Aldus-Bonniers, Stockholm, 1970
[2] Högdal, Eva: „Kika efter nyckelhålet", ICA-Kuriren 12/1990 und: Liedén, B.: „Att förebygga hjärtinfarkt", Friskvårdscentrum (schwedisches Gesundheitsamt), 1984
[3] Lindahl, O.: „Lolthar Wendts Kapillärmembranteori", in: Kompendium zum Hälsokoststrådet-Seminar über biologische Medizin und Kosttherapie von 11.6.-18.6.1983, S. 23 und: Riccardi, G. et al.: „Olive Oil in the Mediterranean Experience", Näringsforskning 2/1990, S. 62-64
[4] Lindroos A.K. et al.: „Viktnedgång ger överviktiga förbättrad kardiovaskulär riskprofil", Läkartidningen 50/1989, S. 4438-4442 und: Ohne Autor: Anmerkung in Illustrerad Vetenskap 8/1988, S. 54
[5] Lindroos A.K. et al.: „Viktnedgång ger överviktiga förbättrad kardiovaskulär riskprofil", Läkartidningen 50/1989, S. 4438-4442
[6] Thelin, A.: „Lantbrukarnas Sjukdomar", Lantbrukshälsa, Stockholm, 1988
[7] Wendt, Lothar: „Gesund werden durch Abbau von Eiweissüberschüssen", Schnitzer Verlag, St. Georgen, ohne Jahresangabe
[8] Ohne Autor: „World health statistic", WHO, 1985
[9] Sandberg, Ann-Sofie: „Näringsfysiolgiska aspekter på fermenterade livsmedel", Näringsforskning 2/1989, S 42-47 und: Mann, G. et al.: „Studies of a surfactant and cholesteremia in the Maasai", The Amarican Journal of Clinical Nutrition 27, 1974, S. 464-469
[10] Ohne Autor: „Lav-kolesterol diett hindrer ikke hjerteinfarkt – höj-kolesterol diett forårsaker ikke hjerteinfarkt", Vi och Vårt 2/1990, S. 12, 13, 56, 59
[11] Bircher, Ralph: „Geheimarchiv der Ernährungslehre", Bircher-Benner Verlag, 1986, S. 100-106
[12] Ohne Autor: „Lav-kolesterol diett hindrer ikke hjerteinfarkt – höj-kolesterol diett forårsaker ikke hjerteinfarkt", Vi och Vårt 2/1990, S. 12, 13, 56, 59
[13] Wendt, Lothar: „Gesund werden durch Abbau von Eiweißüberschüssen", Schnitzer Verlag, St. Georgen, ohne Jahresangabe
[14] Oster, K.A.: „Mjölkprodukter som orsak till ateroskleros", Biologisk Medicin 3/1982, S. 6-20
[15] Werkö, Lars: „Oxidation av LDL och kolesterol, viktig aspekt i aterosklerosgenesen", Läkartidningen 47/1989, S. 4096
[16] Lindeberg, S.: „Får man leva fram till pensionen?", Läkartidningen 38/1990, S. 2944
[17] Sigbritt Werner im schwedischen Fernsehprogramm „Medix" vom 6.5.1990 und: Langer, Jerk W.: „Varför är kolesterol nödvändigt för kroppen", Illustrerad Vetenskap 3/1988, S. 7
[18] Ohne Autor: Notiz in Zeitschrift „Det Bästa", 6/1990
[19] Karpe, F.: „Kan kolesterolsänkande behandling ha oönskade effekter?", Läkartidningen 18/1991, S. 1670
[20] Ohne Autor: Notiz in Zeitschrift „Det Bästa", 6/1990
[21] Lars Werkö in Radio-Programm „Det aktuella magasinet", Sveriges Radio, Program 1, Herbst 1990
[22] Karpe, F.; Regnström, J.; Tornvall, P.: „Lågt kolesterolvärde ett sjukdomstecken?", Läkartidningen 52/1988, S. 4609
[23] Olsson, Anders G.: „Lipidbehandling och kranskärlsjukdom" (Helsinkibericht), Läkartidningen 8/1988, S. 601-603
[24] Olsson, Eva: „Magen viktigare än kolesterolet", Hälsa 3/1991, S. 78
[25] Mann, G. et al.: „Studies of a surfactant and cholesteremia in the Maasai", The Amarican Journal of Clinical Nutrition 27, 1974, S. 464-469

26 Bircher, Ralph: „Geheimarchiv der Ernährungslehre", Bircher-Benner Verlag, 1986, S. 100-106
27 Werkö, L.: „Vetenskaplig information och kampanj om åderförkalkningens följdtillstånd", Läkartidningen 26/1989, S. 2450-2451
28 Stenström, H.: „Gnäll inte – Bli pionjär i stället", Läkaridningen 17/1990, S. 1449
29 Oster, K.A.: „Mjölkprodukter som orsak till ateroskleros", Biologisk Medicin 3/1982, S. 6-20 und: Kullenberg, L.: „Homogeniserad mjölk – en hälsorisk", Biologisk Medicin 4/1981, S. 6-13
30 Oster, K.A.: „Mjölkprodukter som orsak till ateroskleros", Biologisk Medicin 3/1982, S. 6-20
31 Oster, K.A.: „Mjölkprodukter som orsak till ateroskleros", Biologisk Medicin 3/1982, S. 6-20
32 Asplund, K.: „Att dricka måttligt – på gott och ont för hjärta och kärl", Läkartidningen 9/1989, S. 699-703
33 Erhardt, L.: „Acetylsalicylsyra som profilax vid hjärt-kärlsjukdom" Läkartidningen 16/1988, S. 1403-1404
34 Tibbling, L.: „Biverkningar av acetylasalicylsyran", Biologisk Medicin 2/1980, S. 13-16
35 Persönliche Auskunft von Findus an die Autorin
36 Ohne Autor: „World health statistic", WHO, 1985
37 Kullenberg, L.: „Homogeniserad mjölk – en hälsorisk", Biologisk Medicin 4/1981, S. 6-13
38 Kullenberg, L.: „Homogeniserad mjölk – en hälsorisk", Biologisk Medicin 4/1981, S. 6 und: Oster, K.A.: „Mjölkprodukter som orsak till ateroskleros", Biologisk Medicin 3/1982, S. 6-20 und: Collin, Dong: „Kan vi äta oss friska", Artikelserie im Svenska Dagbladet, 21.11.1977, 23.11.1977, 11.12.1977
39 Chaitow, Leon: „Stone Age Diet", Macdonald Optima, London, 1987
40 Brostoff, J.; Gamlin, L.: „The Complete Guide to Food Allergy and Intolerance", Bloomsbury, London, 1998
41 Fagrell, Bengt: „Hur uppkommer ateroskleros och hur behandlas perifer kärlsjukdom?", Läkartidningen 6/1989, S. 424-425
42 Nilsson, J.: „Ateroskleros – den molekylära bakgrunden", Läkartidningen 3/1991, S. 127-129
43 Björkhem, Ingemar; Berglund, Lars: „Nya farmaka vid ateroskleros i sikte – Antioxidansia hämmar LDL-modifiering", Läkartidningen 39/1989, S. 3249-3255
44 Nilsson, J.: „Ateroskleros – den molekylära bakgrunden", Läkartidningen 3/1991, S. 127-129
45 Wendt, Lothar: „Gesund werden durch Abbau von Eiweißüberschüssen", Schnitzer Verlag, St. Georgen, ohne Jahresangabe
46 Hallert, Claes: „Att inte tåla gluten", ICA-förlaget, Västerås, 1983
47 Hallert, Claes: „Att inte tåla gluten", ICA-förlaget, Västerås, 1983
48 Kenneth, Uhre: „Vad kan jag göra för att sänka mitt höga blodtryck", Hälsa 10/1990, S. 37-38
49 Wendt, Lothar: „Gesund werden durch Abbau von Eiweissüberschüssen", Schnitzer Verlag, St. Georgen, Ohne Jahresangabe
50 Mannheimer, Claes et al.: „Transkutan nervstimulering vidangina pectoris – myocardmetaboliska och hemodynamiska effekter" Läkartidningen 40/1988, S. 3287-3289
51 Brostoff, J.; Gamlin, L.: „The Complete Guide to Food Allergy and Intolerance", Bloomsbury, London, 1998
52 Lind, L.; Ljunghall, S.: „Hypertoni en metabol systemsjukdom", Läkartidningen 25/1989, S. 2369-2373

[53] Tibblin, Gösta: „Tidsbrist och aggressivitet riskfaktorer vid koronarsjukdom", Läkartidningen 3/1988, S. 113

[54] Klemm, U.: „Zur Therapie schwer verhaltensgestörter Kinder" (nach einem Vortrag von Hertha Hafer), Zeitschrift für Erfahrungsheilkunde 9/1985

[55] Lindroos, Anna-Karin et al.: „Viktnedgång ger överviktiga förbättrad kardiovaskulär riskprofil", Läkartidningen 50/1989, S. 4438-4442

[56] Ohne Autor: „Varning för fiskolja", Biologisk Medicin, 2/1989, S. 22

[57] Lindroos, Anna-Karin et al.: „Viktnedgång ger överviktiga förbättrad kardiovaskulär riskprofil", Läkartidningen 50/1989, S. 4438-4442

[58] Chaitow, Leon: „Stone Age Diet", Macdonald Optima, London, 1987

[59] Asplund, K.: „Att dricka måttligt – på gott och ont för hjärta och kärl", Läkartidningen 9/1989, S. 699

[60] Ohne Autor: „Alkohol nyttigt för kvinnor", Illustrerad Vetenskap 12/1988, S. 64

[61] Asplund, K.: „Att dricka måttligt – på gott och ont för hjärta och kärl", Läkartidningen 9/1989, S. 699

[62] Informer, P.: „Bluthochdruck durch Alkoholgenuss", Reform Rundschau 3/1988, S. 39

[63] Ohne Autor: „Alkohol nyttigt för kvinnor", Illustrerad Vetenskap 12/1988, S. 64

[64] Ohne Autor: Notiz in Zeitschrift „Det Bästa", 6/1990

[65] Ohne Autor: Notiz in der Lokalzeitung Västernorrlands Allehanda vom 2.10.1990

[66] Hallgren, Lennart: „Vem är sjuk?", Fokus (Mitteilungsblatt der schwedischen Centerpartei) 2/1990

Glossar

Abstinenzallergie	Entzugserscheinungen
akkumulieren	anhäufen
Albumin	Gruppe von Eiweißstoffen
Alfalfa	Luzerne
Aminosäure	organische Säure, Proteinbaustein
Analgesie	Schmerzlinderung
Anästhesie	Betäubung
Angina pectoris	Krampf der Herzkranzgefäße
Anorexie	Magersucht
Antibiotikum	Medikament gegen Infektionen
Antioxidans	Stoff, der Oxidation verhindert
Aorta	große Körperpulsader
Ascorbinsäure	Vitamin C
Aspartam	künstlicher Süßstoff
Aspartat	Aminosäurenvereinigung
Aspergillus Oryzae	Mikroorganismus
Arteriosklerose	Arterienverkalkung
Atopie	Allergie mit raschen Reaktionen
Autismus	psychische Krankheit
Barbiturate	Schlaf- und Beruhigungsmittel
Biopsie	Untersuchung von Geweben
Cafergot	Mittel gegen Migräne
Candida	(auch: Candida albicans) Hefepilz, der sich vor allem im Darm einnisten kann
Carry-over-Effekt	Phänomen undeklarierter Bestandteile
Crohnsche Krankheit	(auch: Morbus Crohn) schwere chronische Darmerkrankung mit Durchfall
Derivat	eine von einer anderen chemischen Verbindung hergeleitete Verbindung
Desensibilisierung	Entfernung von Überempfindlichkeit
Diabetes	Zuckerkrankheit
Dopamin	wichtiger Botenstoff unter anderem im Gehirn
Doppelblindtest	Testmethode in der Medizin
empirisch	erfahrungsgemäß
endogen	durch innere Ursachen hervorgerufen
Endotel	Zellkleidung unter anderem der Blutgefäße
Enzym	Protein, wichtig für chemische Reaktionen im Körper
Epidemiologie	Vorkommen von Krankheiten in Bevölkerungsgruppen
Episiotemie	Dammschnitt
exogen	durch äußere Ursachen entstanden
Gastrointestinalkrebs	Krebs im Verdauungssystem
genotoxisch	giftig für Gene
Glukose	Traubenzucker

Glukosetoleranz	Glukoseverträglichkeit
Glutaminsäure	Aminosäure
Gluten	Kleber-Protein in Getreide
Hämophilie	Bluterkrankheit
Herzarythmie	Unregelmäßige Herztätigkeit
Hg	chemisches Zeichen für Quecksilber
Humanmilch	Muttermilch
Hyaluronsäure	Schmierstoff in Gelenken
Hypochyllin	Mittel gegen Mangel an Magensäure
Hyposensibilisierung	entfernt Überempfindlichkeit
iatrogen	Verursacht durch medizinische Behandlung
IgA	kurz für: Immunglobulin A; Antikörper
IgE	kurz für: Immunglobulin E; Antikörper
Initiierung	Ingangsetzung
irreversibel	nicht mehr rückgängig zu machen
kanzerogen	krebserregend
Kapillare	kleinste Blutgefäße
Kasein	Milchprotein
Katalysator	Stoff, der chemische Prozesse beschleunigt oder herbeiführt
Katatonie	psychische Krankheit
Keratokonjunktivitis	Entzündung im Auge
Knochenfraktur	Knochenbruch
Kolostrum	Biestmilch
Korrelation	statistischer Zusammenhang
Kåvepenin	schwedisches Antibiotikum
Laktase	Enzym, das Milchzucker aufspaltet
Laktose	Milchzucker
LDL	kurz für: Low Density Lipoproteine; das „gefährliche“ Cholesterin
Lektine	giftige Proteine
Läkartidningen	schwedisches Ärzteblatt
Mastzelle	gehört dem Immunsystem an
Meridiane	Körperlinien bei der Akupunktur
Metabolismus	biologischer Stoffabbau
Metionin	Aminosäure
Molkosan	Milchprodukt, gesäuerte Molke
Mortalität	Sterblichkeit
MS	multiple Sklerose
Mutationen	Veränderungen in den Genen
Myopathie	Nahrungsmangel in der Muskulatur
Nelson	Hersteller homöopathischer Mittel
neonatal	unmittelbar nach der Geburt gelegen
Neuroleptika	beruhigende Psychopharmaka
Neuropathie	herabgesetzte Stimulierung der Muskelnerven
Noradrenalin	Hormon
Nosoden	homöopathische Präparate
Osteoporose	Knochenweiche
Oxytocin	Hypophysenhormon

Pantothensäure	Vitamin B2
Pascoe	Produzent homöopathischer Präparate
pathogen	krank machend
pathologisch	krankhaft
permeabel	durchlässig
Petidin	schmerzstillendes Mittel
Pestizide	Schädlingsbekämpfungsmittel; Pestizide gelten als krebserregend
Phenylalanin	Aminosäure
Plazenta	Mutterkuchen
Plasmalogen	Fettstoff
Polenta	Maisgries
Polymyositis	Muskelentzündung
postmenopausal	nach dem Klimakterium gelegen
Pseudokrupp	falscher Krupp, Kinderkrankheit
Psychose	psychische Krankheit
Quantentheorie	physikalische Theorie, die von der Teilbarkeit der Lichtenergie handelt
Rachitis	englische Krankheit
RAST	Allergietest
Regression	Rückgang
restless legs	englisch für: unruhige Beine
Rezeptor	Empfänger
Rhinoplex	homöopathisches Präparat der Firma DCG Nordic
Sacharose	gewöhnlicher Zucker
Sanity	Patientenverein in England
Schizophrenie	psychische Krankheit
Senilität	psychische Alterskrankheit
Sepsis	Blutvergiftung
Serotonin	Signalsubstanz
Signalsubstanz	Substanz, die Information zwischen Nervenzellen übermittelt
signifikant	im statistischen Sinne deutlich
Socialstyrelsen	entspricht dem Bundesgesundheitsamt in Schweden
somatisch	körperlich
somatogen	von Zellen gebildet
Stearinsäure	gesättigte Fettsäure
Tamari	Sojaprodukt
Tartex	vegetabiler Brotaufstrich
Tetrahydrobiopterin	Enzym
Thiamin	Vitamin B1
toxisch	giftig
Tyrosin	Aminosäure
ulzeröse Kolitis	(auch: colitis ulcerosa) chronische Darmkrankheit mit Durchfall
ulzeröse Proktitis	Entzündung des Enddarms

vegan	Adjektiv zu Ernährung ohne Fisch, Fleisch, Milch oder Eier
Vilcabamba	Gegend in Ecuador
Vitiligo	Weißfleckenkrankheit
Västernorrland	Gegend in Schweden
Xanthinoxidase	Enzym
Zöliakie	chronische Krankheit mit Durchfall infolge von Glutenintoleranz
Zuckercouleur	Zusatzstoff zum Färben von Lebensmitteln
zystische Fibrose	schwere unheilbare Krankheit

Index

E

F

G

H

I

J

K

Q

R

S

T

U

V

W

Z